KB265888

화성인
다이어트

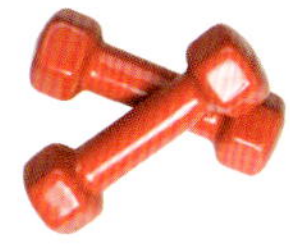

몸짱 식신 커플이 제안하는 12주 다이어트 플랜

화성인 다이어트

황현철 · 김선경 지음

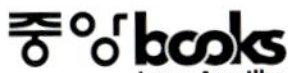

중앙books
JoongAng Ilbo

"다이어트 누구나 할 수 있지만,
아무나 성공하진 못한다!!"

'몸짱 식신 커플'. 사람들이 우리를 부를 때 쓰는 말이다. 하지만 그렇다고 해서 우리가 그리 유명한 사람은 아니다. 어쩌다 길을 가다 보면 가끔씩 알아보는 사람들이 있을 뿐이다. 그래서 내가 어떻게 해서 이 책을 쓰게 되었는지 아직도 어리둥절하다. 처음 책을 쓴다고 했을 때 가족들과 지인들의 만류가 심했다. 출판사와 미팅 후 자신감이 넘쳐흘렀지만, 주변에선 너무나 말이 많았다.

"1년 전까지만 해도 돼지였잖아!"
"책 내고 다시 살찌면 어쩌려고."

맞다! 우린 사람들이 흔히 말하는 돼지… 고도비만자였다. 주위 사람들의 만류를 겪고 나니 내가 왜 이 책을 꼭 내야 하는지 그 이유가 분명해졌다.

바로 비만으로 인한 다양한 고통 때문에 힘들어하는 사람들을 위해 우리가 효과를 거뒀던 다이어트 방법을 알리고 싶었기 때문이다. 다양한 운동법과 식단, 생활 습관 등을 배우며 우리는 6개월의 시간 동안 비만 커플에서 몸짱 커플이 됐다. 혹독한 과정을 겪었기에 다이어트를 하거나 몸을 만드는 여러 사람들이 우리와 같은 실수를 겪지 않고, 동기부여가 확실히 됐으면 하는 바람이다.

다이어트를 하면서 우리의 이야기를 인터넷 커뮤니티에 올리기 시작했다. 그곳에서 우리를 접했던 많은 분들이 큰 격려를 해주시고 자신들의 고통과 고민을 털어놓기 시작했다. 그 고민을 조금이라도 덜어주기 위해 이 책을 쓴다

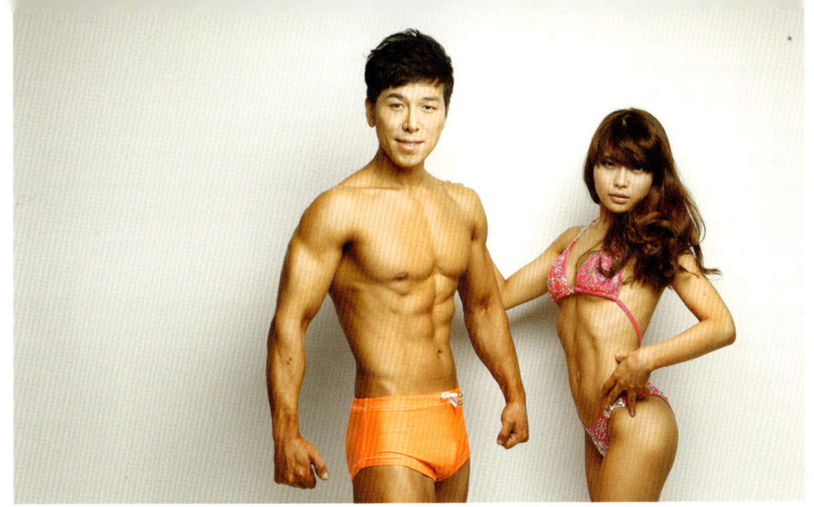

고 해도 과언이 아니다. 우리도 그들과 똑같이 비만이었다. 하지만 이제는 비만이 아니다. 우리들의 예전 모습과 지금의 모습을 비교해보며 많은 분들이 '나도 할 수 있다'는 굳은 다짐을 하길 바란다. 100kg이 넘던 나도 몸짱이 되었으니 이 책을 읽는 여러분도 분명 할 수 있다.

무조건 닭가슴살만 먹고 운동만 한다고 좋은 결과를 얻는 건 아니다. 아직도 헬스장만 가면 아저씨들은 어디에 자극을 주는지도 모를 덤벨을 들었다 놓았다 마구잡이 운동을 하고, 아주머니들은 하루 종일 벨트마사지와 종아리 마사지기 근처에서 떠나질 않는다. 젊은 여성들은 러닝 머신이나 사이클, 스텝퍼만 맴돌 뿐이고, 젊은 남성들의 동작들은 대부분 비뚤어진 자세로 제대로 된 운동을 하고 있지 않다. 이렇게 한다면 당연히 좋은 결과가 나올 수 없다. 많은 사람들이 시간과 돈과 노력을 투자했다고 하지만 정작 가장 중요한 핵심은 이해도 못한 채 몸만 혹사시켜서 시간과 돈을 허비하고 몸은 몸대로 피곤만 할 뿐이다. 이제 진짜 다이어트를 할 때다. 이 책에선 정말 할 수 있는 동작과 실천할 수 있는 식단을 제시했다. 이 책을 펼친 당신은 호기심에 한번 열어봤다가 "뭐야! 이거 가지고 살이 빠지기나 하겠어?" 라고 말할지도 모른다. 아직 책을 덮기엔 이르다. 12주만 우리를 믿고 따라 해보자.

"다이어트 누구나 할 수 있지만, 아무나 성공하진 못한다!!"
이 책을 읽고 실천하는 당신이라면 꼭 성공할 수 있을 것이다.

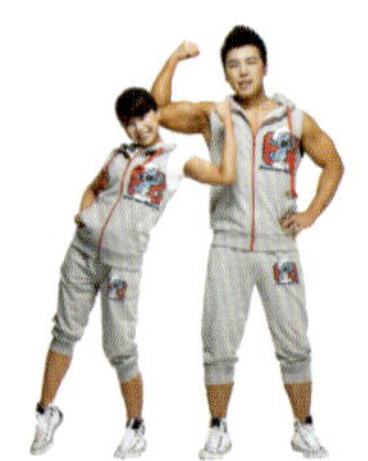

CONTENTS

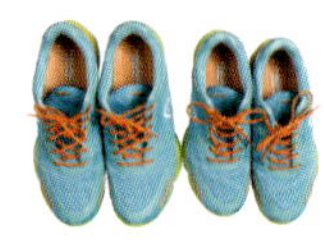

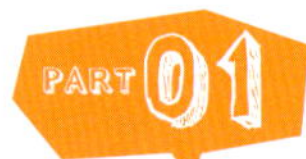

PART 01

비만 돼지 커플에서 대회 몸짱 커플이 되기까지 — 010

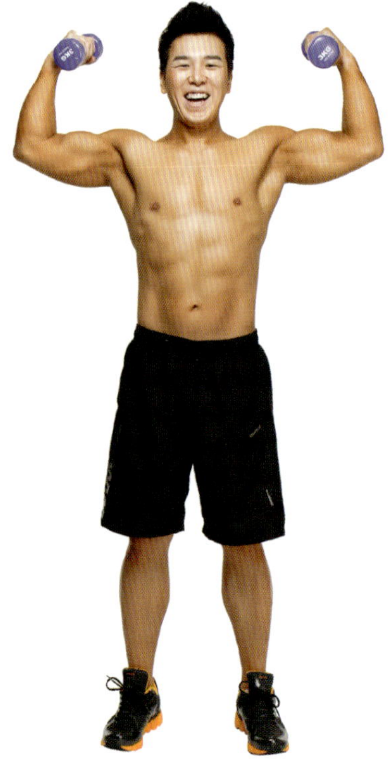

PART 02

살을 빼고 근육을 만드는 12주 다이어트 PLAN — 026

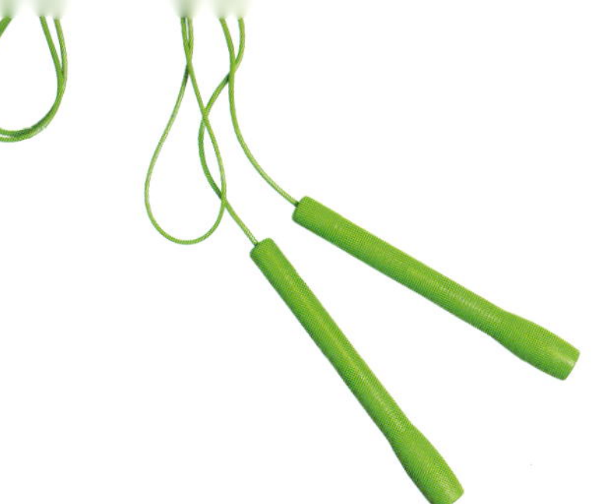

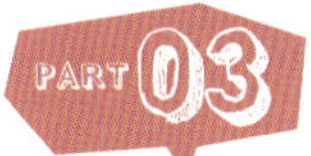

PART 03

쉴 틈이 없는 틈틈이 생활&커플 운동 — 216

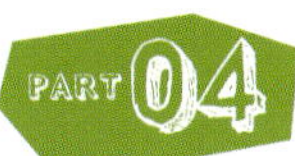

PART 04

지친 당신을 위한 영양만점! 맛있는 다이어트 레시피 — 244

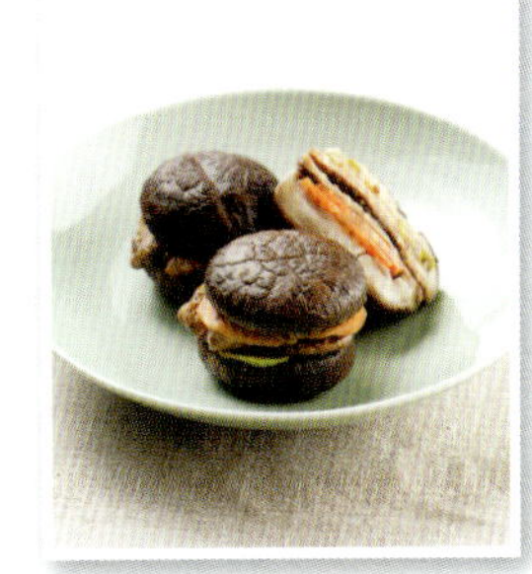

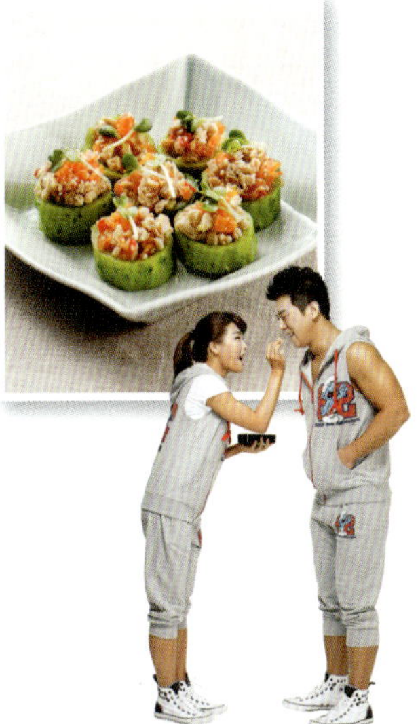

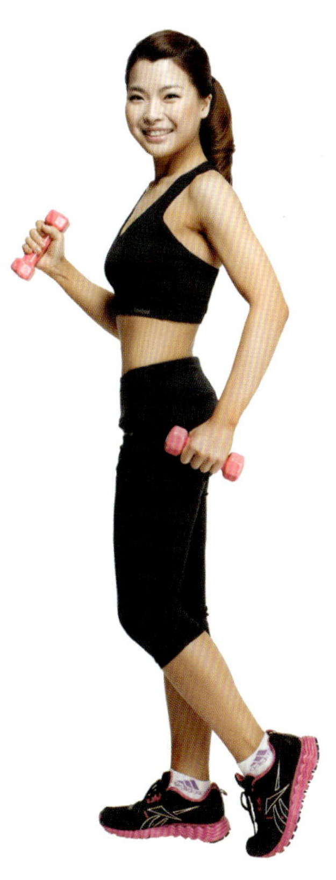

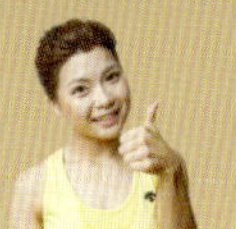

P. 20에 나와있는 '비만도 알아보기'를 통해 현재 몸 상태부터 파악하자.
고도비만이나 중도비만이라면 1~4주 프로그램(p.28)을 시작하자.
본인이 과체중에 속한다면 5~8주 프로그램(p.76)부터 시작하면 된다.
근육을 키우거나 몸의 라인 가다듬기를 원한다면 9~12주 프로그램(p.126)을 선택하자.

1~4주 프로그램

20가지 동작을 구성되어 있고 모든 프로그램을 쉬는시간 없이 한다면 2시간 가량 소요된다. 프로그램을 처음 시작할 때는 무리하게 모든 동작의 횟수를 채운다는 생각보다, 할 수 있는 동작을 천천히 힘이 닿는데 까지 운동하도록 하자. 고도비만자나 중도비만자의 경우 체력이 많이 떨어져 있으므로 서서히 체력을 올리는 게 중요하고 프로그램을 2시간 안에 완수하는 것을 최종 목표로 삼아야 한다.

5~8주 프로그램

어느 정도 체력이 쌓여있는 상태이기 때문에 대부분의 동작을 무리 없이 소화할 수 있다. 21가지로 구성된 모든 동작을 쉬는시간 없이 2시간 안에 완수하도록 하자. 자극받는 부위가 겹치면 본인에게 맞는 동작을 선택해서 운동해도 된다.

9~12주 프로그램

근육을 키우고 라인을 만드는 단계로 p.132에 나와있는 분할법을 참고해서 자신만의 프로그램을 짜 운동하면 된다. 모든 운동이 부위별로 나눠져 있기 때문에 본인이 키우고자 하는 부위의 동작을 골라 운동하면 된다.

책 한눈에 보기

운동되는 부위를 한 눈에 볼 수 있다.

주요 자극점이 수축과 이완된다는 느낌으로 운동하면 된다.

정해진 횟수를 반복하면 1세트다. 1세트를 3번 반복하라는 뜻이다.

쉽게 실수하는 부분을 실었다. 동작을 할 때 신경써서 하도록 하자.

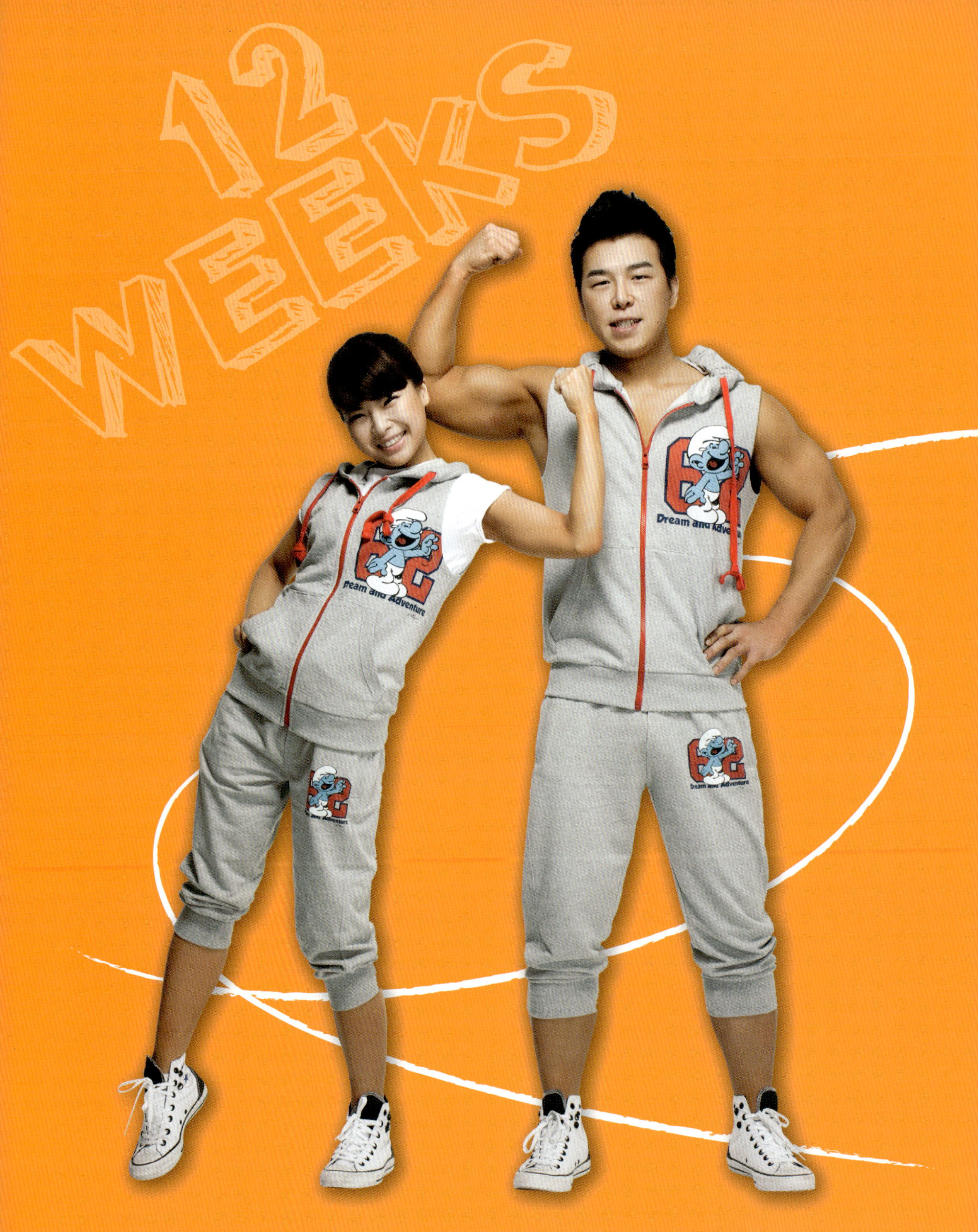

12 WEEKS
Dream and Adventure

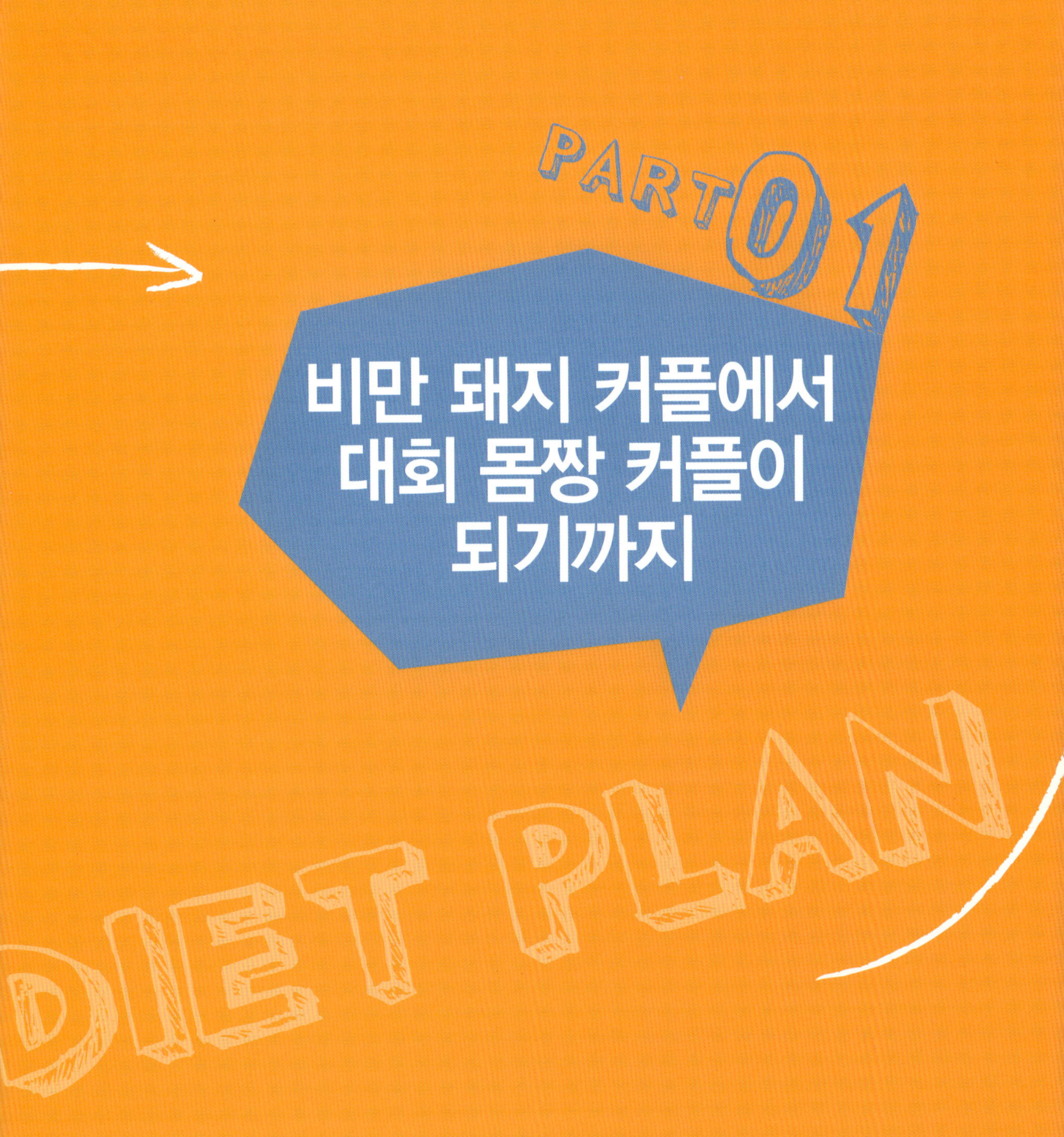

PART 01
비만 돼지 커플에서
대회 몸짱 커플이
되기까지
DIET PLAN

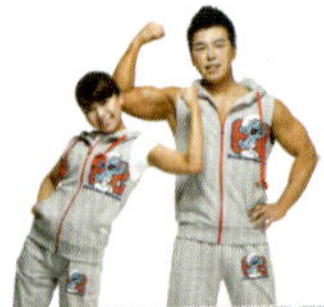

다이어트의 시작은
좀 더 사람답게 살기 위해서였다.

우리는 남들보다 조금 더 덩치가 크고 좀 많이 먹었던 커플이었다. 우리가 만난 건 5년 전, 대학교 선후배로 만나 연인이 되고 한창 애정을 키워나가고 있었다. 나는 술자리가 있으면 지방에 있어도 올라와서 참석할 만큼 주당이었다. 솔직히 술 마시는데 맛있는 안주가 빠질 수 있겠는가…. 술을 마시는 사람이라면 누구나 공감할 것이다. 내 여자친구는 술을 한 방울도 마시지 못한다. 근데 왜 살이 쪘냐고 묻는다면 식탐 때문이라고 말하겠다. 여자친구의 식탐은 일본 푸드 파이터와 붙여놓아도 지지 않을 만큼 대단하다. 음식이라면 혐오음식 빼고 뭐든지 양념 한 방울 남기지 않을 정도의 대식가였다.

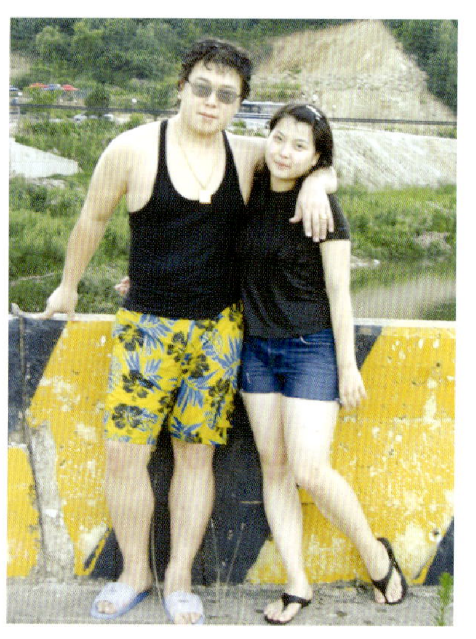

더군다나 우리 커플은 운동도 별로 탐탁지 않게 생각한지라 활동량은 제로에 가까운 게으름뱅이였다. 거기에 이동 수단마저 자가용을 이용해서 우리가 평소에 하는 운동이라곤 숨쉬기가 전부였다.

자! 술, 음식, 게으름…. 살찌기 좋은 조건은 다 갖춰졌다. 데이트 때마다 맛있는 음식점이나 유명한 술집을 찾아다녔다. 한번은 금요일 저녁에 TV에서 방영한 고깃집이 있었는데 TV를 보다가 서로 눈이 마주쳤다. 누가 먼저랄 것도 없이 급히 강원도 횡성에 위치한 그 고깃집으로 출발해서 20인분을 넘게 먹고, 새벽에 동해로 넘어가서는 아침까지 회를 먹고, 디저트로

새우튀김과 초밥을 즐기기까지 했다. 이게 우리의 식사량이었다. 이렇게 먹다 보니 어느덧 살은 눈덩이처럼 불어서 110kg, 80kg에 육박했다. 하지만 우리의 식탐은 거기서 그치지 않았다. 정확히 한 달 후 체중계 바늘이 115kg, 84kg을 가리키는 것을 알았다.

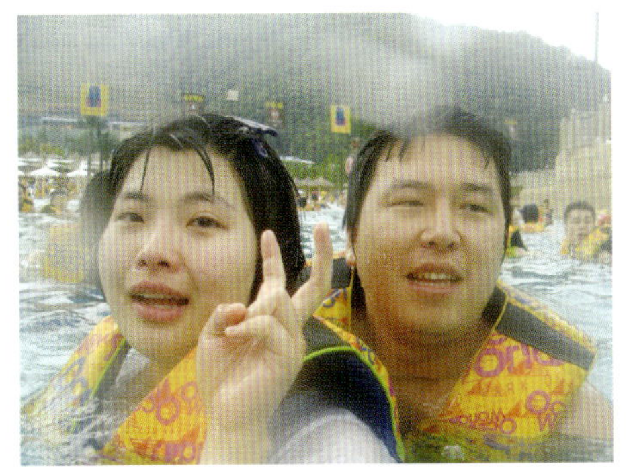

사람마다 다이어트의 계기는 다르겠지만 누구나 그렇듯 남들에게 멋있어 보이고 싶고, 예뻐 보이고 싶은 게 큰 이유일 것이다. 하지만 우리의 다이어트 이유는 그런 게 아니었다. 물론 앞서 언급한 점도 포함되긴 했지만 더 큰 비중을 차지했던 것은 세상을 살아가기 위해서였다. 특히 내 문제가 심각했다. 대학을 늦게 입학해서 늦은 나이에 사회에 진출하려다 보니 여간 힘든 게 아니었다. 문제는 취업. 서류는 통과했지만 면접만 보면 항상 고배를 마셨다. 처음 한두 군데 떨어졌을 때는 나랑 안 맞나보다. 더 좋은 곳에 취업하라는 하늘의 계시 같이 느껴졌었지만, 낙방이 반복되다 보니 내 문제점이 하나 둘씩 보이기 시작했다. 여덟 번째 구직활동. 역시나 서류심사는 통과되고, 면접날짜가 정해졌다. 그날은 특별히 비싸게 맞춘 정장과 넥타이에 구두까지 신었다. 남들처럼 면접 준비도 철저히 했다. 시사, 교양, 전문분야 상식까지 공부하고 면접관을 대면했다. 여섯 명의 지원자들과 세 명의 면접관. 현재 정책에 대한 질문과 답변을 끝으로 드디어 내 차례가 왔다. 어떤 질문을 받을지 떨림 반 두려움 반이었다.

"자네, 성격이 보이는 것 같네…. 여기는 자네같이 미련해 보이고 뚱뚱한 사람은 설 자리가 없을 만큼 바쁘게 움직인다네!"

면접관의 이 직설적인 첫마디를 끝으로 면접은 끝이 났다. 그날 집에 어떻게 왔는지, 방구석에서 며칠을 보냈는지 모를 만큼 정신을 놓고 있었다. 엎친 데 덮친 격으로 예전에 했던 종합검진 결과가 나왔는데 B형 간염이라는 판정이 나왔다. 병원에서 내린 진단은 고혈압과 60세 정도의 간 상태와 지방간. 지금 당장 당뇨 판정을 받아도 이상하지 않을 몸 상태. 그 외 온갖 성인병을 안고 사는 고도비만 인간이 바로 나였던 것이다. 대학 때는 학회장까지 맡을 정도로 활발했던 성격이었던 내가 말이 없어지는 건 물론이고, 한동안 햇빛도 보지 않고 집 안에 처박혀 있었다.

그러다 문득 내 자신이 한심하다는 생각이 들었다. 이렇게 병들어 아무것도 하지 못하고 인생의 패배자로 살아간다면 나중에 사람들이 나를 어떻게 기억할까? 내 자신이 너무 한심했다. 그래서 결심했다. 취업은 뒤로 미루더라도 당뇨병, 고혈압 같은 내 생명을 위협하는 병들로부터 나를 구해내자. 그러려면 체중을 줄이는 방법밖에 없었다. 그래서 시작된 것이 내 인생의 첫 다이어트였다.

여자 친구의 경우도 다르지 않았다. 졸업 후 성격이 활발한 점을 인정받아 백화점 의류매장 점원으로 일하게 됐다. 순조롭나 싶더니 역시 손님들의 비꼬는 말투와 항의가 들어왔다. 의류매장이라 손님들에게 의상을 추천하고 코디 방법을 설명해도 돌아오는 건 손님들의 비아냥거리는 말뿐이었다.

"뚱뚱한 게 코디법은 무슨….”

여자친구에겐 비수를 꽂는 말들이었지만 분명 틀린 말은 아니었다.

내가 건강 때문에 다이어트를 시작했다는 말을 듣고 여자친구는 며칠 후 직장을 그만두고 나와 함께 다이어트를 시작했다. 우리는 서로에게 든든한 다이어트 동반자가 되었다.

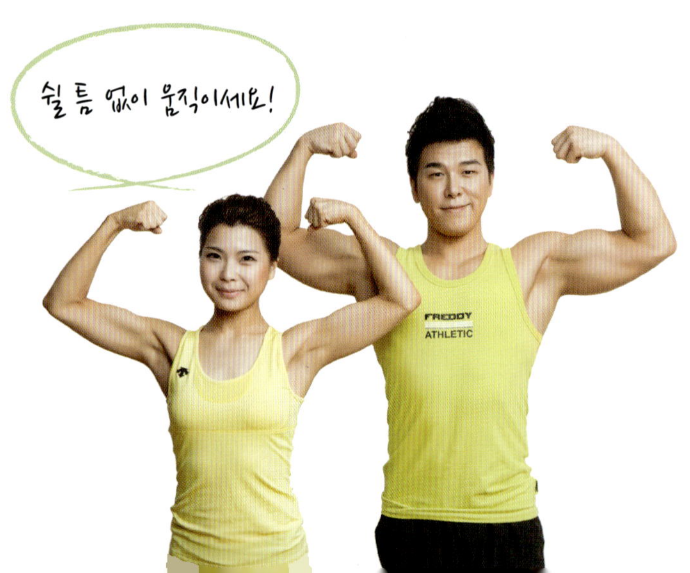

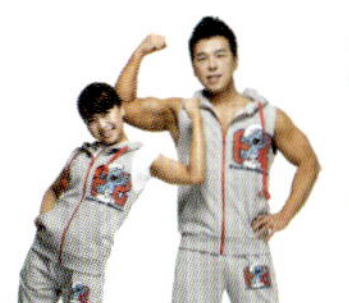

잘못된 다이어트의 시작과 계속되는 실패

태어나서 다이어트를 처음 접해본 우리로서는 아무것도 할 수가 없었다. 그 저 인터넷으로 얻은 잡다한 지식을 가지고 계획을 짜기 시작했다. 닭가슴 살과 고구마를 쟁여놓고 아침에 일어나서 집 근처 공원을 걸었다. 몇 분 걷지도 않았는데 피곤이 몰려오고, 숨이 턱까지 찼다. 하지만 더 큰 문제는 관절들의 비명소리였다. 특히 무릎관절의 통증이 제일 고통스러웠다. 관절을 비트는 듯한 고통과 긴 바늘로 후벼파는 듯한 발바닥의 통증을 견디질 못해 집으로 돌아왔다. 여자친구 선경이도 비슷한 증상과 통증을 호소했고, 거기에다 공원을 돌 때 사람들의 따가운 시선이 무서웠다. 그렇게 몇 시간의 운동 아닌 운동으로 심한 몸살을 앓았고, 그런 통증을 한 번 더 느끼니 또다시 움직이기가 두려웠다.

며칠이 지나고 관절의 통증과 근육통이 완전히 사라진 날 다시 슬금슬금 공원으로 나갔다. 지난번보다 조금 나아진 걸 느꼈고, 그렇게 한참을 걸었다. 집에 돌아와서는 누구나 할 수 있는 맨손체조 동작을 '통증을 느끼기 전까지 부위별로 반복하고 끼니는 닭가슴살과 고구마로 채웠다. '세상에서 이렇게 맛없는 음식이 또 있을까?' 란 생각은 항상 머릿속에서 맴돌았다.

이렇게 서로 열심히 운동을 해가며 10kg 정도 감량하는 데 성공했다. 두 달 뒤에는 20kg 가까이 감량을 했다. 그런데 그 체중에서 더 이상 빠지질 않았다. 정체기가 온 것이다. 답답했다. 인터넷이나 여러 매체에서 얻은 정보대로 하고 있는데 왜 빠지지 않는걸까…. 1주일, 2주일이 지나도 체중 변화가 없어서 고구마를 끊어

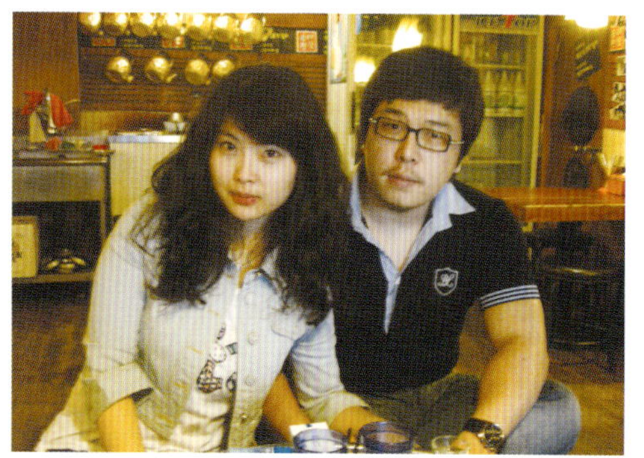

처음보다 20kg을 감량했을 당시 사진

버리고, 닭가슴살도 하루에 두 덩이만 먹었다. 그즈음 여자친구에게도 정체기가 왔다. 고구마를 끊은 지 3일 후부터 나오는 반대로 한 번에 3~4kg씩 고구마 폭식이 시작됐던 것이다. 탄수화물을 끊고 닭가슴살 두 덩이로만 생활한 지 며칠 되지 않아 공원을 걷는데 심한 현기증과 두통이 찾아왔다. 3일 정도 증상이 지속돼 병원을 찾았더니 탄수화물 부족 및 심한 영양결핍이라는 진단을 받았다. 단백질만 섭취해서 간과 신장의 상태가 좋지 않다는 것이었다. 그 결과를 받자마자 다이어트에 대한 열정은 어느새 슬금슬금 뒤로 물어나고 있었다.

우리에게 더 이상의 감량은 없을 것만 같았다. 식단에 지치고, 운동에 차츰 흥미를 잃어가고 있던 어느 날 누가 뭐랄 것도 없이 예전의 식탐을 찾아가며 폭식이 잦아지기 시작했다. 그 후로 맛있는 음식들을 찾아다니고 술을 마시며 그동안 이 좋은걸 끊고 어떻게 살았는지 모를 만큼 기름지고, 맵고, 짠 음식들을 먹어댔고 틈만 나면 군것질을 해댔다.

그렇게 먹었는데도 체중에는 큰 변화가 없었다. 운동과 식단으로 체질이 완전히 변한 줄 알았고, 찐다 해도 다시 금방 뺄 수 있을 거란 생각에 별 다른 걱정 없이 맘 놓고 있었다. 한 달이 지나면서 예전 감량했을 때 샀던 옷들이 몸에 꽉 끼기 시작했다. 순식간에 예전 몸무게와 가깝게 10kg이 불어버렸다. 주변으로부터 "역시 넌…", "그럼 그렇지!"란 말들을 들었다. 너희가 별수 있겠냐는 말을 듣기 싫어서라도 다시 다이어트를 해야했지만 생각보다 쉽지 않았다. 겨우 오르기 시작했던 근력과 체력들이 예전처럼 저질체력이 돼버린 우리에게 또 한번의 고통스러운 식단과 운동을 마음먹기란 어려운 일이었다.

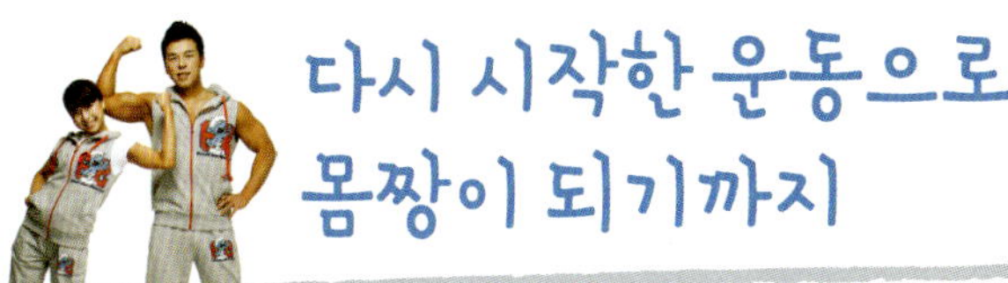

다시 시작한 운동으로
몸짱이 되기까지

다이어트가 가져다 줄 고통은 상상 이상이었지만 그보다 감량 후 우리의 모습이 더 궁금했기에 다시 운동을 시작했다. 두 번째 다이어트의 시도!! 여자 친구가 힘들어 할 땐 내가 힘이 되어주고, 내가 지칠 때면 여자 친구가 위로해 주며 서로에게 큰 의지가 되었다. 그러다 또다시 찾아 온 정체기. 첫 번째 다이어트에서 정체기를 극복하지 못해 실패했기 때문에 겁부터 밀려왔다. 우리는 정체기를 극복하는 방법을 몰랐다. 그러다 우연히 알게 된 퍼스널 트레이닝 스튜디오를 찾아갔다. 비싼 가격이라 망설였지만 정체기를 극복할 방법을 모르는 우리에겐 선택권이 없었다. 마지막이라 생각하고 운동하는 날마다 운동 방법과 종류, 세트, 횟수 등을 메모하고, 다이어트에 꼭 필요한 식단이나 보조제 등의 정보들을 항상 메모해 나갔다.

두 달 동안의 퍼스널 트레이닝을 마친 후 우리는 우리만의 방법으로 운동하기 시작했다. 스튜디오에서 했던 동작들은 물론 그 동작들을 여러 형태로 응용하기 시작했다. 운동을 할 때 자극되는 부위를 직접 몸으로 느끼면서 운동법을 다시 적어 나가기 시작했다.

올바른 식단과 바른 자세의 운동으로 인해 우리 몸은 눈에 띌 정도로 변해갔다. 몸이 변하자 세상에서 가장 맛없고, 먹기 싫은 식단도 그리 큰 걸림돌이 되지 않았다. 정체기 때 불어버린 10kg은 금방 빠지고, 또다시 10kg 가까이 감량되면서 찾아온 인생의 터닝 포인트.

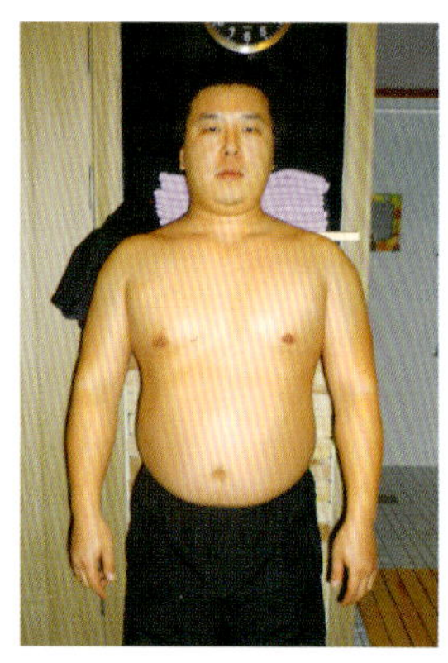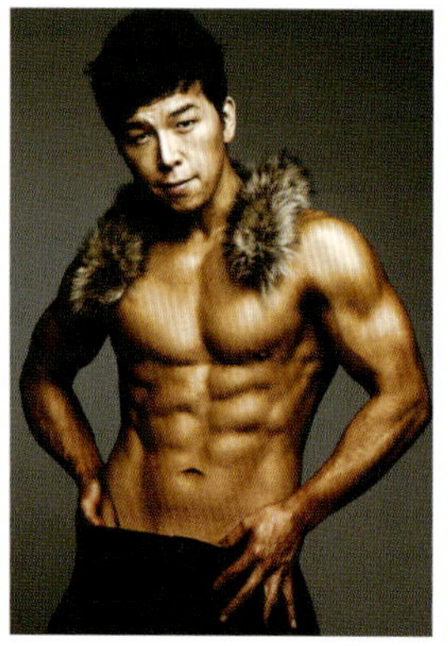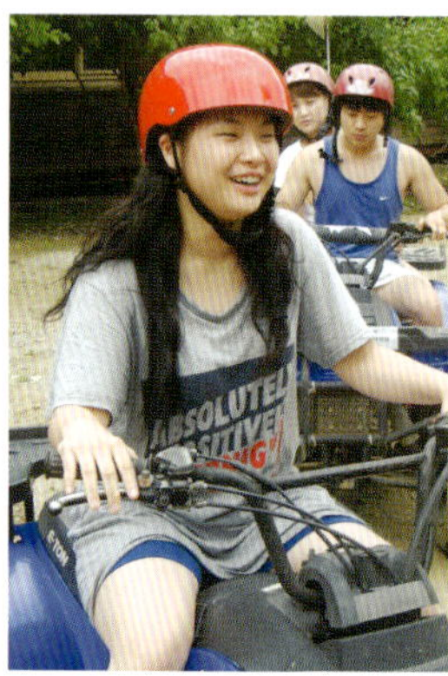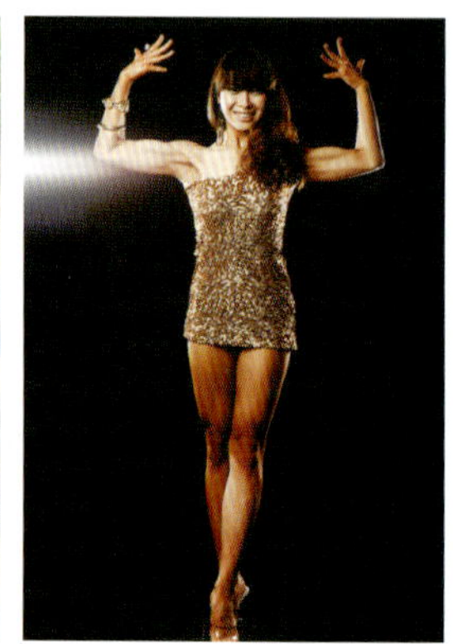

S방송국 모 프로그램에서 다이어트 특집으로 출연제의가 왔던 것이다. 의아했다. 완벽하게 몸을 만든 게 아니라 이제 막 짐승돼지를 벗어난 것뿐이었는데 방송국 측에서는 커플 다이어트라 더 관심도가 높다고 했다. 프로그램이 방영된 후 몇 군데 방송국에서 또 출연 제의가 들어왔다. 방송 출연은 우리의 인생에 전혀 계획되어 있지 않은 일이었다. 처음에는 건강을 위해서 일반인처럼 되는 게 목표였는데 이제는 목표를 이루고 알아봐 주는 사람도 생기다니 그저 신기할 따름이었다.

그 즈음 나는 인터넷 다이어트 카페에 우리의 이야기를 올리기 시작했다. 살이 쪘었던 옛날 사진과 살을 뺀 지금의 모습을 같이 올렸다. 생각보다 반응이 좋았다. 알아봐주고, 응원해주는 많은 사람들에게 우리 같은 고도비만자도 할 수 있다는 걸 보여주기 위해 한 가지 목표를 세웠다. 3개월 후에 개최될 〈머슬 마니아〉에 출전하는 것이었다. 보디빌딩, 피트니스 모델, 비키니 모델 등 균형 잡히고 탄탄한 몸매를 뽐내는 대회였다. 그 목표를 이루기 위해 본격적인 몸짱 되기 운동이 시작됐다.

대회 준비를 시작하면서 운동의 방법부터 영양의 종류와 균형 있는 섭취까지 지금까지 쌓아온 지식으로는 턱없이 부족하다는 것을 깨달았다. 특히 〈머슬 마니아〉처럼 몸매를 평가하는 대회에 출전하는 여자 선수들이 많지 않기 때문에 여자 친구의 대회 준비에 더 어려움이 많았다. 여자들은 어느 부위가 더 강조되어야 하는 것인지, 대회 의상이나 프로필 사진은 또 어디서 준비해야 하는 것인지 매번

난관에 봉착했다. 그럴 때마다 대회 관계자를 찾아가 조언을 구하고, 같이 출전하는 트레이너들과 상담도 하고, 인터넷을 붙잡고 온종일 운동 동영상만 찾아 헤매기도 했다.

그렇게 3개월을 준비해서 대회에 부족하지 않은 몸으로 출전했지만 우리는 입상하지 못했다. 출전선수 대부분이 베테랑 트레이너들이었고, 비만의 몸으로 시작해 돌입한 3개월간의 준비 기간은 턱없이 짧고 부족했다. 하지만 대회를 준비하면서 얻은 것이 더 많았다. 또한 '나도 이렇게 변할 수 있구나'라는 자부심을 느꼈다. 한 단계 한 단계 목표를 상향 조정해 가며 그것을 이뤄가는 모습에 큰 만족도 느꼈다. 우리는 문제점을 보완해서 다음 대회에는 꼭 입상하자고 약속했다. 그 후 몇 개월 동안 이 책에

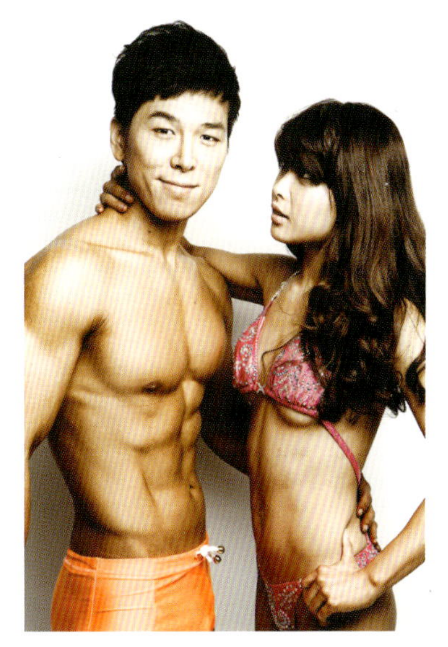

소개한 운동을 토대로 집중해서 트레이닝을 한 결과 여자 친구는 지난 4월에 열린 〈머슬 마니아〉 대회에서 모델 3위라는 영광을 거머쥐게 됐다. 우리의 고생이 보답받는 것만 같아서 너무나 기뻤다. 지금까지 겪었던 성공과 실패의 과정이 주마등처럼 스쳐지나갔다. 비만 돼지 커플이었던 우리는 이제 그때와는 전혀 다른 건강한 삶을 살고 있다.

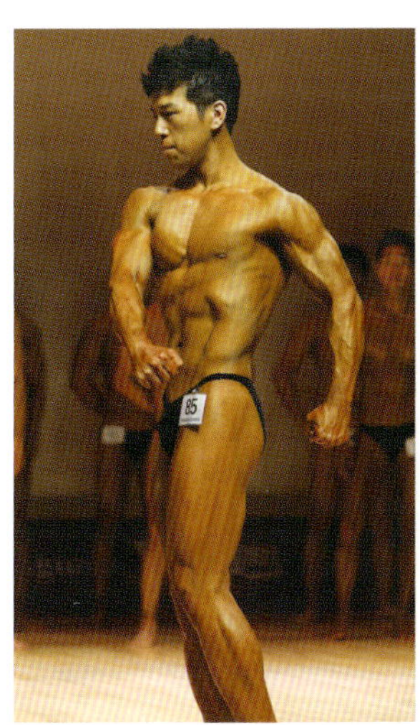
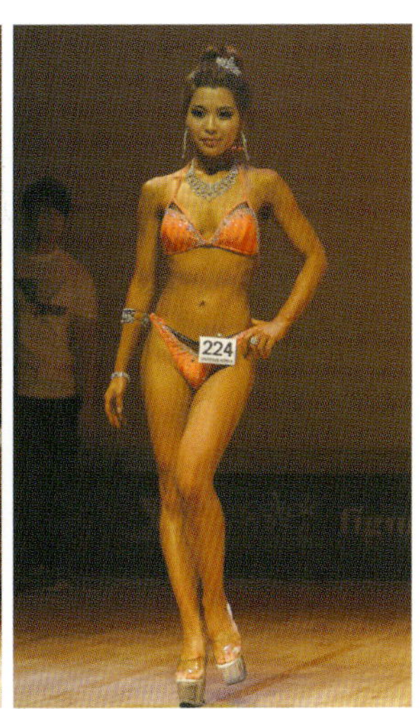

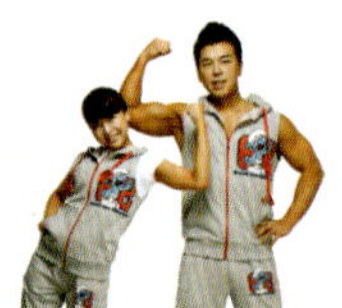

살, 너도나도 누구나 뺄 수 있다.

나는 살을 빼려고 고민하는 친구들에게 종종 이렇게 이야기한다. "다이어트는 시작하기는 쉽지만 그 끝을 보기는 어렵다." 아무리 독하게 마음을 먹어도 중간에 무너지고 마는 게 다이어트다. 다이어트 기간을 너무 길게 잡으면 체중변화를 느끼기도 전에 지치게 되고, 그렇다고 먹으면서 천천히 빼자는 식의 다이어트는 요요현상의 반복으로 성공을 맛보기 힘들다.

다이어트는 과연 어떻게 해야 할까? 그 첫 단추는 다이어트를 시작하기 전 본인의 몸 상태를 측정하고 몇 킬로그램을 감량하겠다는 목표를 세우는 것이다. 천리 길도 한 걸음부터다. 내 몸이 비만인지 아닌지, 표준체중에서 저 멀리멀리 떨어져 있는 것은 아닌지…. 먼저 자신의 표준체중과 비만도를 알아보는 간단한 테스트를 통해 지금의 상태를 알아보자.

표준체중 알아보기
남자 – 키(m) x 키(m) x 22
여자 – 키(m) x 키(m) x 21
예를 들면 키 162cm에 체중 65kg의 여성으로 측정해보면
1.62 x 1.62 x 21 = 표준체중 55kg 이 나온다.

비만도 알아보기

현재체중 ÷ 표준체중 x 100
위 결과를 예로 들면 현재체중이 65kg 이고, 표준체중이 55kg 일 때,
65 ÷ 55 x 100 = 118 이란 수치가 나온다. 이 수치는 옆에 단계별로 나온 비만도에서 확인해보면 중도비만에 해당된다.

85 이하	▶ 저체중
85~105	▶ 정상체중
106~115	▶ 과체중
116~135	▶ 중도비만
135 이상	▶ 고도비만

조금 더 전문적으로 몸 상태를 알아보고 싶다면 근육량, 체지방량, 내장지방 등을 측정하는 인바디(체성분 분석기)로 자신의 몸을 분석해보자. 요즘은 헬스장에서 트레이너와 상담 후 측정하거나, 동사무소에서 무료로 측정해주니 부담 없이 방문해보는 것도 좋다. 초반 목표는 사람마다 다르겠지만 자신이 속한 단계보다 한 단계 아래로 내려가는 것으로 잡아보자. 즉 고도비만이라면 중도비만으로, 중도비만이면 과체중으로 내려가는 것 말이다. 초반에 측정하고 다이어트 중간중간에도 측정해서 체중 변화를 기록해 비교해보자.

본인의 몸을 파악했다면 이제 다이어트를 시작하면 된다. 다이어트의 절대불변 3법칙!! 규칙적인 생활, 균형 잡힌 영양섭취, 꾸준한 운동. 이 세 가지만 지킨다면 다이어트 성공확률은 높아진다. 사실 이걸 꾸준히 지킨다는 게 가장 어려운 미션이기는 하다. 우리도 겪어봤기에 이걸 지켜나가는 것이 얼마나 힘든지 안다. 이 책에서는 위에서 소개한 세 가지 요소들을 크게 3단계에 걸쳐 설명한다. 짐승에서 인간으로, 경도비만에서 정상체중으로, 여기서 다시 몸짱으로, 본인의 몸상태에 맞게 운동단계를 선택해서 따라하기만 하면 된다.

마지막으로 위의 세 가지와 함께 수반되어야 할 것은 바로 자기 자신의 의지이다. 하루만 먹어볼까? 하루만 운동을 쉴까? 어떤 일을 하건 유혹을 이기는 건 쉽지 않다. 하지만 생각해보자. 내가 겪어왔던 창피함, 설움, 그 밖의 여러 감정들…. 앞으로 남은 인생 중에 다이어트 할 날이 얼마나 될 것 같은가. 평생 할 다이어트가 아니다. 12주만 지켜나가자. 이번 기회에 여러분도 할 수 있다는 걸 보여주도록 하자!!!!

마지막으로, 정체기가 올 땐 외모로 평가받는 세상에서 뭘 할 수 있었는지를 떠올려보자. 거칠게 말하면 무시당하고, 괄시받고, 내 자신에게 당당하지도 못하고 항상 주눅들어 있던 때를 말이다. 그리고 성공했을 때의 자신도 떠올려보자. 옷가게에서 당당하게 옷을 입어보고, 어딜 가든 남의 시선을 즐기고, 도전에 성공한 자신감 넘치는 모습을 말이다. 죽기 전에 누구나 부러워 할 몸매 한번 만들어보는 것을 인생의 또 다른 목표로 잡아보는 것도 나쁘지 않다. 자 이제 시작이다!!

다이어트 궁금남

이제껏 다이어트를 하면서 궁금했던 사항들 그 시원한 해답이 여기에 있다.

다이어트 궁금남
기초대사량이 뭐에요?

몸짱 식신 커플 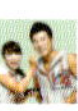

특별히 운동을 하지 않아도, 가만히 있거나 심지어 누워 있어도 자연적으로 소비되는 에너지가 바로 기초대사량이다. 이는 성별, 체중, 연령에 따라 개인마다 차이가 있다. 운동선수들이나 보디빌더들을 보면 많이 먹어도 살이 찌지 않는다고들 하는데 이유는 기초대사량에 있다. 75kg의 일반남자의 경우 평균 기초대사량이 1800kcal 정도 되고, 근육이 많은 운동선수의 평균 기초대사량은 2100kcal를 웃돈다. 때문에 똑같은 양을 움직여도 운동선수가 소비하는 칼로리가 더 높다. 그래서 기초대사량을 높이면 살이 빠지기 쉬운 체형이 된다고 말하는 것이다.

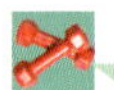
다이어트 궁금남
다리살만 뺄 수 있나요?

몸짱 식신 커플 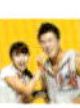

No! 다리살만 빼는 건 불가능하다. 유산소 운동을 전혀 하지 않고 다리 근력 운동만 한다고 해서 다리가 가늘어지진 않는다. 하지만 좀 더 효과적으로 운동할 수는 있다.
근력 운동을 하면 운동 부위가 뜨거워지면서 빵빵해진 느낌을 받을 것이다. 이를 펌핑현상이라 하는데 일시적으로 혈액이 몰리게 돼 그 부위가 근육과 같이 부풀어 오르는 현상이다. 하체 근력 운동을 할 때 펌핑 현상이 온 상태에서 유산소 운동을 하면 혈액 순환이 급격히 잘돼 좀 더 빨리 감량할 수 있다.

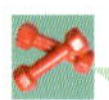
다이어트 궁금남
뱃살을 빼려면 복근 운동만 많이 하면 되나요?

몸짱 식신 커플 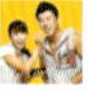

복근 운동으로 뱃살을 1kg 감량하려면 2만 번의 복근 운동을 해야 한다. 쓸데없는 중노동에 불과하다. 대부분 뱃살의 원인은 내장비만이 나타난다. 우리 몸의 중심에는 각종 내장기관들이 밀집해 있는데 과식과 운동부족 등으로 인해 장기 내부나 장기와 장기 사이에 지방이 축적된다. 뱃살에 가장 효과적인 운동은 유산소 운동이다. 하지만 다른 근력 운동 없이 유산소 운동만 한다면 기초대사량이 감소되어 체중감량 후 요요현상이 올 수 있다. 내장비만을 탈출하기 위해서는 저염식의 식단과 식이섬유 등으로 식단조절을 하면서 필요하고 기본적인 근력 운동과 유산소 운동을 병행해야 한다.

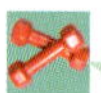
다이어트 궁금남
물만 먹어도 살이 찌는데 어쩌죠?

몸짱 식신 커플 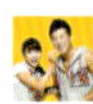

물에는 아무 영양이 없다. 즉 0kcal라는 소리다. 그러니 물만 먹어도 살이 찐다고는 하지 말자. 음식 섭취가 적은데도 살이 찐다면 당분이 높은 음료를 섭취하고 있거나 짜게 먹고 있지 않은지 체크해보자. 나트륨 성분은 수분을 잡고 있기 때문에 짜게 먹는 것을 피해야 붓지 않고 부기가 살로 가는 걸 막을 수 있다. 물은 자주 마셔도 살이 찌지 않는다. 하루 2L의 물을 섭취하면 체내 독소를 배출하고, 식욕을 억제하며, 변비 예방에 효과적이기 때문에 수시로 마셔 주는 게 다이어트에 좋다.

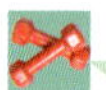
다이어트 궁금남
여자가 근력 운동을 하면
우락부락해지지 않나요?

몸짱 식신 커플 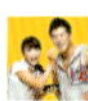

결론부터 말하면 NO다. 보기에 우락부락해 보일 정도가 되려면 남들보다 몇십 배의 노력을 해야함은 물론 남성호르몬을 주기적으로 맞아줘야 한다. 일반적으로 에스트로겐이라는 여성호르몬과 테스토스테론이라는 남성호르몬이 있는데 특성상 운동을 했을 때 남자들이 대부분 우락부락해지며 여자들의 경우는 아무리 노력한다 해도 탄력 있어 보이는 몸매로 드러나게 되니 우락부락해질 걱정은 하지 말고 근력 운동을 소홀히 하지 말자.

나는 다이어트에 성공할 것인가? 실패할 것인가?

내가 다이어트에 성공할 확률은 몇 퍼센트나 될까? 아래의 질문에 답을 해보자.
성공할 확률이 낮게 나와도 실망하지 마라!! 마음을 가다듬어 의지를 다져 다음 장부터 펼쳐지는
12주 다이어트 프로그램을 열심히 따라하기만 하면 다이어트 성공도 문제 없다.

질문	YES	NO
1 취미는 누워서 TV 보기, 컴퓨터 앞에 앉아 시간보내기 등이다.		
'YES' 라고 말한 당신, 어서 빨리 자리에서 일어나 제자리걸음이라도 걷자. 그렇게 생활하다간 평생 고도비만의 늪에서 빠져 나올 수 없다.		
2 음식은 맵고 짜게, 간식은 달달한 커피 한 잔과 과일이 필수다.		
' YES ' 라고 말한 당신, 식습관을 바꾸지 않는다면 살이 빠지지 않을 확률 99% 당장이라도 달달한 커피 대신 설탕과 시럽이 들어가지 않은 아메리카노로 취향을 바꾸자.		
3 술 한잔은 인생의 활력소! 술자리를 거부하기란 하늘의 별 따기보다 어렵다.		
' YES ' 라고 말한 당신이 살을 못 뺄 확률은 100% 술과 안주를 함께하는 저녁은 우리에게 어마어마한 양의 칼로리 폭탄을 선물로 안겨준다. 그뿐이랴, 안주에 함유되어 있는 다량의 지방과 나트륨은 우리의 배를 머핀처럼 만들어 준다. 다이어트 하는 기간만큼은 술자리를 철저히 외면하도록 하자.		
4 스트레스 해소를 위해 폭식을 일삼는다.		
' YES ' 라고 말한 당신, 이제는 스트레스 해소로 폭식 대신 잠을 청해보자. 스트레스 해소로 먹는 음식은 절제가 되지 않기 때문에 평소보다 더 많은 양을 빠르게 먹게 된다. 당연히 과식과 과음으로 이어지고 이는 다시 우리 몸에 지방이란 이름으로 고스란히 축적되게 된다.		
5 집에서 식사를 하기보다 자주 밖에 나가 식사를 하는 편이다.		
' YES ' 라고 말한 당신, 이제는 외식 대신 집에서 건강한 식사를 만들어 먹어보자. 외식으로 주로 먹게 되는 음식들은 나트륨과 MSG의 함유량이 월등히 높다. 살이 찔 확률이 그만큼 높아진다는 이야기다. 집에서 만들어 먹으면 내가 먹는 음식이기 때문에 좀 더 신경쓰게 되고 또한 건강에 좋은 재료를 쓰기 때문에 안심하고 먹을 수 있다.		

질문	YES	NO

6 수면시간은 7시간 이하다.

'YES'라고 말한 당신, 이제는 최소 7시간의 수면시간을 지키도록 하자.

미국 워싱턴 대학교 연구 결과에 따르면 7시간 미만으로 수면하면 몸무게를 증가시키는 유전자가 활성화되는 반면, 9시간 이상 수면한 이후에는 비만 유전자의 활동이 억제되는 사실을 알 수 있었다. 현실적으로 사회인이 9시간 이상 수면을 취하긴 힘드니 최소 7시간은 잘 수 있도록 하자.

7 마트의 시식코너를 그냥 지나치지 못한다.

'YES'라고 말한 당신, 이제는 공짜 음식의 유혹에서 벗어나야 한다.

시식코너에서 고기가 익을 때까지 기다리고 있지는 않은지 생각해보자. 그게 다 내 입으로 들어가고 살로 가는 거다. 이제는 마트에 가더라도 시식코너는 무심히 지나치고 내가 꼭 사야 할 고구마와 닭가슴살에 눈을 돌리자.

8 운동은 헬스장에서만 하는 거라 생각한다.

'YES'라고 말한 당신이 살을 못 뺄 확률은 99%.

운동은 언제 어디서든 할 수 있는 것이다. 다음 장부터 펼쳐지는 운동 프로그램을 보고 당장 따라하자. 헬스장에 가지 않아도 살을 뺄 수 있는 운동이 한가득이다.

9 고기를 먹으면 살이 찐다.

'YES'라고 말한 당신, 어서 빨리 영양소에 대해 공부하자.

우리가 흔히 고기라고 말하는 것에는 지방과 함께 단백질이 포함되어 있다. 하지만 우리가 살이 찌는 가장 큰 이유는 지방 때문도, 단백질 때문도 아닌 바로 과도한 탄수화물의 섭취 때문이다. 오죽하면 탄수화물을 끊고 고기만 먹는 '황제 다이어트'가 생겼을까! 살을 빼기 위해서는 탄수화물, 단백질, 지방의 섭취를 고르게 해줘야 한다. 이때 적당한 고기의 섭취는 살을 빼고 근육을 키우는데 도움을 주니 무조건 고기를 끊을 생각은 하지 말자. 물론 기름이 덕지덕지 붙은 비계살을 먹지 않는다는 전제하에서다.

10 나는 내가 다이어트를 한다고 남에게 알릴 자신이 없다.

'YES'라고 말한 당신, 당장 다이어트 사실을 온 동네방네 떠들고 다니자.

그래야 주위 사람들이 도와준다. 술자리를 피할 수도 있고, 점심 도시락을 싸가지고 다니는 것도 이해 받을 수 있다. 또한 주위 사람들 눈치가 보여서라도 다이어트를 그만둘 수가 없다.

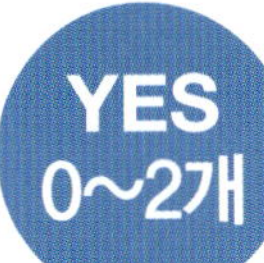

당신이 다이어트에 성공할 확률은 100%

당신은 이미 충분히 바른 식습관과 생활습관을 가지고 있습니다. 조금만 노력한다면 바로 다이어트에 성공할 수 있는 준비된 다이어터라고 할 수 있습니다.

당신이 다이어트에 성공할 확률은 70%

당신은 약간의 식습관과 생활습관 개선이 필요합니다. 현재의 모습을 바꿔보고 싶다면 변화의 의지를 굳게 다지세요. 성공할 확률이 꽤나 높은 편이니 의지를 갖고 노력해주세요.

당신이 다이어트에 성공할 확률은 50%

당신은 가장 위험한 위치에 놓여있습니다. 작은 유혹에 넘어가도 실패의 50%로 진입할 수 있습니다. 철저한 관리가 필요합니다. 의지를 가지고 프로그램을 끝까지 수행하도록 하세요.

당신이 다이어트에 성공할 확률은 20%

당신은 모든 걸 새롭게 시작할 수 있도록 의지를 다져야 합니다. 지금까지 내 몸에 배어있던 모든 습관들을 버리고 다시 태어나야 합니다. 오히려 쉽습니다. 처음부터 한걸음씩! 이 책이 당신을 진정한 다이어터로 만들어 줄 것입니다.

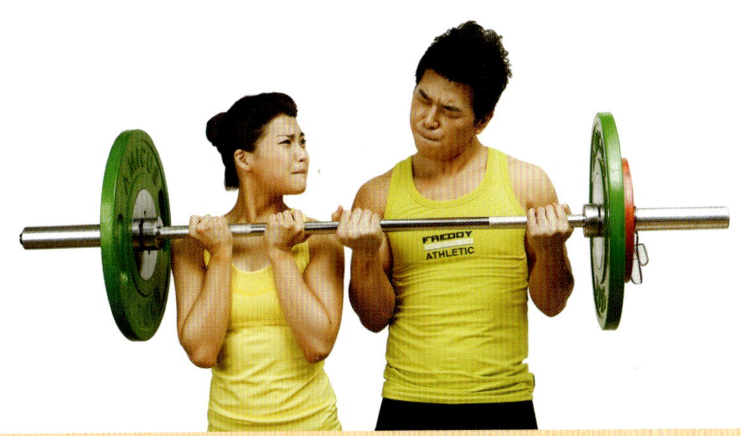

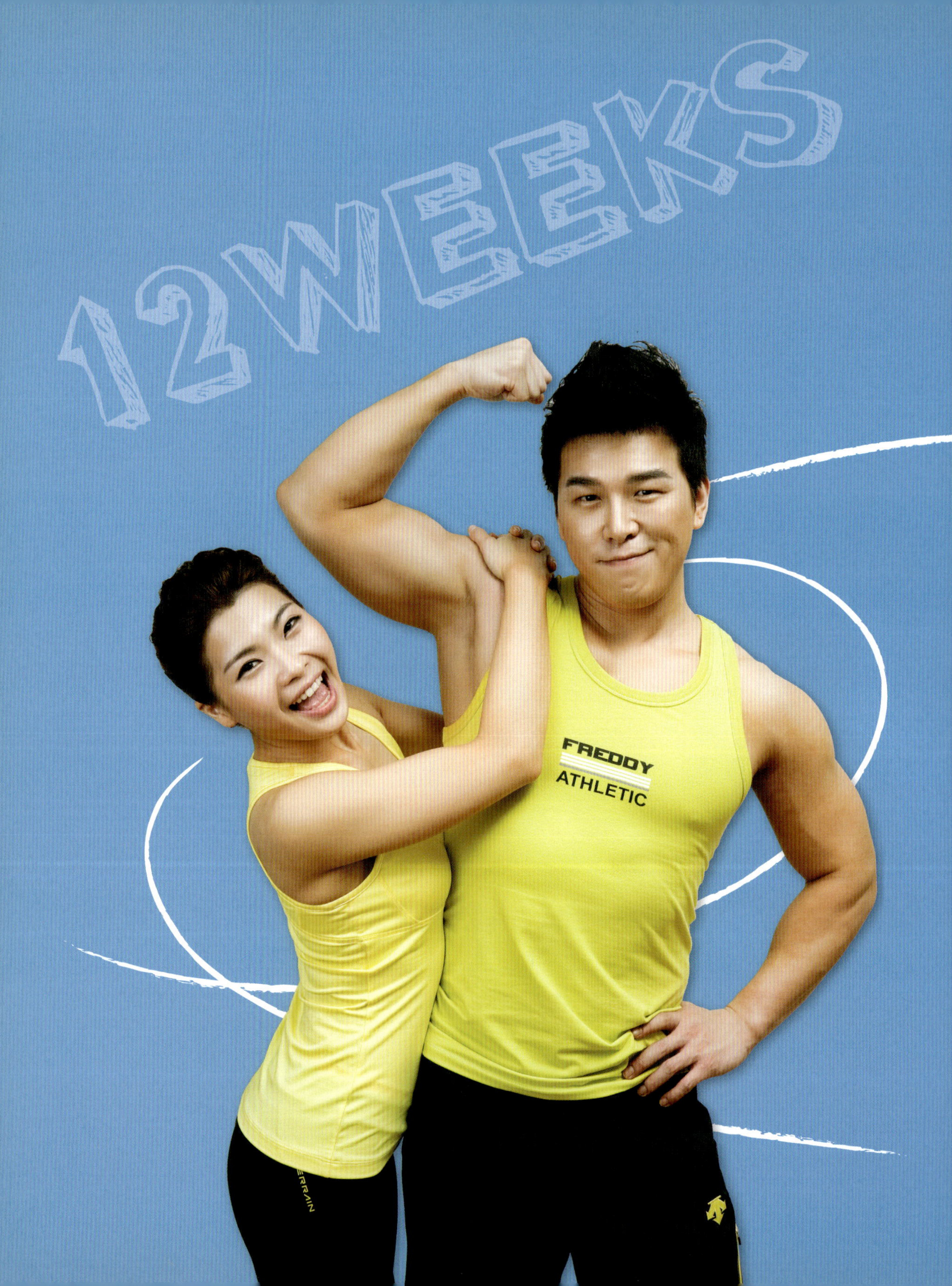

12WEEKS
FREDDY
ATHLETIC

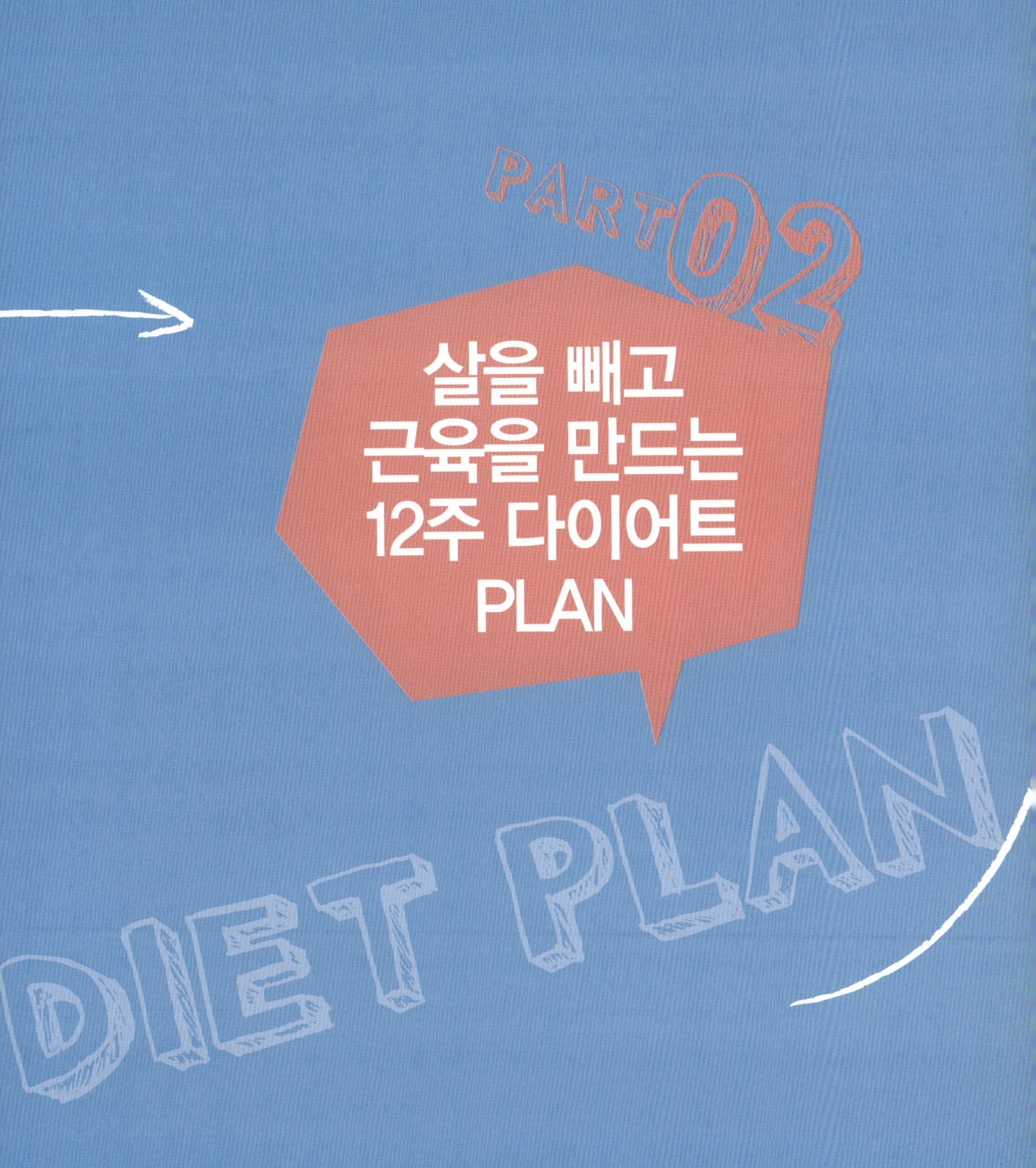

PART 02
살을 빼고
근육을 만드는
12주 다이어트
PLAN
DIET PLAN

1~4 weeks

짐승에서 인간 되기! 고도비만 탈출법

12주 다이어트 중 가장 중요한 시기가 바로 1~4주차다. 갓난아기가 걸음마를 떼려면 먼저, 몸을 뒤집고 기고 일어서는 시간이 필요하다. 고도비만자는 이제 막 몸을 뒤집기 시작한 신생아와 같다. 급하게 마음먹고 준비도 안 된 몸으로 무리해서 뛰려고 하다가는 반드시 탈이 난다. 먼저 가볍게 할 수 있는 동작과 위를 줄이는 식이요법, 할 수 있다는 마음가짐을 다지는 것부터 시작하자.

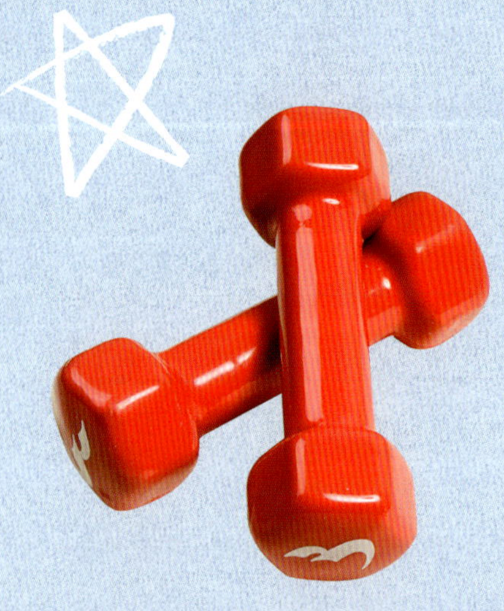

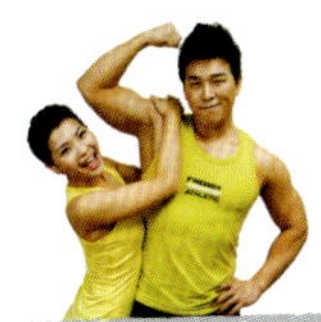

1~4주 식단
지방과 소금에게 작별인사를 준비하라

몸을 만들기 위한 본격적인 운동에 앞서 거대해진 위장의 크기를 서서히 줄이는 일부터 시작해야 한다. 먹고 싶은 거 다 먹으면서 다이어트에 성공했다는 말은 들어본 적 없을 것이다. 그렇다고 지금 당장 선수용 식단으로 먹었다간 다이어트는 영영 굿바이~ 작심삼일이 되고 만다. 먹는 양을 평소보다 조금 줄이고 탄수화물, 단백질, 지방을 골고루 섭취해주는 것부터 시작하자.

특히 지금 단계에서 중요한 것은 지방과 나트륨을 줄이는 일이다. 세상의 맛있는 음식들에는 다량의 지방이나 소금이 첨가되어 있다. 나트륨은 우리 몸의 수분을 끌어당긴다. 끌어당긴 수분은 배출되지 않고 머물러 있으면서 우리 몸을 붓게 한다. 짜게 먹는 사람들이 체중변화가 심한 것도 이런 이유 때문이다. 과도한 나트륨 섭취는 인슐린 기능을 저하시켜 당분을 에너지로 사용하지 못하고 체내 지방으로 축적시킨다.

지방을 우리 몸에 무조건 악영향을 끼치는 것으로 잘못 이해하는 사람들도 많다. 지방은 크게 포화지방과 불포화지방으로 나뉘는데, 다이어트에 해로운 게 포화지방이고 이로운 게 불포화지방이다. 포화지방의 섭취가 과해지면 장기에 쌓이게 되고 내장비만의 원인이 된다. 또한 콜레스테롤 수치가 증가해 혈관을 통한 혈액 공급이 원활하지 못하게 돼 각종 성인병의 원인이 된다. 대표적인 게 고혈압과 심장질환이다. 포화지방은 소고기, 돼지고기, 햄버거, 버터 등의 동물성 지방에 많이 함유되어 있다. 불포화지방의 섭취는 혈액이 뭉치지 않게 해주며, 체내 포화

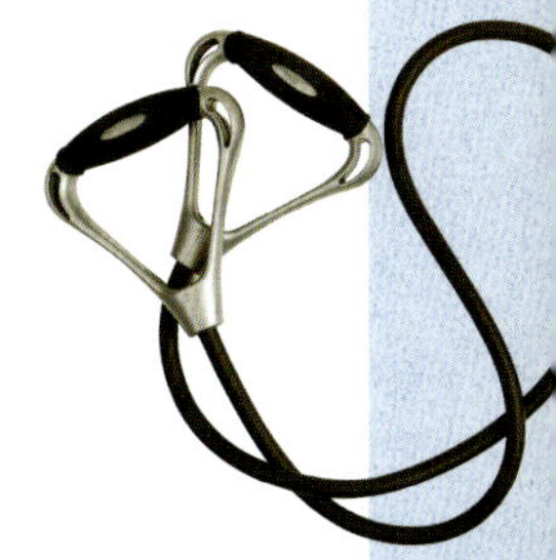

1~4주 식단

최대한 싱겁게 먹는 것이 포인트! 일요일 하루 정도는 지금껏 참아왔던 먹고 싶었던 음식을 먹어도 좋다. 단 과식은 금물.

	월요일	화요일	수요일
아침	잡곡밥 120g (180kcal) 시래기 된장국 200g (56kcal) 마늘 장아찌 30g (25kcal) 김 10g (30kcal) 달걀프라이 50g (100kcal) 김치 25g (8kcal) =399 kcal	검은쌀밥 120g (180kcal) 조갯국 200g (56kcal) 고추 장아찌 30g (20kcal) 김 10g (30kcal) 멸치 볶음 20g (50kcal) 김치 25g (8kcal) =344kcal	현미밥 120g (180kcal) 재첩국 200g (48kcal) 연근 조림 40g (40kcal) 김 10g (30kcal) 톳나물 초무침 30g (15kcal) 김치 25g (8kcal) =321kcal
점심	잡곡밥 120g (180kcal) 김치국 200g (48kcal) 파래 초무침 40g (16kcal) 도토리묵 무침 40g (25kcal) 김 10g (30kcal) 김치 25g (8kcal) =307kcal	검은쌀밥 120g (180kcal) 냉이 된장국 200g (64kcal) 미역줄기 볶음 40g (32kcal) 김 10g (30kcal) 가자미 구이 50g (60kcal) 김치 25g (8kcal) =374kcal	현미밥 120g (180kcal) 어묵국 200g (88kcal) 깻잎 조림 24g (16kcal) 김 10g (30kcal) 갈치 구이 50g (70kcal) 김치 25g (8kcal) =392kcal
간식	삶은계란 1알 (150kcal) 고구마 130g (190kcal) 땅콩 10g (58kcal) =398kcal	삶은계란 1알 (150kcal) 찐감자 180g (150kcal) =300kcal	삶은계란 1알 (150kcal) 사과 반개 (65kcal) 볶은 해바라기씨 8g (50kcal) =265kcal
저녁	잡곡밥 120g (180kcal) 달걀 실파국 200g (56kcal) 상추 겉절이 40g (16kcal) 무생채 35g (15kcal) 코다리찜 64g (80kcal) 김치 25g (8kcal) =355kcal	검은쌀밥 120g (180kcal) 콩나물국 200g (40kcal) 무 조림 60g (40kcal) 김 10g (30kcal) 부추 무침 32g (24kcal) 김치 25g (8kcal) =322kcal	현미밥 120g (180kcal) 우거지 된장국 200g (56kcal) 두부 구이 50g (60kcal) 김 10g (30kcal) 미역 오이 초무침 25g (10kcal) 김치 25g (8kcal) =344kcal
간식	삶은계란 1알 (150kcal) 방울토마토 10알 (40kcal) 저지방 우유 200ml (100kcal) =290kcal	삶은계란 1알 (150kcal) 연두부 100g (40kcal) 아몬드 13g (70kcal) =260kcal	삶은계란 1알 (150kcal) 방울토마토 5알 (20kcal) 사과 반개 (65kcal) =235kcal
총 칼로리	1749kcal	1600kcal	1557kcal

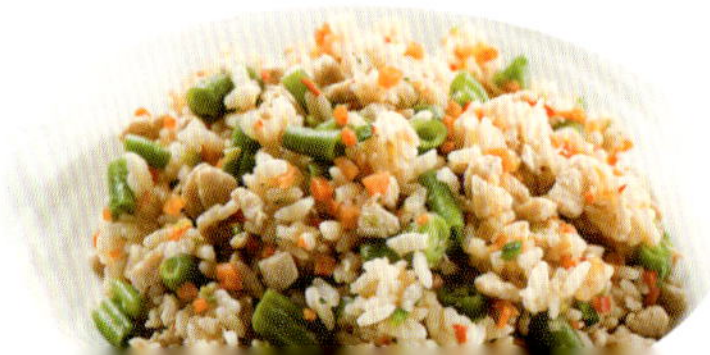

목요일	금요일	토요일
잡곡밥 120g (180kcal) 근대국 200g (56kcal) 애호박나물 40g (32kcal) 김 10g (30kcal) 다시마 쌈 60g+초고추장 10g (30kcal) 김치 25g (8kcal) =336kcal	검은쌀밥 120g (180kcal) 김칫국 200g (48kcal) 두부찜 40g (45kcal) 김 10g (30kcal) 조기 구이 40g (50kcal) 김치 25g (8kcal) =361kcal	현미밥 120g (180kcal) 달래 된장국 200g (64kcal) 오이생채 25g (10kcal) 김 10g (30kcal) 청포묵 무침 40g (50kcal) 김치 25g (8kcal) =342kcal
잡곡밥 120g (180kcal) 쑥국 200g (64kcal) 무생채 35g (15kcal) 김 10g (30kcal) 부추 무침 40g (30kcal) 김치 25g (8kcal) =327kcal	검은쌀밥 120g (180kcal) 쇠고기 미역국 200g (72kcal) 애호박전 40g (45kcal) 김 10g (30kcal) 무 조림 45g (30kcal) 김치 25g (8kcal)) =365kcal	현미밥 120g (180kcal) 조갯국 200g (56kcal) 도토리묵 무침 40g (25kcal) 김 10g (30kcal) 톳나물 초무침 30g (15kcal) 김치 25g (8kcal) =314kcal
삶은계란 1알 (150kcal) 고구마 130g (190kcal) 방울토마토 5알 (20kcal) =360kcal	삶은계란 1알 (150kcal) 양배추 샐러드 50g (70kcal) =220kcal	삶은계란 1알 (150kcal) 바나나 1개 (100kcal) =250kcal
잡곡밥 120g (180kcal) 감자국 200g (72kcal) 쇠고기 장조림 25g (40kcal) 김 10g (30kcal) 다시마 튀각 g (40kcal) 김치 25g (8kcal) =370kcal	검은쌀밥 120g (180kcal) 아욱된장국 200g (64kcal) 오이생채 25g (10kcal) 김 10g (30kcal) 양배추 쌈 80g (52kcal) 고추장 13g (17kcal) 김치 25g (8kcal) =361kcal	현미밥 120g (180kcal) 우거지 된장국 200g (56kcal) 고사리 나물 25g (20kcal) 시금치 나물 25g (20kcal) 김 10g (30kcal) 파래무 무침 25g (10kcal) 김치 25g (8kcal) =324kcal
삶은계란 1알 (150kcal) 바나나 1개 (100kcal) =250kcal	삶은계란 1알 (150kcal) 큰토마토 1개 (50kcal) =200kcal	삶은계란 1알 (150kcal) 오렌지 1개 (85kcal) 볶은 해바라기씨 8g (50kcal) =285kcal
1643kcal	1507kcal	1515kcal

*음식을 요리 저울로 계량하여 먹는 습관을 들이도록 하자. 자신이 먹는 음식의 양을 확인할 수 있어서 과식을 피할 수 있다.

지방을 씻어내는 역할을 한다. 불포화지방은 아몬드, 호두, 등 푸른 생선, 콩, 옥수수 등 식물성 지방에 포함되어 있다. 적당량의 섭취는 다이어트에 도움을 주지만 많은 양의 섭취는 오히려 다이어트에 역효과를 가져올 수 있으니 주의하자.

고도비만자들을 위한 식단은 최대한 현실적이어야 한다. 아직은 준비 단계이기 때문이다. 식사량을 줄이되 식사 중간중간에 간식을 넣어 배고픔을 줄일 수 있도록 했다. 우리가 먹어보고 효과를 본 식단인 만큼 한번 믿고 따라해보길 바란다.

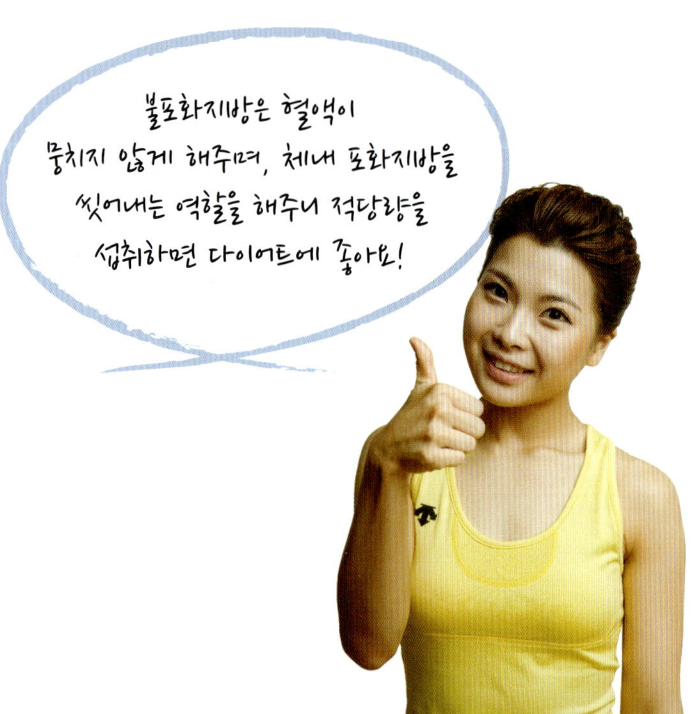

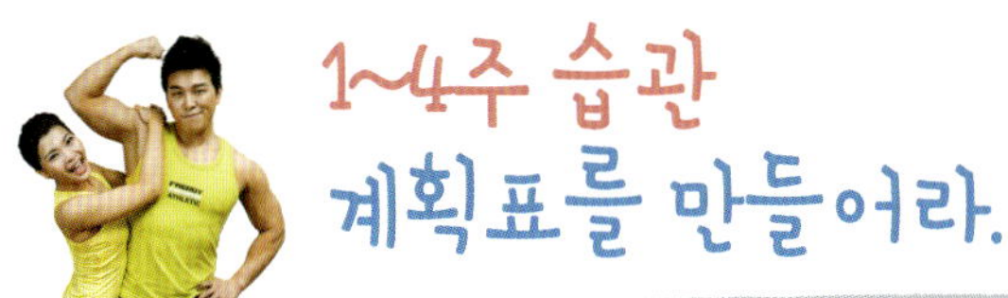

1~4주 습관
계획표를 만들어라.

다이어트 초반이니만큼 굳게 했던 다짐이 무너지기도 쉽다. 그래서 난 항상 다이어트 중이라는 걸 잊지 않기 위해 다이어트 명언이나 목표를 눈에 잘 띄는 곳에 붙여두고 무의식 중에 혹은 일과 틈틈이 들여다본다.

예를 들면

'음식이 아깝다고 생각하기 전에 내 몸이 아깝다고 생각하고 소식하라.'

'음식은 맛있을수록 살과 비례한다.'

'인생은 살이 쪘을 때와 안 쪘을 때로 나뉘어진다.'

여러분들도 자기가 살을 빼면 꼭 하고 싶은 목표라든가 살이 쪘을 때 들었던 충격적인 말들을 여기저기 붙여놓고 보도록 하자. 꺼져가던 다이어트의 불씨가 다시 살아날 것이다.

명언(?)만큼 중요한 것이 바로 목표다. 짧은 목표(2~3주간)와 최종 목표(최종 목표체중이나 3개월 이상의 기간)를 크게 써놓자.

예를 들면 90kg이라고 한다면.

> **단기 목표 : 2주 안에 2kg 감량하자!!**
> **최종 목표 : 2012. 6. 20 = 52kg!!!!!!(-38kg)**

이런 식으로 말이다. 유치해 보이지만 생각보다 큰 효과를 가져올 수 있다.

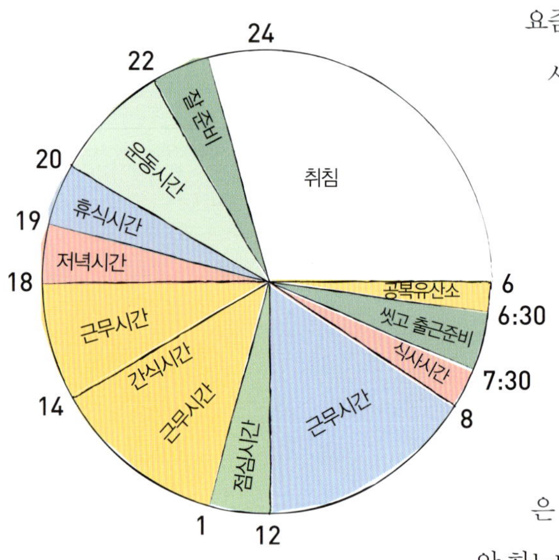

요즘은 다이어트도 무작정 하는 게 아니다. 식사시간, 간식시간, 근무시간, 운동시간, 휴식시간 등을 잘 분배해야 어렵지 않게 다이어트 성공을 맛볼 수 있다.

어릴 때 만들었던 여름방학 계획표처럼 만들면 유치하지만 보기도 편하고 시간분배가 훨씬 수월하다.

초반에 가장 많이 하는 실수 중 하나가 운동시간을 과하게 잡는 것이다. 운동시간은 2시간을 넘기지 않도록 한다. 뭐든지 과하면 안 하느니만 못하다는 말이 있듯이 우리 몸도 새로운 변화에 서서히 맞춰가야 한다. 운동시간이 2시간을 넘어가게 되면 몸에 과부하가 걸리게 된다. 쓸데없는 욕심 부리지 말자. 다만 그 시간만큼은 집중력을 최대한 높여서 운동하자.

삶에 목표가 없는 사람들은 없을 것이다. 크든 작든 간에 모두 목표를 가지고 살아간다. 다이어트도 마찬가지다. 앞서 말했듯이 짧은 목표를 잡아보자. 예전에 우리 둘이 했던 방법 중 하나이다. 남자 비만인들의 로망이 바로 팔뚝에 혈관이 보이는 것이다. 손등-팔뚝-이두근 등으로 2주나 3주 정도로 목표를 잡고 운동한다면 가능한 이야기이다.

여자 비만인들은 아무래도 신체사이즈의 변화가 가장 궁금하다. 허리나 허벅지 사이즈를 2~3주에 1~2인치 줄이는 것을 목표로 잡는 것이다. 최종 목표를 3개월로 잡았다면 작은 목표를 5~6번으로 나눠서 3개월 동안 하나씩 달성해가자. 작은 목표를 달성해 가는 과정에서 자신감이 붙으면 큰 목표도 이룰 수 있게 된다.

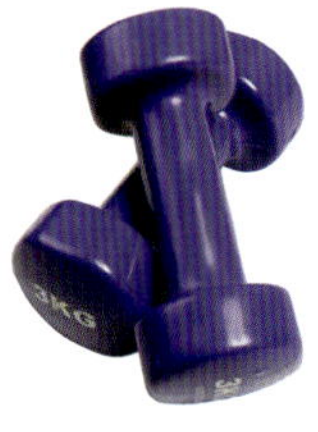

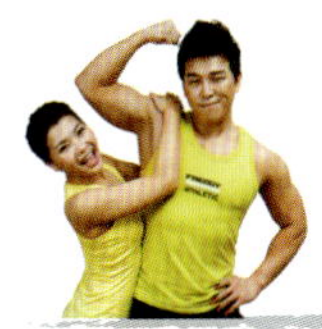

1~4주 운동
전문적인 운동보다는 무조건 움직여라

지금 단계에서 헬스장을 이용하는 고도비만자들은 없을 것이다. 당신도 창피한 걸 안다는 뜻이다. 헬스장에 가면 뚱뚱한 사람도 있지만, 절반 이상은 평균이거나 날씬한 사람들이 관리 차원에서 오기 때문이다.

헬스장을 못 가는 가장 큰 이유는 창피함 때문이다. 고도비만자들은 한번에 살이 찐 사람이 거의 없다. 몇 달, 몇 년에 걸쳐서 다이어트를 하다 실패하고, 또 실패해서 본인도 주체할 수 없을 만큼 불어나서 손을 놓은 경우이다. 그래서 은둔형이 많고 남들 눈을 유난히 의식하는 사람들이 대부분이다. 나만 주목하는 것 같고, 내 흉을 볼 것 같아서 사소한 것에도 움츠러든다. 우리가 그랬으니까 그런 사람들이 더 눈에 밟힌다.

또 한 가지 이유는 무슨 운동을 어떻게 해야 할지 몰라서이다. 헬스장에 즐비하게 늘어선 운동기구 앞에서 막상 무슨 운동부터 해야 될지, 어떻게 시간 분배를 해야 될지 몰라서 무작정 러닝머신 위에서 달리거나 자전거만 타고 있게 된다. 정말 미련한 짓이다.

이런 여러 가지 이유에서 고도비만자들은 "어느 정도 빼고 난 뒤에 헬스장 가서 해야지!" 라고 하지만… 그게 언제가 될 것인가? 경험도 없고 정보공유도 없는 상태에서 집에서 어떤 운동을 해서 체중을 감량하고 헬스장엘 갈 것인가? 생각을 해봐도 답이 없다.

자! 집에서 할 수 있는 고도비만자들의 사소한 운동 동작을 알아보도록 하자. 별것 아니라고 무시 마라. 우리도 실패에 실패를 거듭해서 얻은 효과 있는 방법이니 하나도 빠짐없이 체크하고 내 것으로 습득하자!

1 소파에 앉았다 일어나기

1

어깨너비로 발을 벌리고 손은 X자로 포개어 어깨 위에 둔다. 의자나 소파를 뒤에 두고 똑바로 서서 정면을 응시한다.

2

엉덩이를 뒤로 빼고 허벅지의 힘으로 버티면서 내려간다.

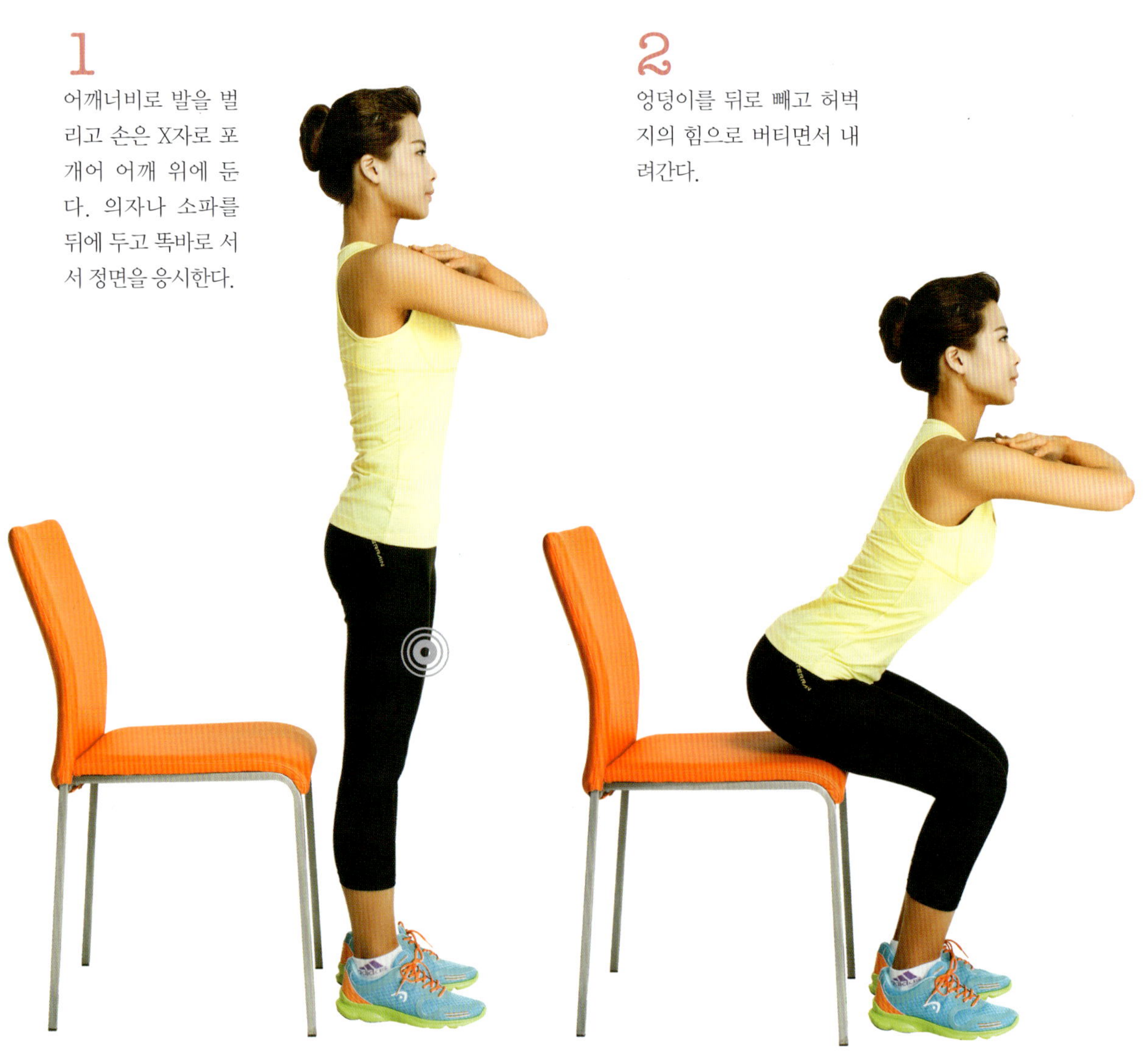

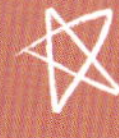

3

엉덩이가 소파나 의자에
닿는 느낌이 들면 바로 일
어난다. 호흡은 앉을 때 숨
을 들이마시고, 올라올 때
내쉬자.

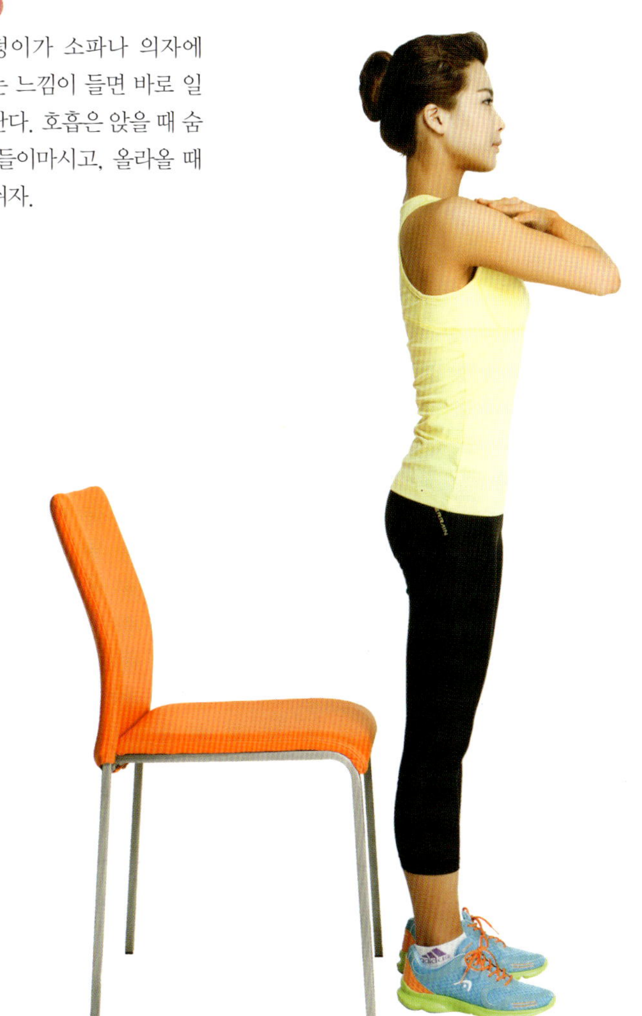

CAUTION

무릎관절이나 허리에 통증이
온다면 당장 그만두고 휴식을
취해야 한다.
지금 당신 몸무게는 평균을 벗
어났기 때문에 척추와 관절을
누르는 힘이 상당한 상태다. 괜
히 급하게 다이어트 하다가 병
원 신세 지지 말고 여유를 가지
고 운동하자.

1

차렷자세에서 손을 머리 위로 뻗어서 손바닥을 서로 맞닿게 하고, 양발은 가지런히 모은다.

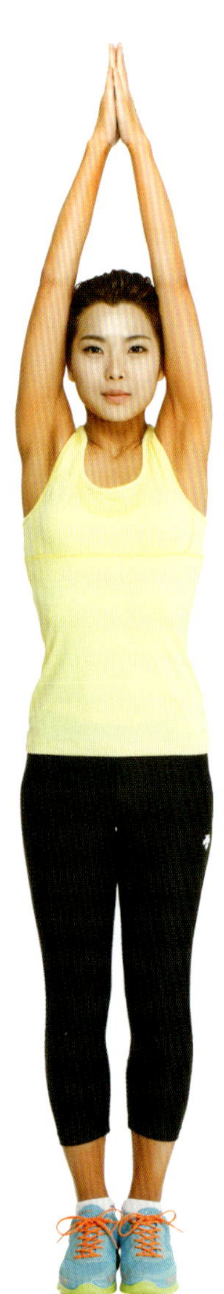

2

양팔을 내리면서 숨을 내쉬고 양다리를 번갈아 가며 옆으로 45도 정도 들어 올린다.

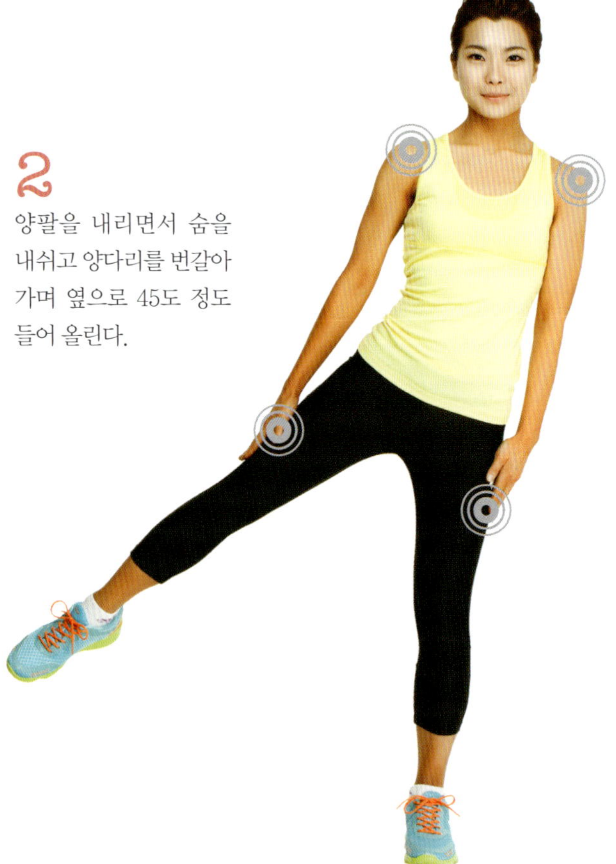

3

다시 1번의 자세로 돌아가서 반대편도 동작하면 1회다.

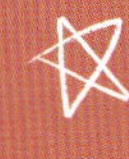

체중이 많이 나가는 만큼 한 발로 중심을 잡는 게 쉽지 않다. 균형잡기에 신경쓰자. 동작이 몸에 익으면 속도를 올려서 동작해 보자.

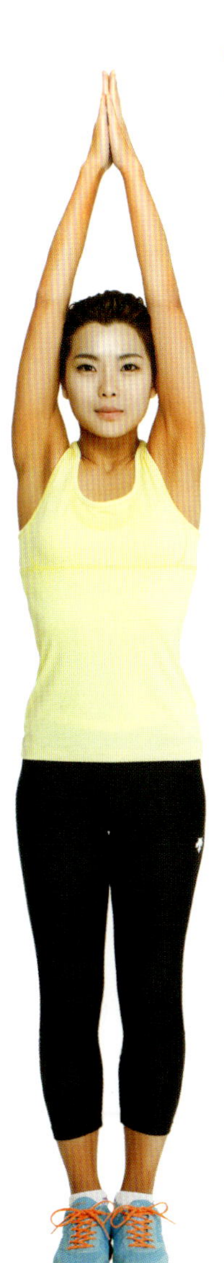

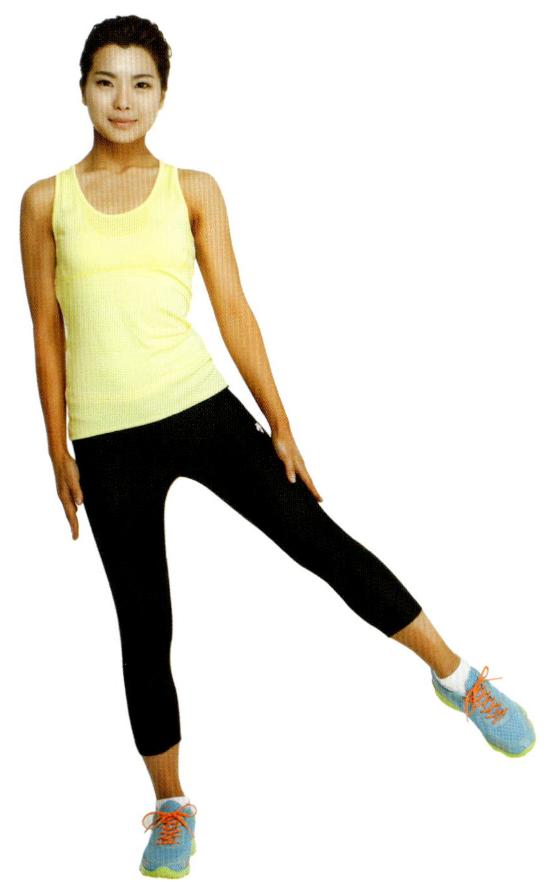

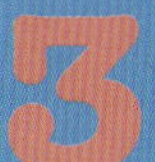

1

무릎 정도까지 오는
높이의 의자를 준비
하고 똑바로 선다.

2

상체를 숙여서 어깨너비로 손을 벌리고 팔은
바닥과 수직이 되게 만들어준다.

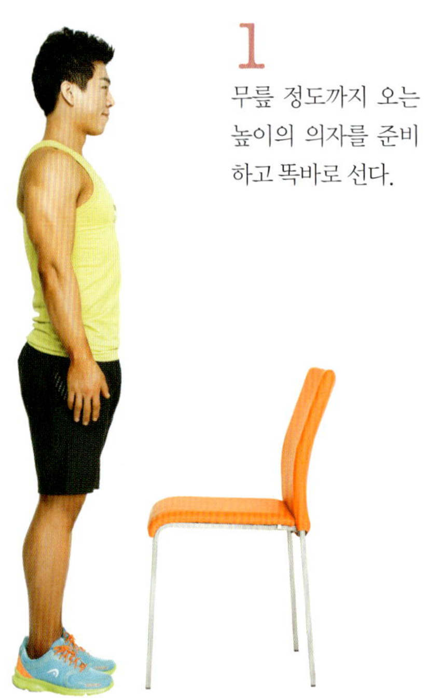

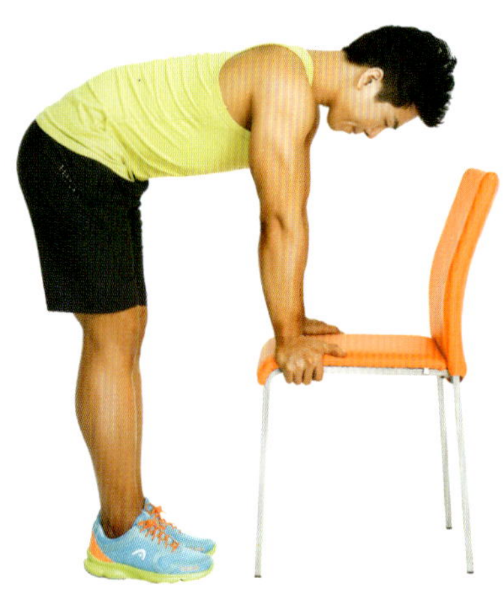

3

오른발을 뒤로 뻗고
왼발도 나란히 해 몸
통을 대각선으로 일
자로 만든다.

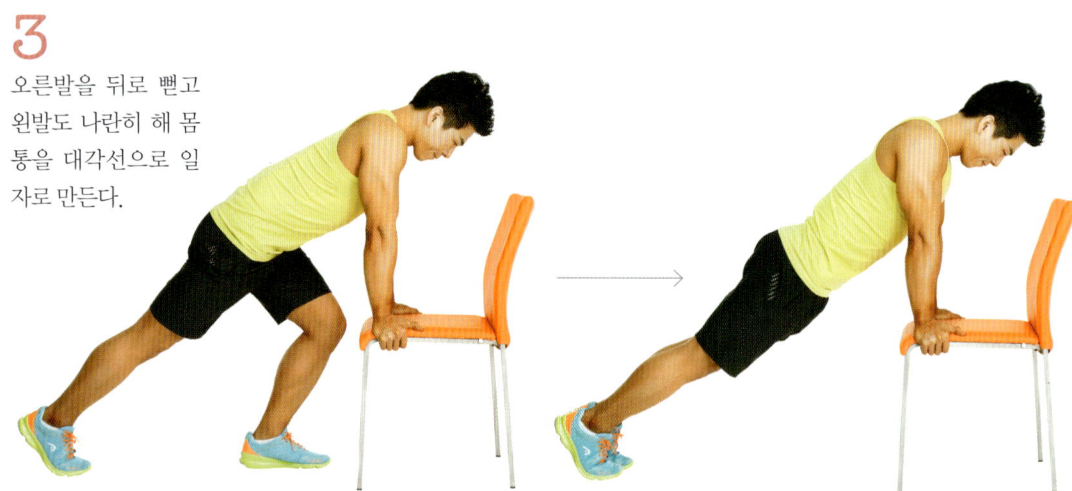

이번 동작은 전신 운동으로 동작이 크고, 속도가 빨라 기초체력 운동으로 전혀 손색이 없으니 수시로 움직이도록 하자.

4

오른발과 왼발을 순서대로 안쪽으로 모아 2번 자세로 돌아온다.

5

상체를 일으키며 숨을 내쉰다. 허리가 구부러지지 않게 편 상태로 만세동작을 한다. 다시 1번으로 돌아가서 이번에는 왼발을 먼저 뒤로 뻗어 3 · 4번 동작을 반복한다. 최대한 빠르게 움직여 동작한다.

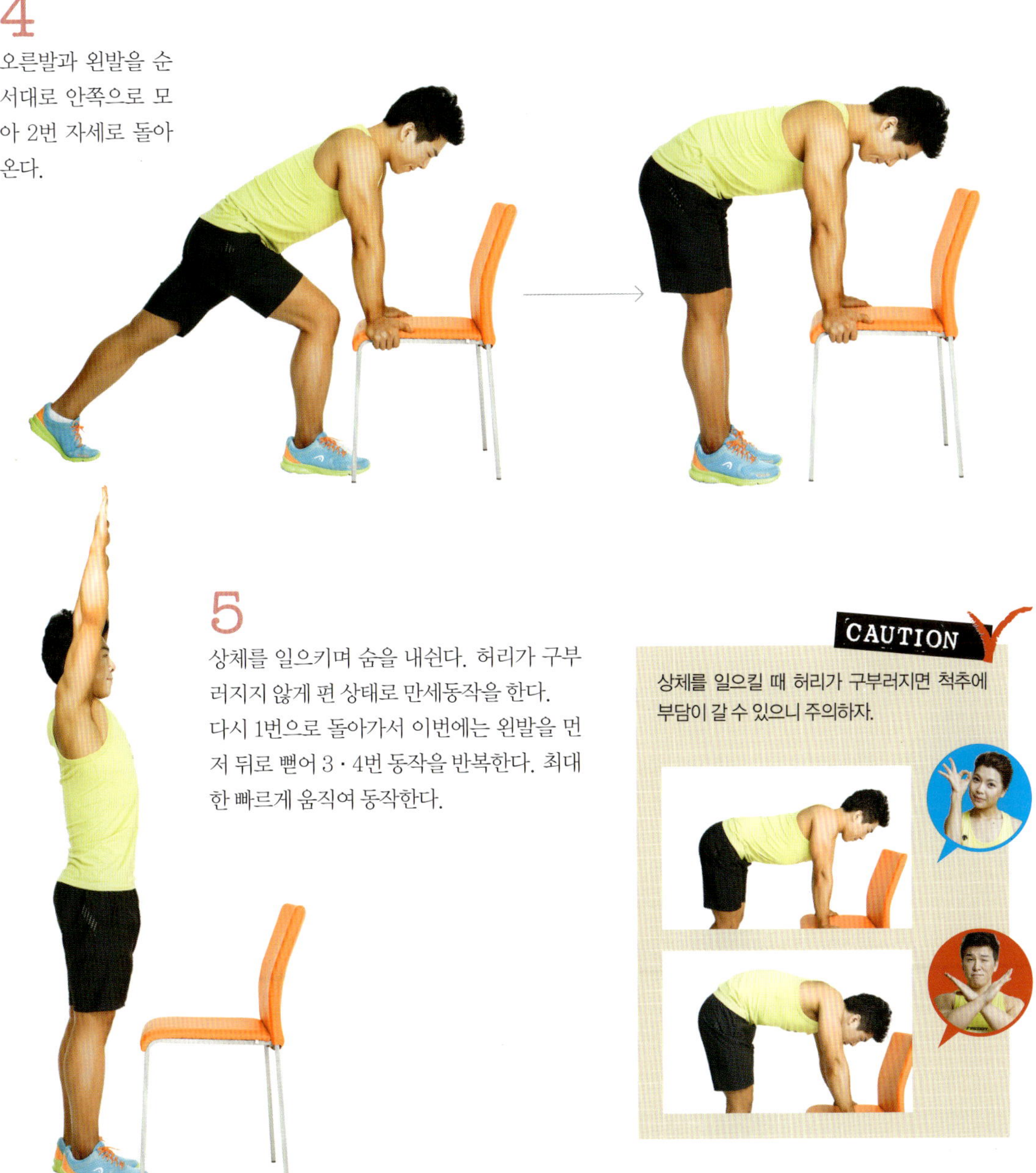

CAUTION

상체를 일으킬 때 허리가 구부러지면 척추에 부담이 갈 수 있으니 주의하자.

4 기어서 바닥 밀기

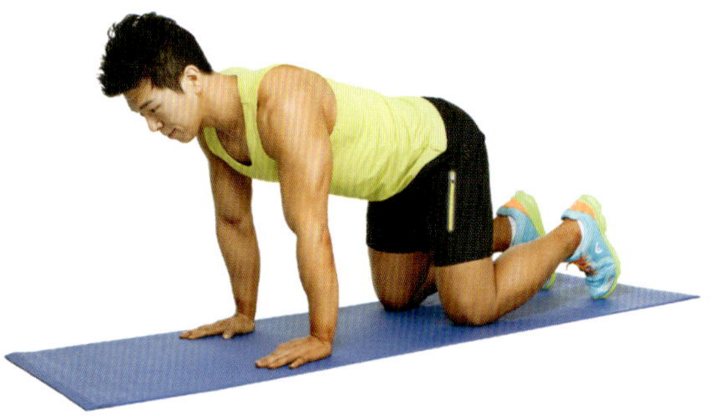

1

어깨너비로 팔을 벌려주고 등은
바닥과 수평을 이루게 무릎을 꿇
고 엎드린다.

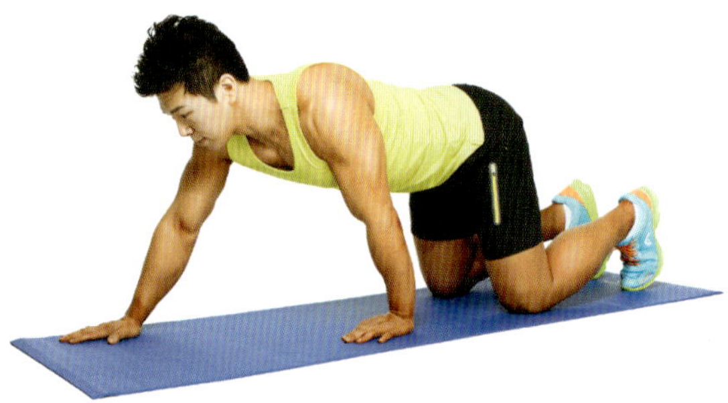

2

먼저 오른팔을 30cm 앞으로 뻗고
이어서 왼팔도 따라 한다.

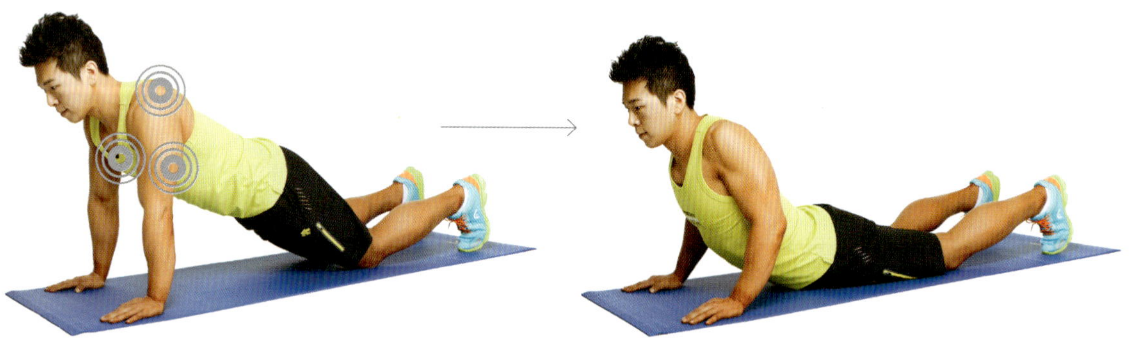

3 팔을 바닥과 수직이 되도록 두고 아랫배 부분부터
천천히 바닥에 닿도록 한다.

상체 위주의 기초 근력 운동이다. 팔 뒤쪽(삼두근), 가슴(대흉근), 보조로 어깨(삼각근)가 주로 쓰이는 부위다.

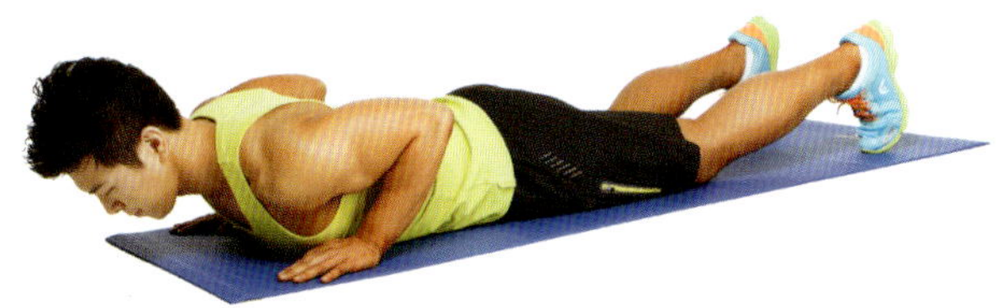

4 아랫배가 먼저 바닥에 닿고, 가슴도 바닥에 닿게 한다. 이때 양손은 가슴 옆에 두고 팔꿈치는 옆구리에 바짝 붙여준다.

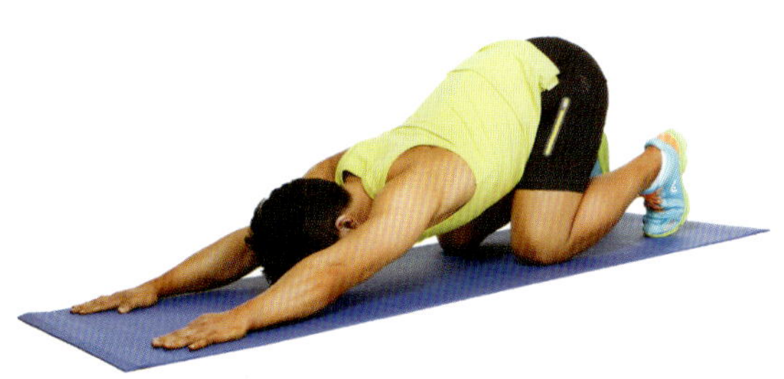

5 가슴→아랫배 순서로 바닥에서 몸을 뗀 후 엉덩이를 뒤로 쭉 빼서 납작하게 엎드리면 1회다. 호흡은 상체를 일으킬 때 내쉰다.

CAUTION

정확한 동작을 하지 않으면 엎드리는 자세에서 어깨가 등쪽으로 빠지면서 견갑골에 손상을 입게 된다.

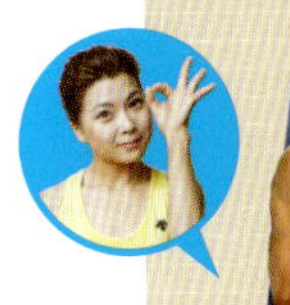
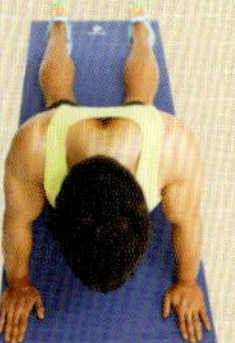
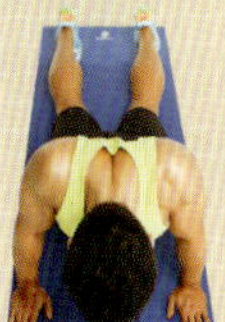
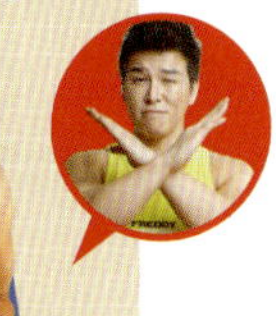

엎드렸다 일어날 때 팔꿈치가 옆구리를 떠나서 벌어지게 되면 제대로 운동이 되지 않으니 주의하자.

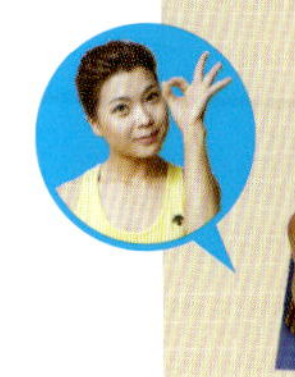
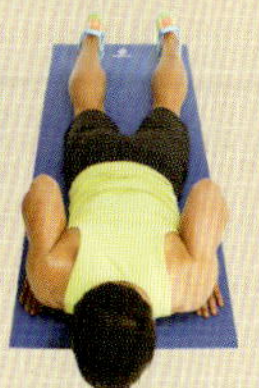
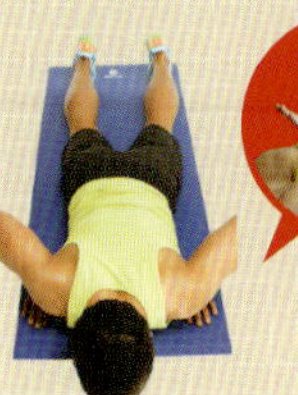
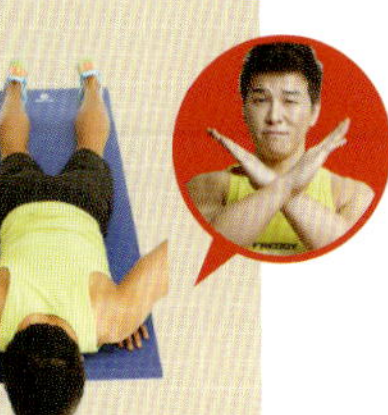

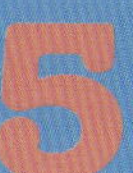

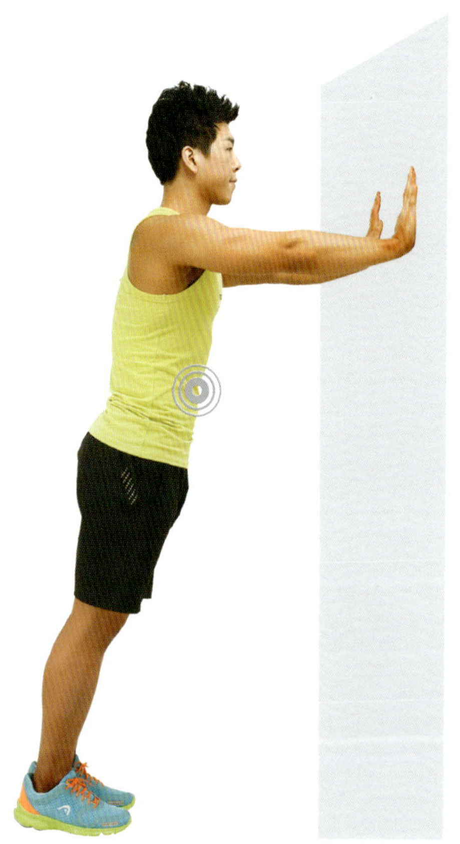

1

가슴 높이로 손을 올리고 어깨너비로 팔을 벌려서 벽을 지탱하자. 시선은 정면을 향하고 몸통은 벽쪽으로 약간 비스듬하게 일자로 세운다.

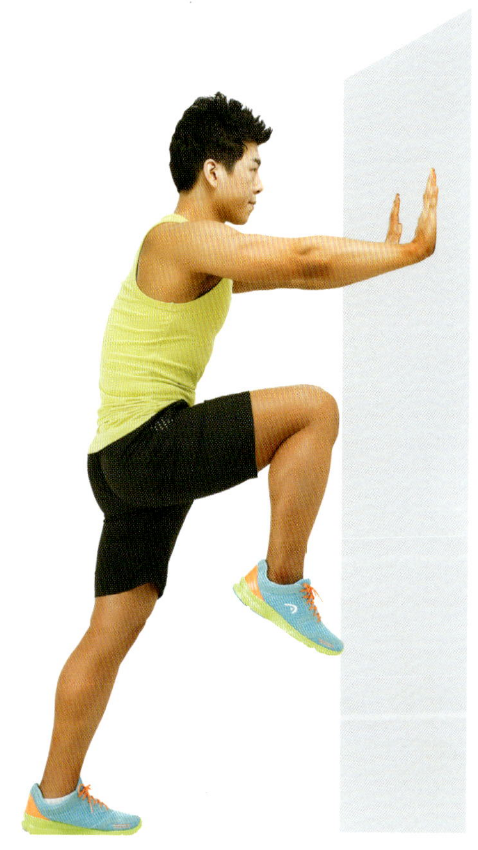

2

무릎을 가슴까지 올린다는 생각으로 천천히 복근을 수축시키며 숨을 내쉰다.

남자나 여자나 탄탄한 복근을 꿈꾼다. 하지만 현실은 발끝이 배에 가려 보일락말락하다. 윗몸일으키기조차 어려운 고도비만자라면 **초보 복근 운동**에 먼저 도전하자.

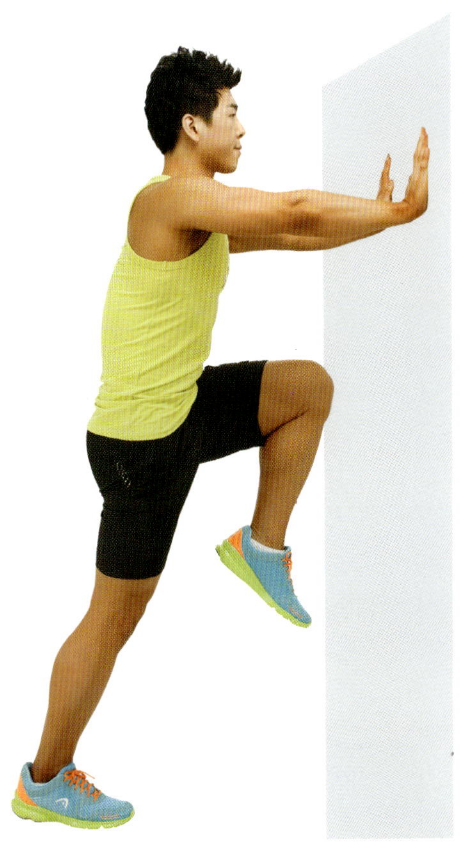

3

한쪽씩 번갈아 가면서 천천히 복근의 자극점을 찾아보자. 차례로 한 발씩 동작하면 1회다.

무릎은 자신이 움직일 수 있는 가동범위 내로 올려야 한다. 뱃살에 맞물려 올라가지도 않는 무릎을 올리려 하면 등이 굽어져 동작이 흐트러지고 골반 뼈에도 무리가 간다.

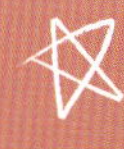

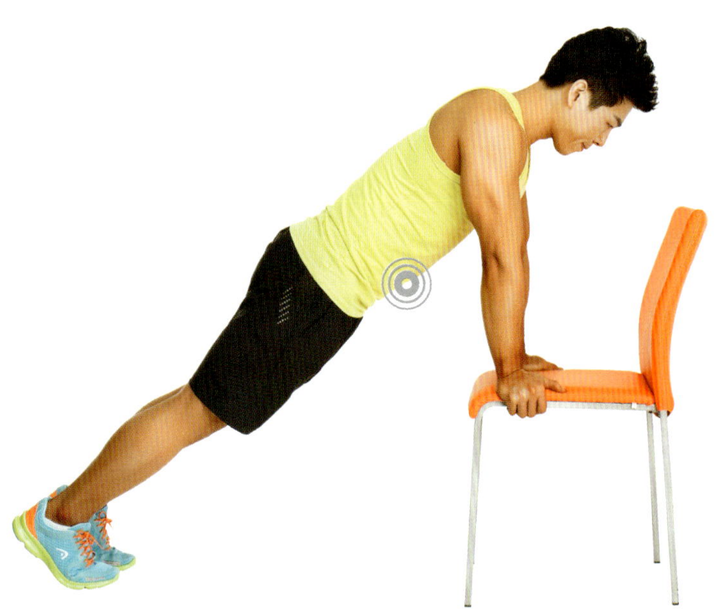

1

상체를 숙여서 어깨너비로 손을 벌리고 팔은 의자와 수직이 되게 만들어준다. 몸통은 일자로 꼿꼿하게 세운다.

2

팔을 의자와 수직상태로 고정시킨 채 무릎을 가슴까지 올린다는 생각으로 천천히 수축하며 숨을 내쉰다.

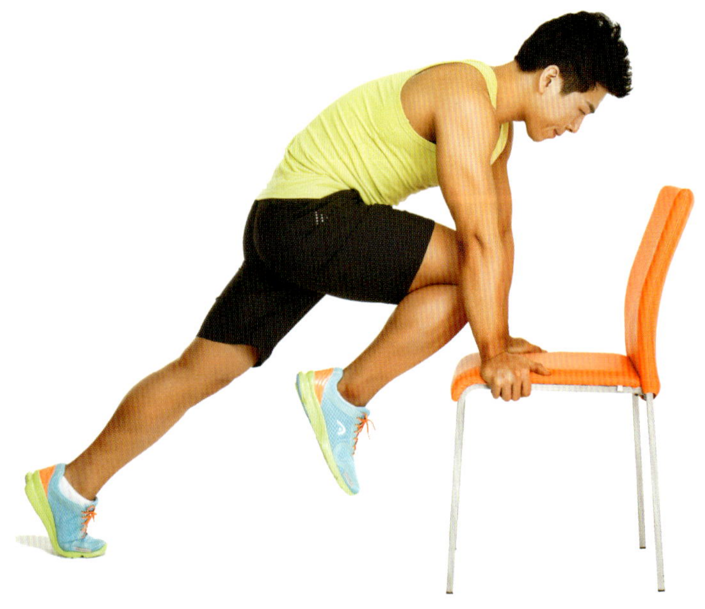

이번엔 의자를 이용한 기초 복근 동작이다. 다섯 번째 동작과 비슷한 효과를 가져오므로 본인이 좀 더 하기 편한 방법으로 운동 해보자.

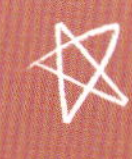

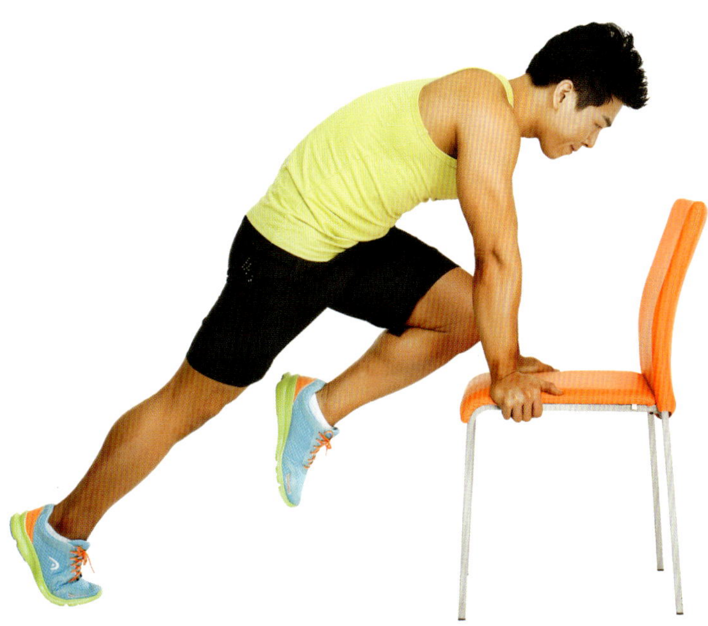

3

한쪽씩 번갈아 가면서 천천히 복근의 자극점을 찾아보자. 차례로 한 발씩 동작하면 1회다.

의자를 이용한 다양한 운동

여기서 소개한 의자를 이용한 복근 운동 외에도 삼두근을 단련할 수 있는 의자 딥스 운동(p.224), 의자 딥스 응용동작(p.226)과 엉덩이를 자극하는 플로어 힙 레이즈(p.56)가 있다.

CAUTION

무릎은 자신이 움직일 수 있는 가동범위 내로 올려야 한다. 뱃살에 맞물려 올라가지도 않는 무릎을 올리려 한다면 골반 뼈에 무리가 가게 된다. 복근 운동을 했는데 다음날 골반이 아프다면 NG.

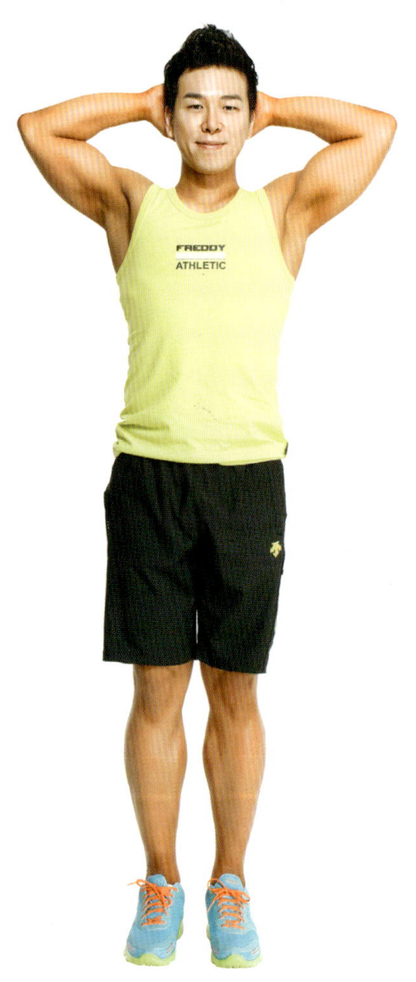

1

양손을 머리 뒤로 고정시킨다.

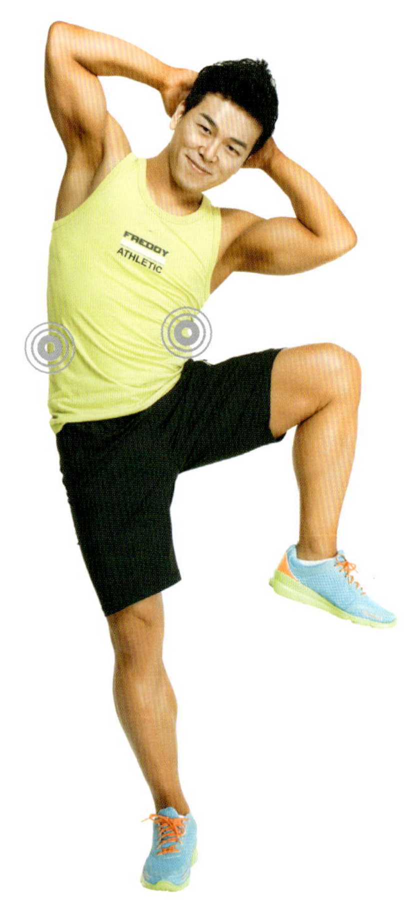

2

머리에 올린 양손은 떨어지지 않게 고정시키고 무릎과 동시에 옆으로 올리면서 옆구리를 수축시켜준다. 이때 숨을 내쉰다.

앞서 나온 복근을 수축하는 운동과 이번 운동이 하나로 이루어져야 완벽한 복근 만들기 기초 운동이 완성된다. 복사근이라고 불리는 부분을 자극하는 운동이다. 완벽한 복근 만들기의 기초를 다지고 싶다면 놓치지 말자.

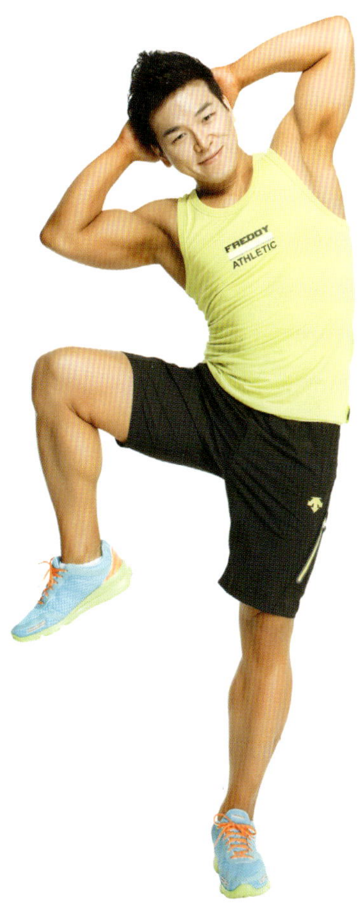

3

한쪽씩 번갈아 가며 동작하면 1회이다.

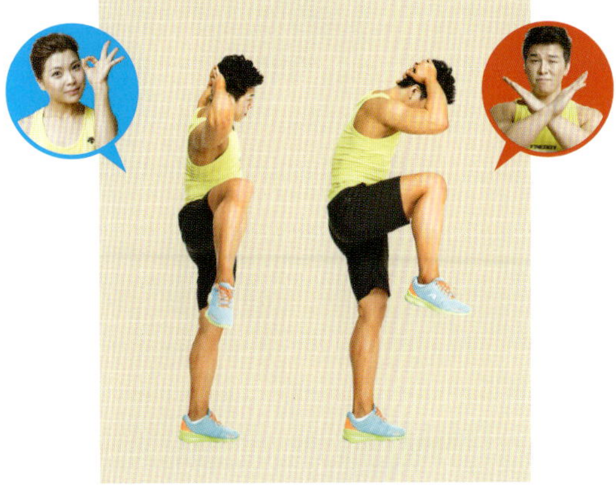

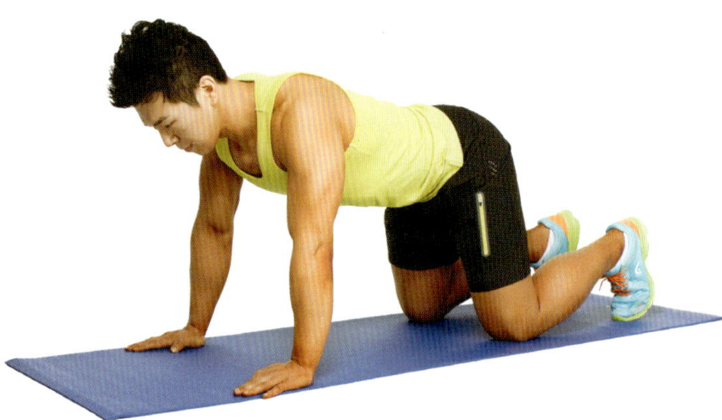

1

어깨너비보다 조금 넓게 팔을 벌려주고 등은 바닥과 수평을 이루게 무릎을 꿇고 엎드린다.

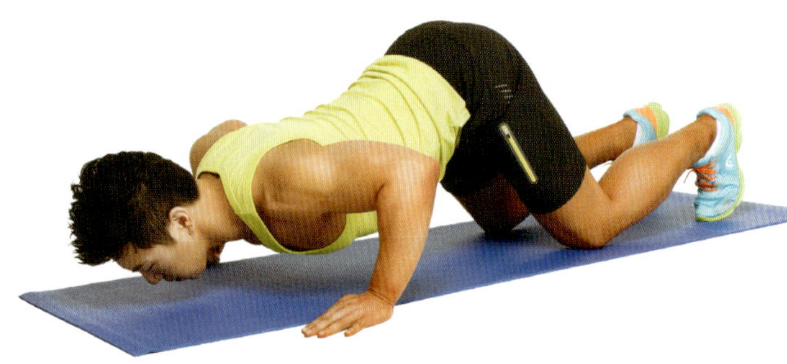

2

엉덩이는 고정시키고 상체만 앞으로 엎드려 바닥에 가슴을 가까이 붙인다.

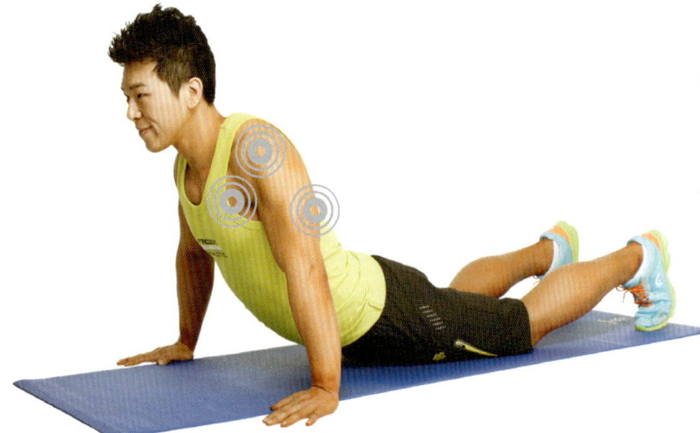

3

바닥을 뒤로 밀면서 상체를 앞으로 일으켜 세우며 숨을 내쉰다. 아랫배 부분을 최대한 바닥 가까이 붙인다.

난이도가 초급과 중급 사이에 있는 상체 기초 근력 운동이다. 기어서 바닥 밀기 운동 (p.42)을 마스터 했다면 이 운동 또한 그리 어렵지 않다. 적절하게 몸의 반동을 이용해보자. 가슴(흉근), 팔 뒤쪽(삼두근), 어깨(삼각근), 복근까지 자극될 수 있도록 집중해서 운동하자.

(p.42)

횟수 ▼
10회-3세트

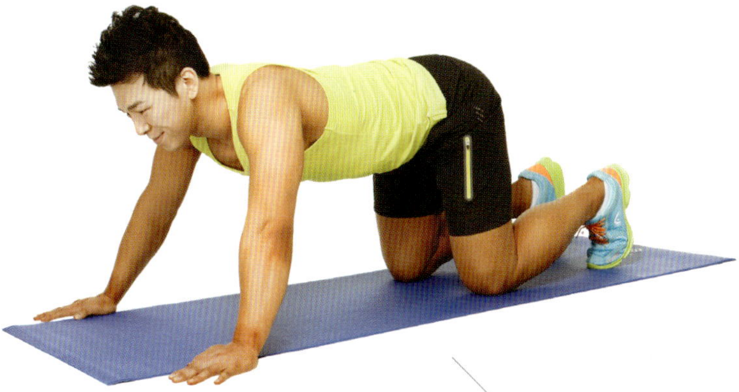

4

어깨 힘으로 바닥을 밀고, 엉덩이를 들어 뒤로 쭉 빼서 납작하게 엎드린다. 1번 동작으로 돌아오는 것까지 1회다.

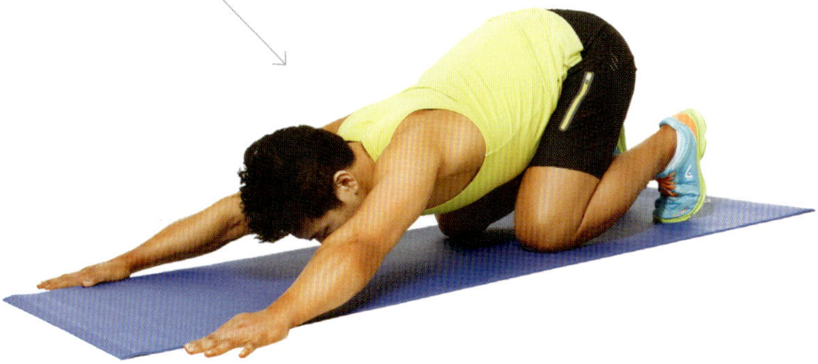

CAUTION

상체를 바닥으로 숙일 때 팔꿈치가 너무 벌어지지 않게 하자. 어깨와 손목에 큰 부상을 입을 수 있다.

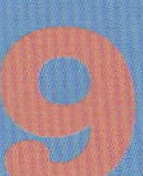

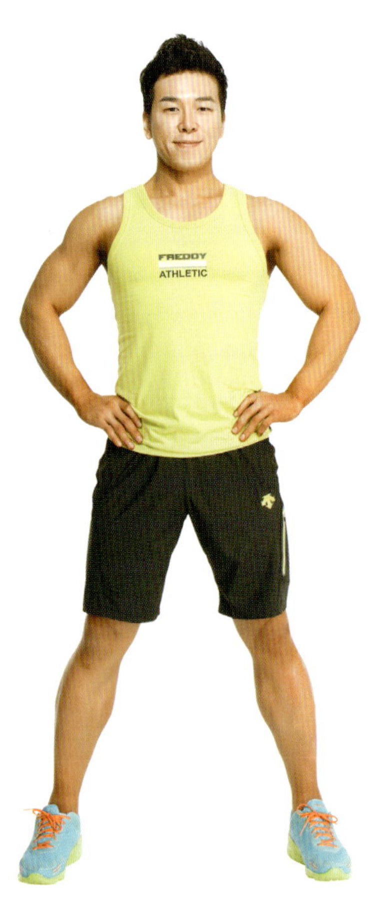

1

양손을 허리에 두고 발은 어
깨너비보다 넓게 벌려준다.

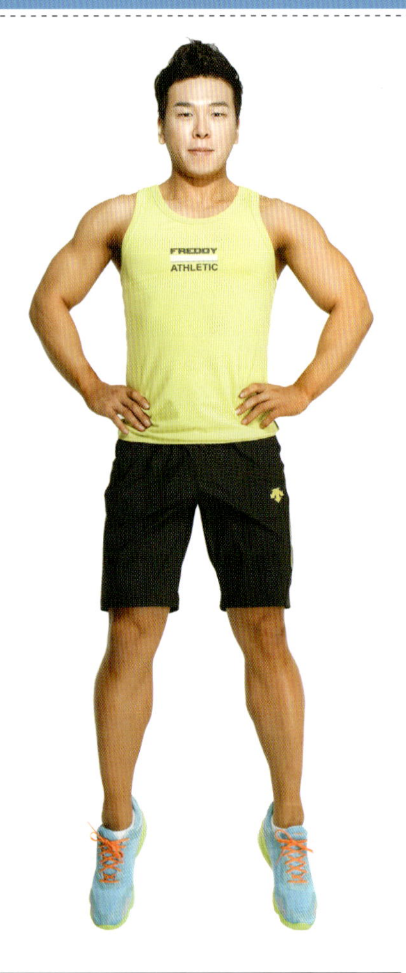

2

가볍게 뛰어서 양발을 모아서
착지한다.

가볍게 뛰는 유산소 운동 중 가장 기본적인 동작이다. 어느 정도 움직임이 유연해졌거나 체력이 향상됨을 느꼈다면 가볍게 뛰어보자.

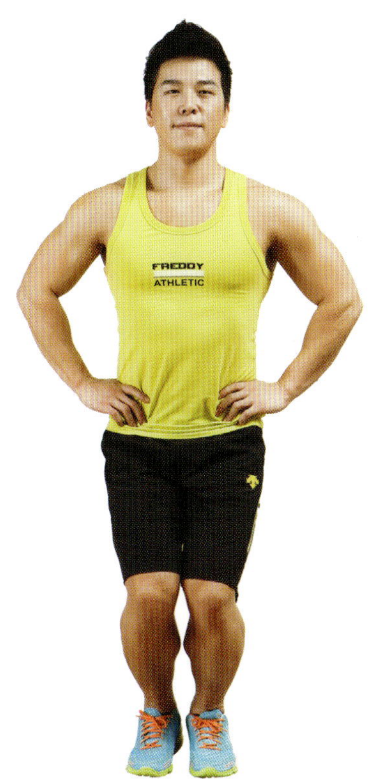

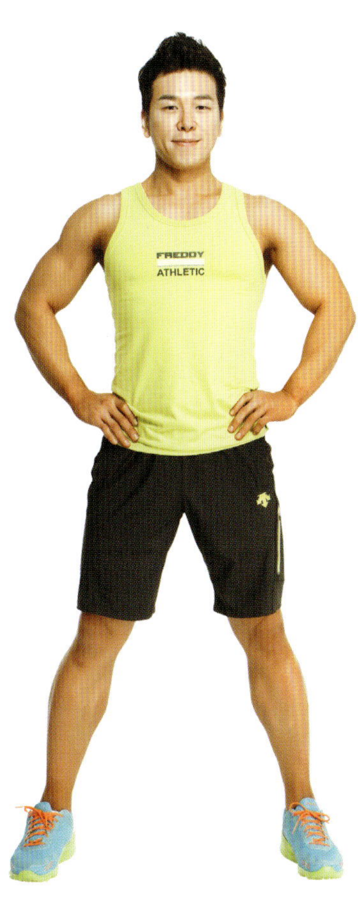

모든 운동에 가장 우선시해야 할 점은 부상방지이다. 점프, 착지 동작 시에 통증이 온다면 당장 멈추고 기초 유산소 운동으로 돌아가야 한다. 뛰거나 착지할 때는 발목과 무릎의 스프링 역할이 중요하다. 착지할 때 무릎이 펴져 있으면 바닥에서 전해져 오는 충격이 무릎을 지나 골반, 척추에까지 전달된다. 심하면 디스크 유발 가능성이 있으니 주의해야 한다. 무릎을 적당히 구부려주고 발 앞꿈치로 먼저 착지한 후에 뒤꿈치로 착지하자.

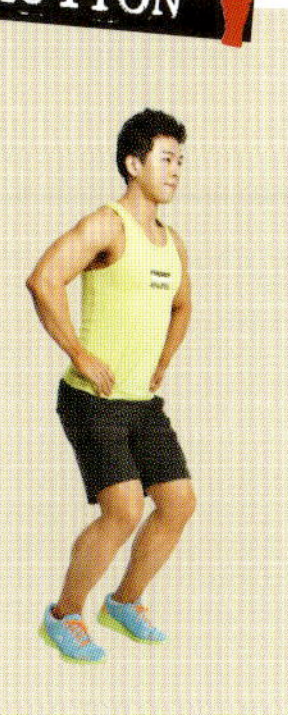

3

가볍게 뛰어서 다시 1번 동작으로 돌아오면 1회다.

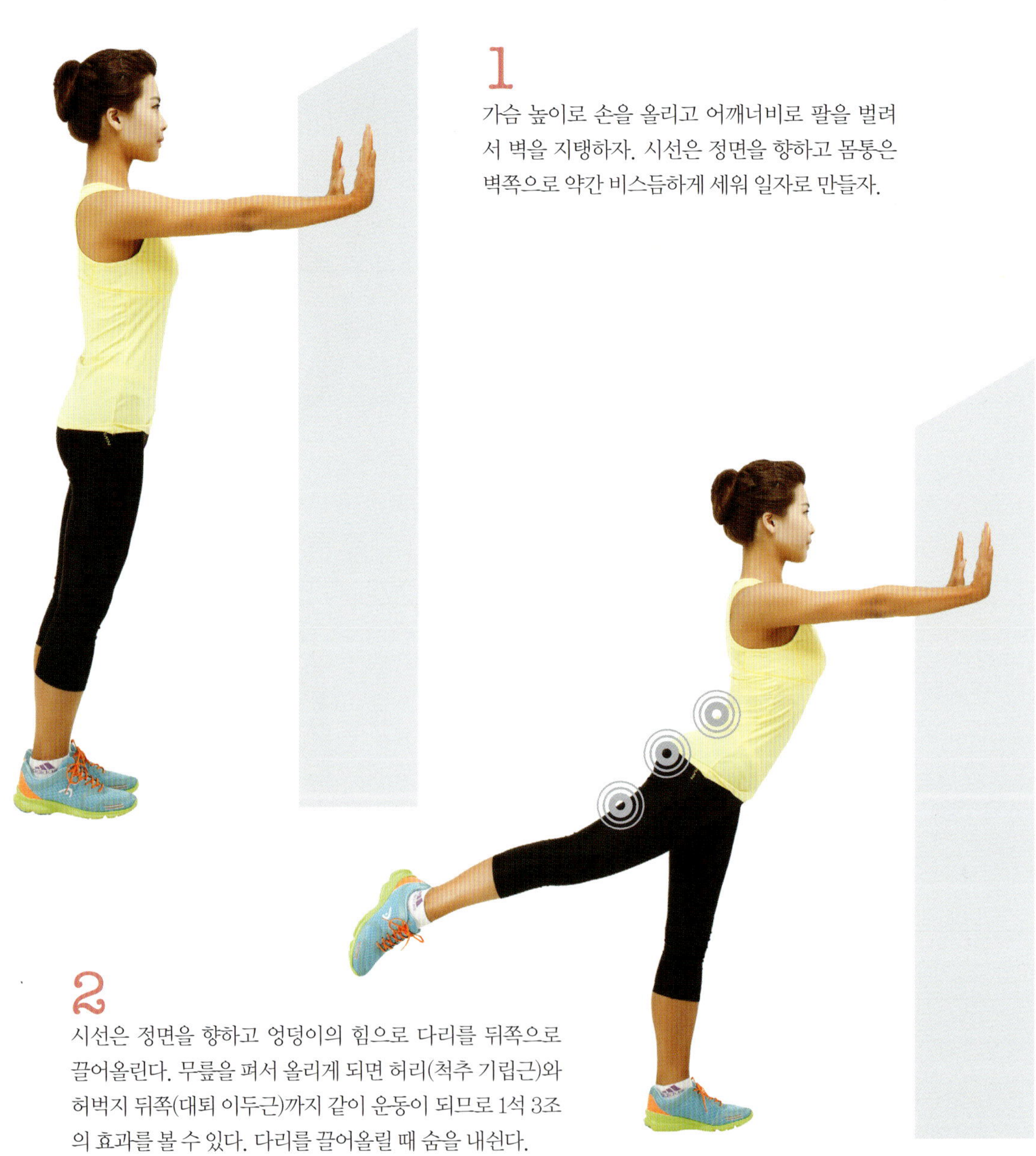

1

가슴 높이로 손을 올리고 어깨너비로 팔을 벌려서 벽을 지탱하자. 시선은 정면을 향하고 몸통은 벽쪽으로 약간 비스듬하게 세워 일자로 만들자.

2

시선은 정면을 향하고 엉덩이의 힘으로 다리를 뒤쪽으로 끌어올린다. 무릎을 펴서 올리게 되면 허리(척추 기립근)와 허벅지 뒤쪽(대퇴 이두근)까지 같이 운동이 되므로 1석 3조의 효과를 볼 수 있다. 다리를 끌어올릴 때 숨을 내쉰다.

우리 몸에서 가장 살이 많고, 잘 찌고, 한번 찌면 빠지지 않는 부위 중 한 곳이 엉덩이(둔
근)다. 요즘은 남성이나 여성이나 힙 라인을 강조하는 옷들이 많다. 특히 여성들의 경우
는 바지나 치마를 입으면 더 거대해 보이는 자신의 엉덩이를 한탄할 수밖에 없다. 그래서
힙업 기초 운동을 준비했다.

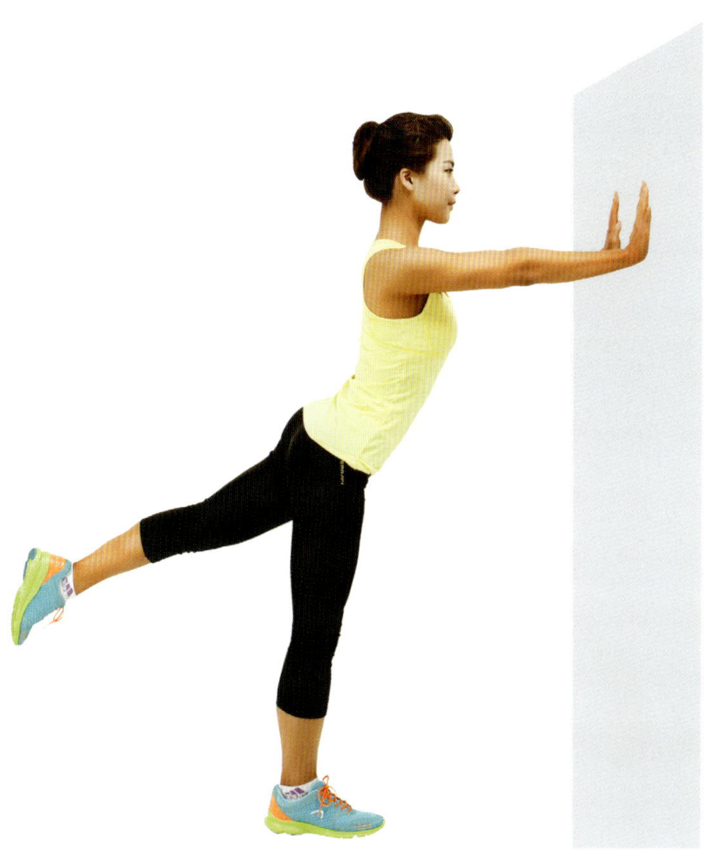

3

반대쪽 발도 동작하면 1회다.

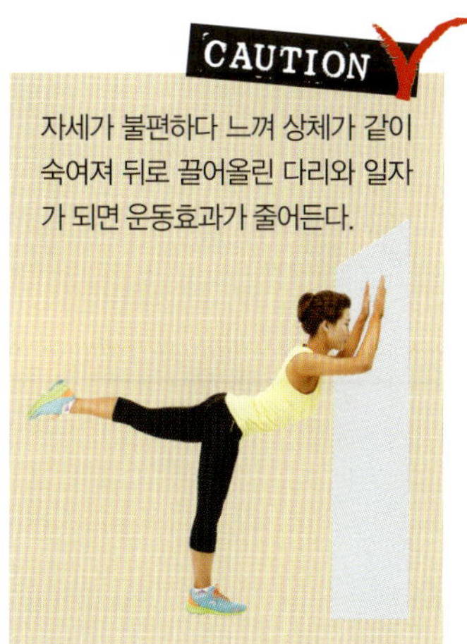

11 힙 레이즈

힙 레이즈

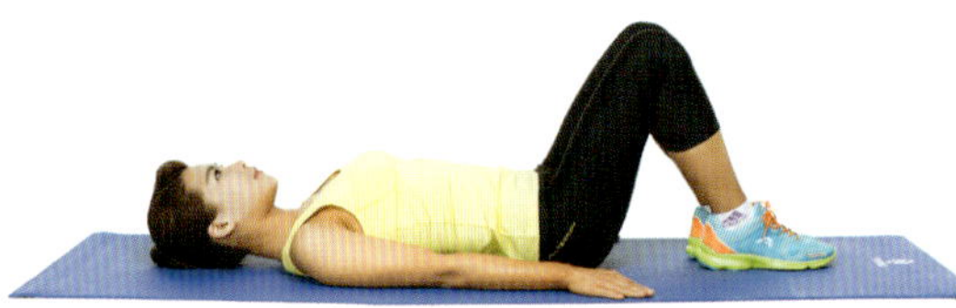

1 몸 전체를 바닥에 맞닿게 하고, 무릎은 세워준다.

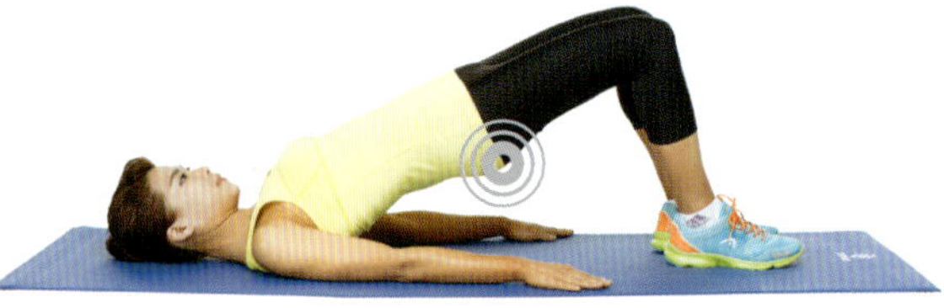

2 엉덩이를 들어 몸통이 일자가 되도록 만들어준 상태에서 5~10초가량 버틴다.

플로어 힙 레이즈

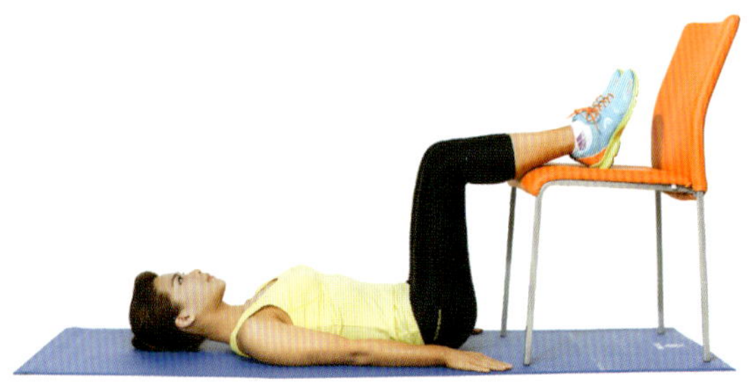

1 몸 전체를 바닥에 맞닿게 하고, 양발을 의자 위에 올린다.

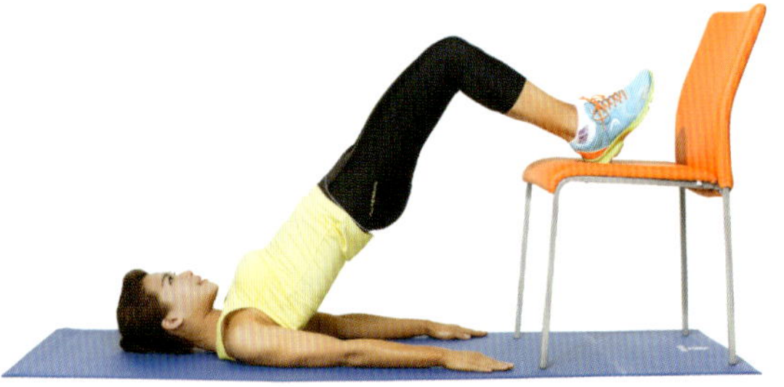

2 엉덩이를 들어 몸통이 일자가 되도록 만들어준 상태에서 5~10초가량 버틴다.

가장 손쉽게 따라할 수 있는 엉덩이(둔근) 운동 중 하나다. 힙 레이즈는 단계별로 강도를
나눌 수 있기 때문에 효과적으로 엉덩이에 자극을 줄 수 있다.

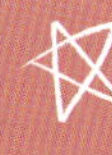

싱글 레그 힙 레이즈

이 동작은 한쪽 다리를 들고 중심을 잡기 때문에
조금 더 강도 높은 운동효과를 볼 수 있다.

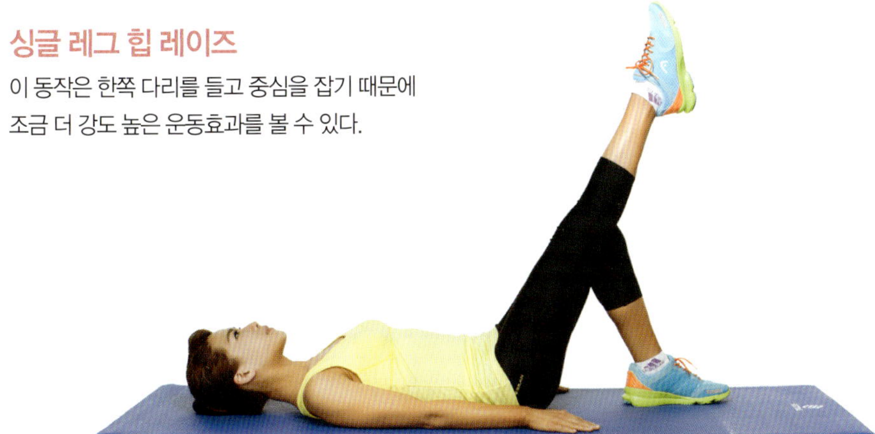

1 몸 전체를 바닥에 맞닿게 하고, 한쪽 발을
들어준다.

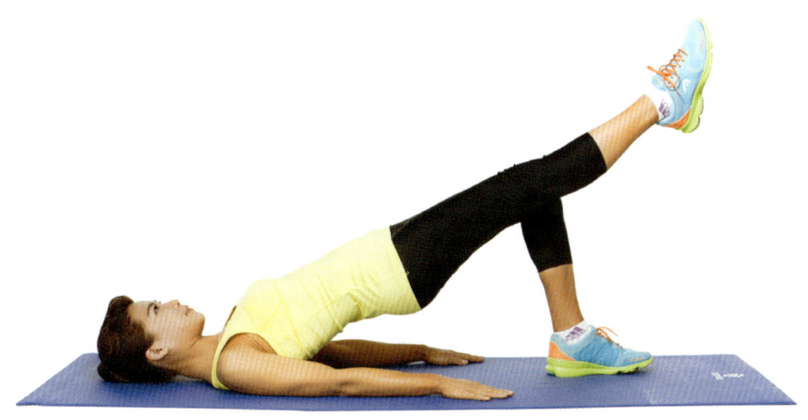

2 엉덩이를 들어 몸통이 일자가 되도록 만들
어주고 다리는 내리지 않고 5~10초가량
버틴다.

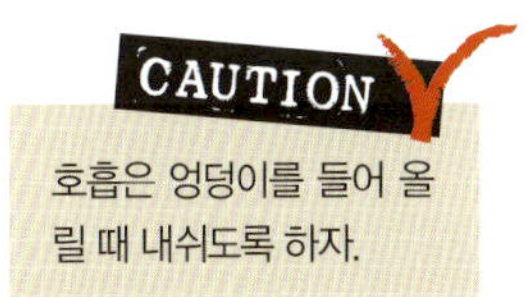

호흡은 엉덩이를 들어 올
릴 때 내쉬도록 하자.

12 슈퍼맨 자세

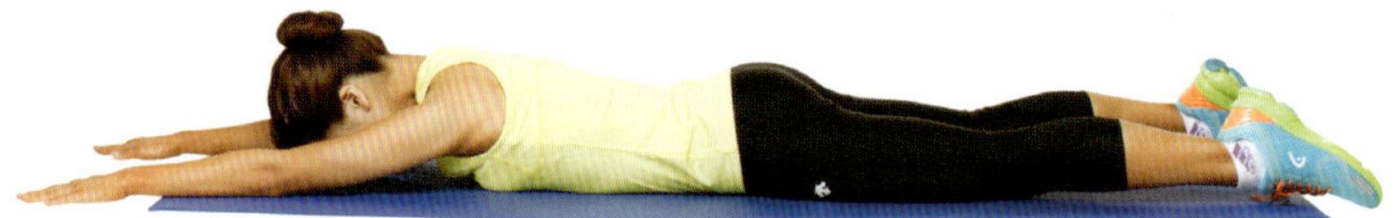

1 바닥을 보고 쭉 뻗은 자세로 엎드린다. 고개를 일부러 들지 않도록 하자.

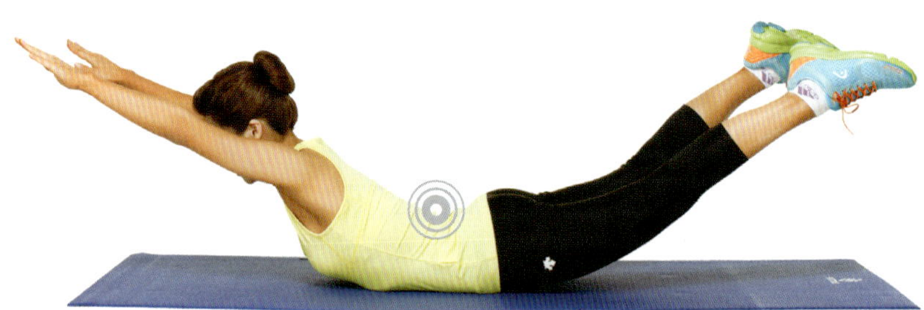

2 허리의 힘으로 양팔과 양발을 둥글게 말면서 들어주면서 호흡을 내쉰다.

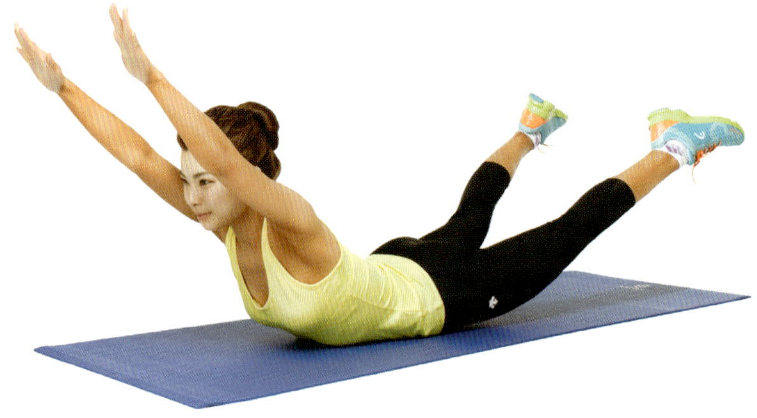

집에서 언제든 할 수 있는 척추 근육을 자극하는 운동이다. 쉬워 보이는 동작이지만 허리 근육을 단련하는데 안성맞춤이다. 다음날 밀려오는 근육통에 허리도 제대로 펴지 못할 정도라면 이 동작을 제대로 한 것이다.

엇방향 슈퍼맨

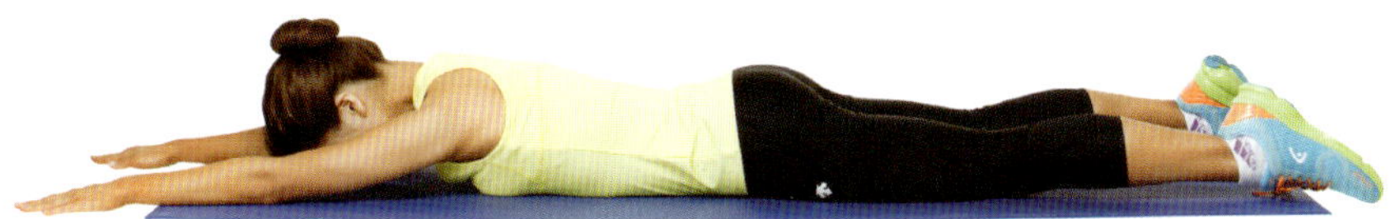

1 바닥을 보고 쭉 뻗은 자세로 엎드린다. 고개를 일부러 들지 않도록 하자.

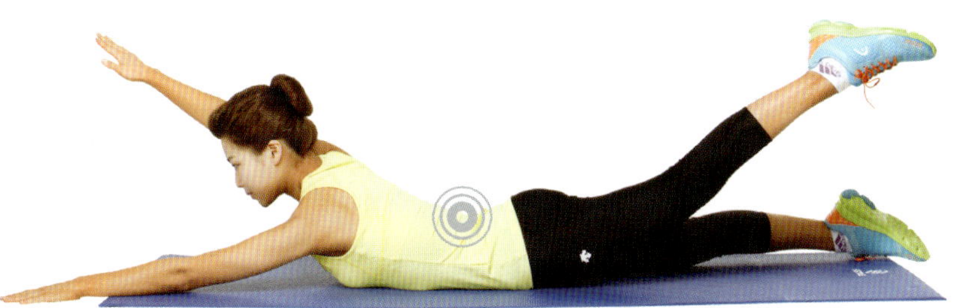

2 팔과 다리를 엇방향으로 둥글게 말면서 들어주며 호흡을 내쉰다.

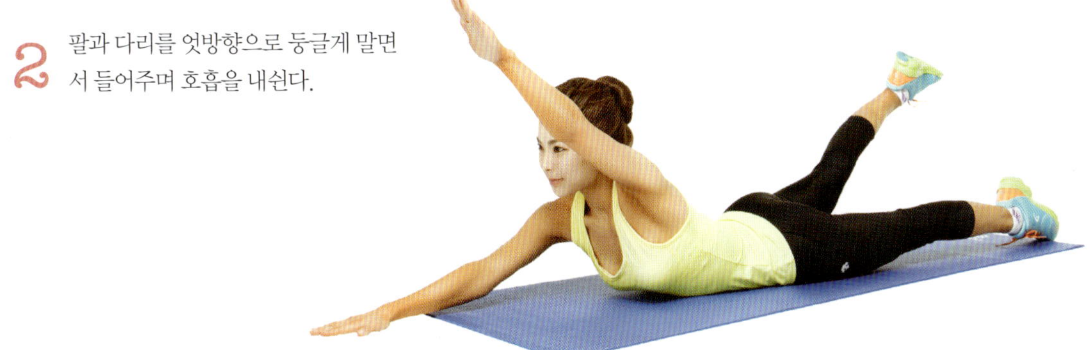

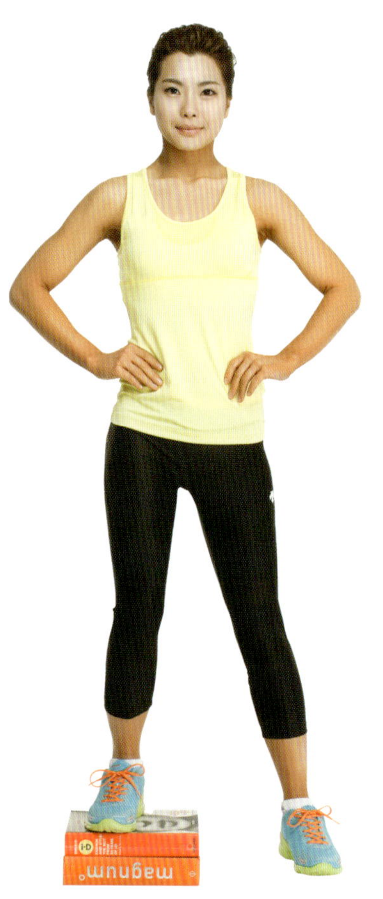

1 두꺼운 책 위에 오른발을 올려놓는다.

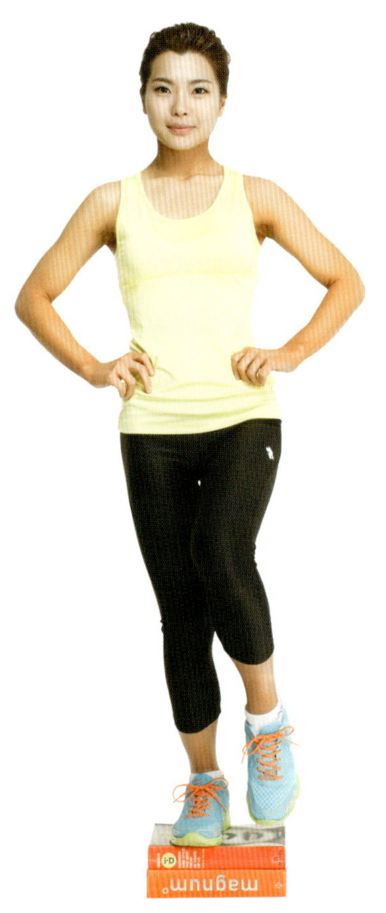

2 오른발의 힘으로 왼발을 들어올린다.

기본적으로 할 수 있는 유산소 운동이다. 잡지 몇권만 쌓아 놓으면 집에서도 쉽게 할 수 있는 생활 운동이자 전신 운동이다. TV를 시청하면서 가볍게 따라하기 좋다.

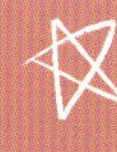

허리는 꼿꼿이 세우고 발을 움직이면서 자세가 흐트러지지 않도록 신경 쓰자. 빨리 움직일수록 운동효과가 크지만 고도비만자들은 천천히 한 동작씩 관절에 무리가 가지 않도록 하자.

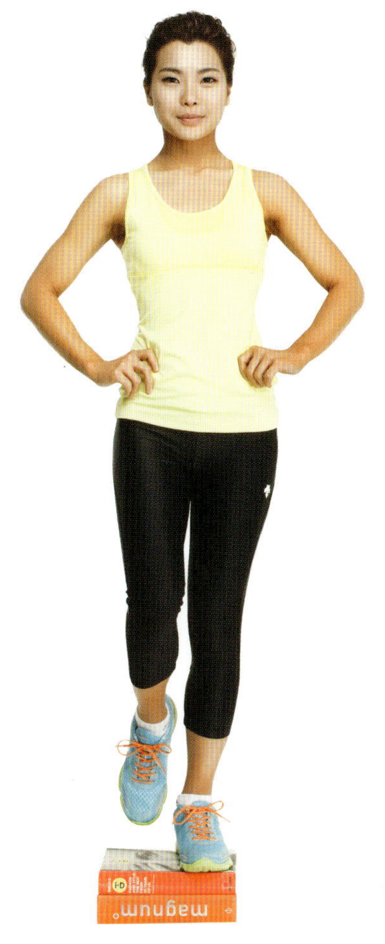

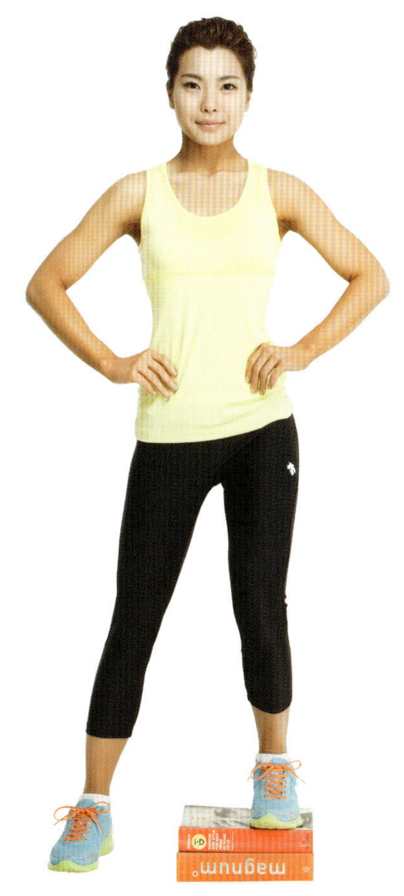

3 가볍게 점프해서 양발의 위치를 바꿔준다.

4 오른발을 바닥에 내려놓는다. 반대쪽 발로도 1~4번을 반복해야 1세트가 완료된다.

14 코크 스크류

코크 스크류

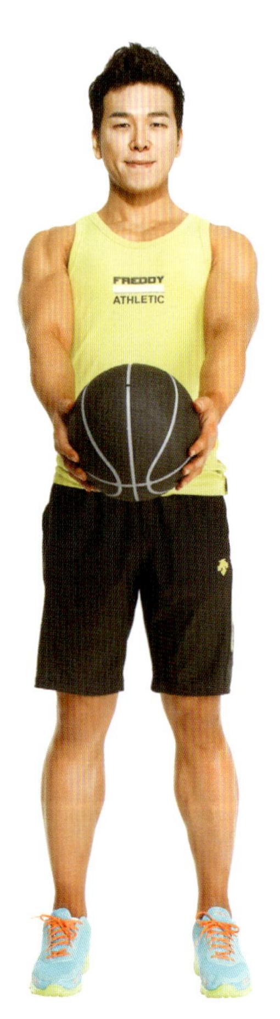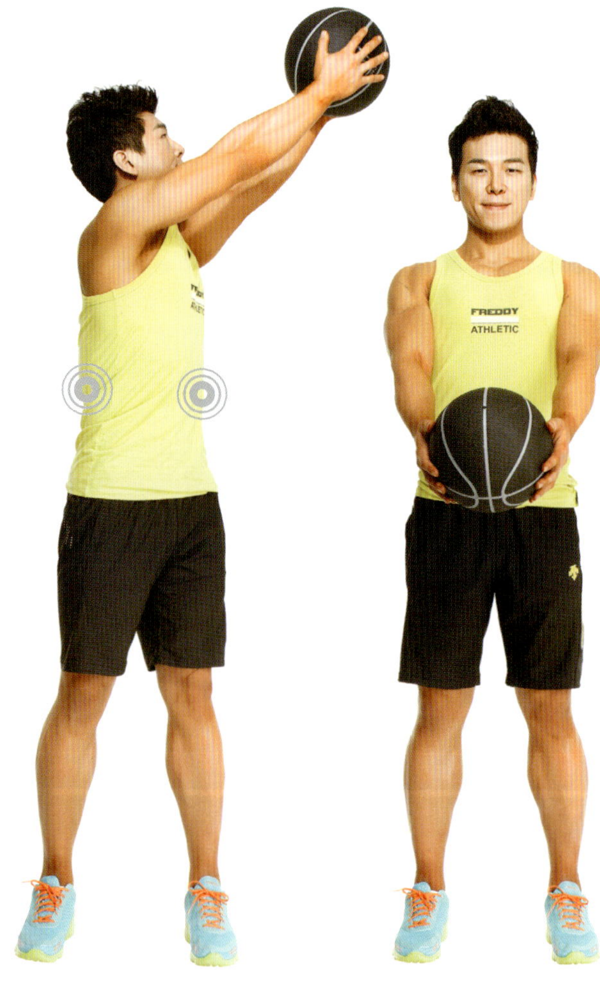

1

어깨너비로 발을 벌리고, 45도 각도로 팔을 뻗는다.

2

하체는 고정을 시키고, 상체를 틀어 대각선 위쪽으로 팔을 뻗는다.

3

반대 방향으로 반복하면 1회이다.

하체가 같이 움직이게 되면 운동의 효과가 떨어진다.

(복사근)에 골고루 자극을 주기 때문에 양 팔꿈치 양 무릎에 닿게 하기(P. 48)보다 한단계 높은 난이도의 운동이다. 공 대신 물통이나 베개 등 생활 도구로 대체 가능하다.

코크 스크류 풀스윙

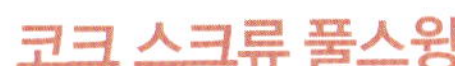

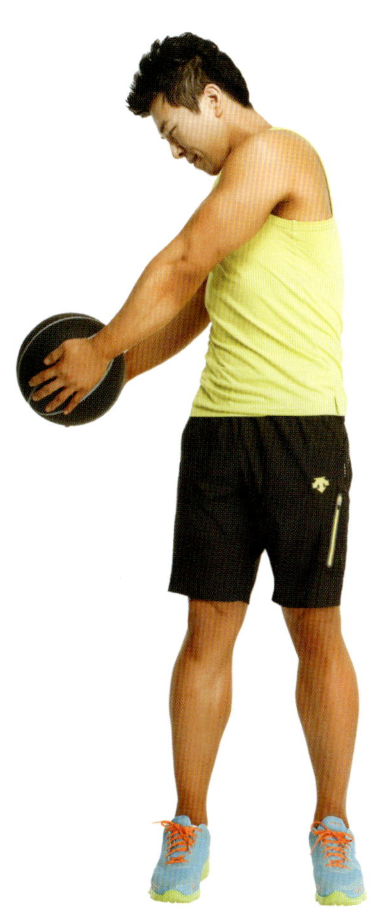

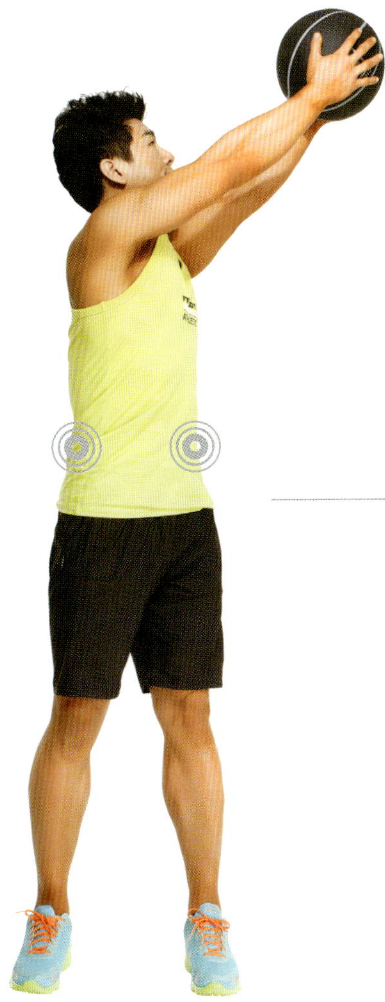

1

하체를 고정시키고 상체를 틀어 대각선 아래쪽으로 팔을 뻗는다.

2

팔을 굽히지 않고 뻗은 상태로 반대쪽 대각선 위로 팔을 뻗는다. 반대 방향도 동작하면 1회다.

플로어 인버티드 숄더 프레스

플로어 인버티드 숄더 프레스

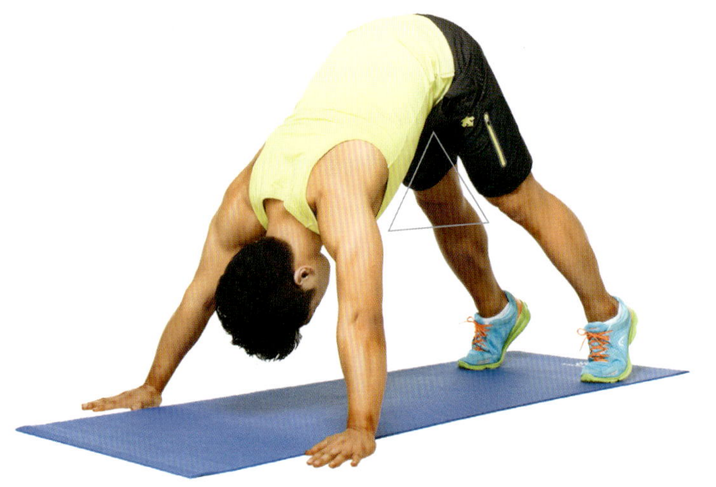

1

엉덩이를 높이 들어 몸을 삼각형으로 만든다.

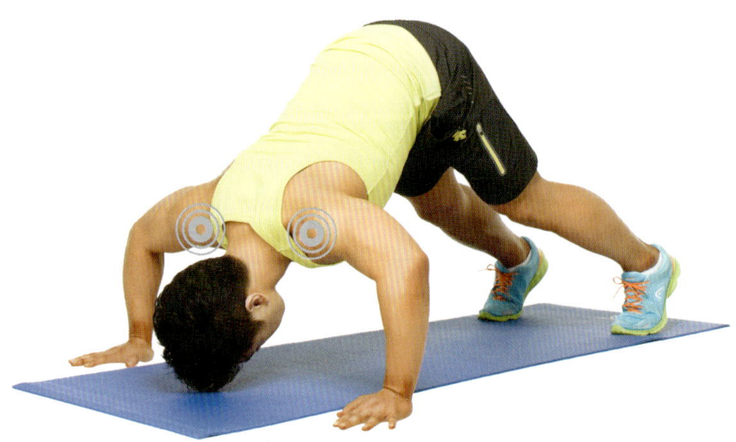

2

팔을 90도로 구부렸다가 어깨 힘으로 밀어서 1번 자세로 돌아온다.

많은 남자들의 로망인 봉긋하고 탄탄한 어깨. 대부분의 어깨 운동이 기구를 이용해야 하는데 이 동작은 맨몸으로도 가능하다. 자신의 무게를 이용한 어깨 운동으로 난이도가 상당히 높다. 기초 근력을 다진 후 도전해 보도록 하자.

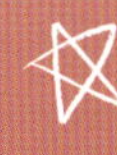

인버티드 숄더 프레스

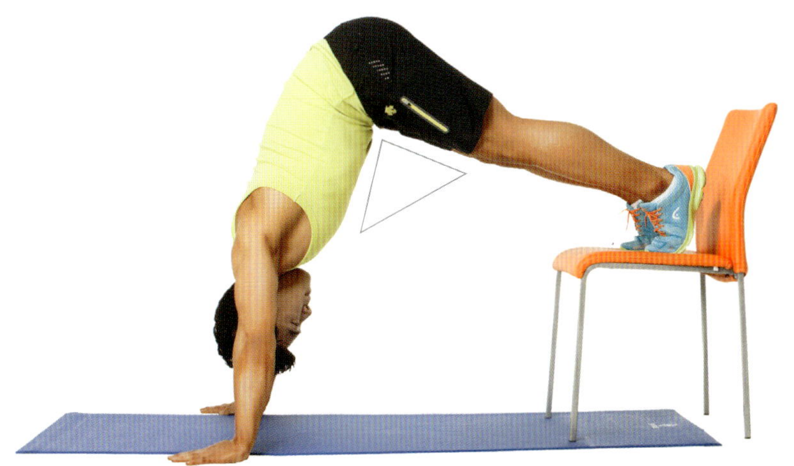

1

의자나 탁자에 발을 올리고 엎드린 후 팔로 지탱해 삼각형 모양을 만든다.

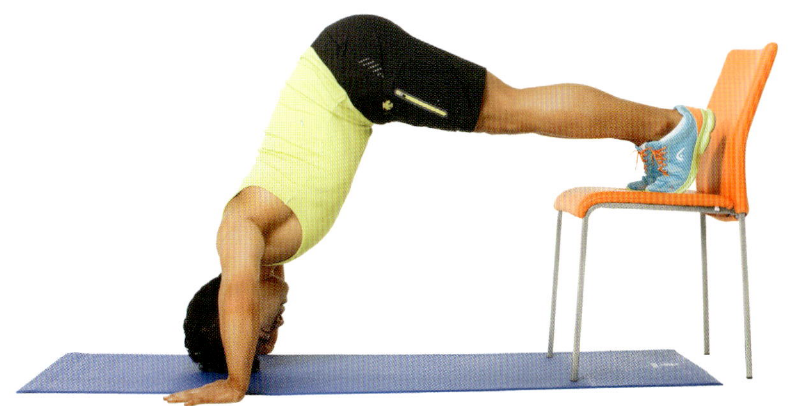

2

팔을 90도로 구부렸다가 어깨 힘으로 밀어서 1번 자세로 돌아온다.

팔과 발의 거리가 너무 멀면 척추에 무리가 올수 있고, 운동효과가 반감된다.

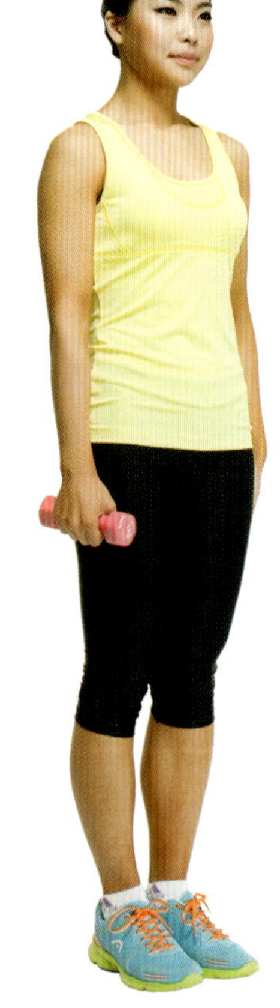

1

한쪽 손에 덤벨을 들고 허리는 꼿꼿이 편 채로 시선은 정면을 향한다.

중심을 잡기 위해 신경 쓰다 보면 어느새 허리가 구부러질 수도 있으니 집중해야 한다. 호흡은 상체를 세울 때 내쉬도록 하자.

한발로 동작하다보니 중심을 잡기 위해 많은 집중력이 필요하다. 데드리프트 운동은 **등 하부**에 많은 자극을 주고, 무릎의 굽힘 정도에 따라 **허벅지 뒤쪽**(대퇴 이두근)에도 상당한 운동효과를 줄 수 있다. 중심을 잡기 위해 뻗는 어깨에도 자극을 준다.

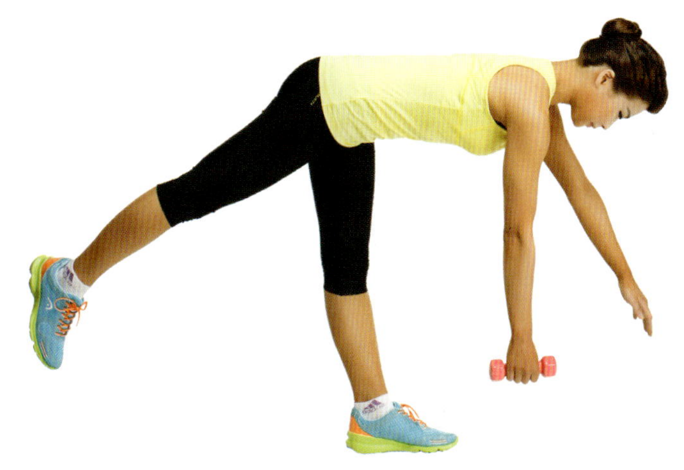

2

한쪽 발을 살짝 띄우고 허리가 구부러지지 않게 상체를 숙이고 중심을 잡는다.

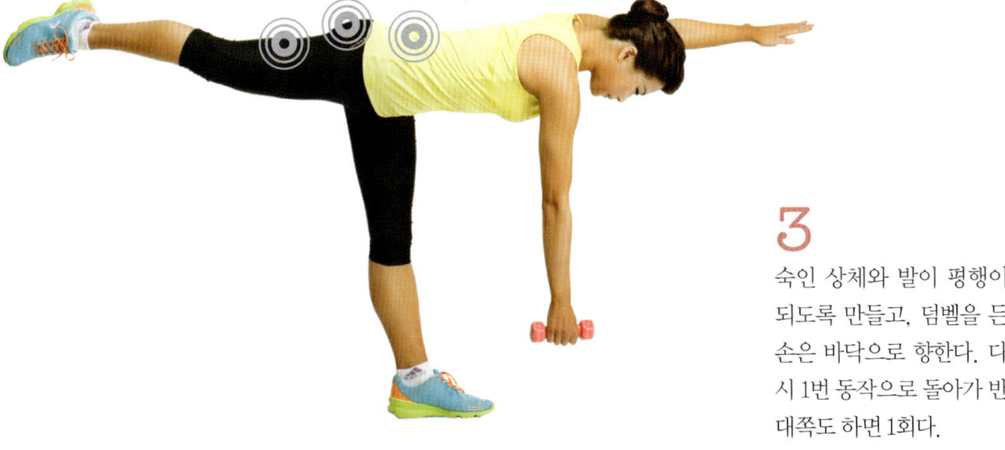

3

숙인 상체와 발이 평행이 되도록 만들고, 덤벨을 든 손은 바닥으로 향한다. 다시 1번 동작으로 돌아가 반대쪽도 하면 1회다.

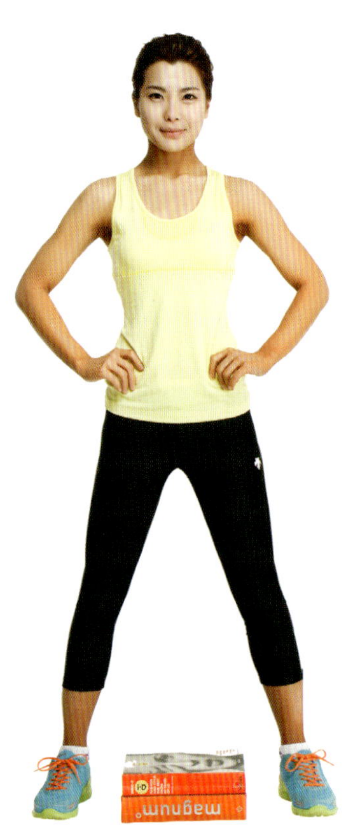

1

책보다 넓게 발을 벌리고 손은
허리에 둔다.

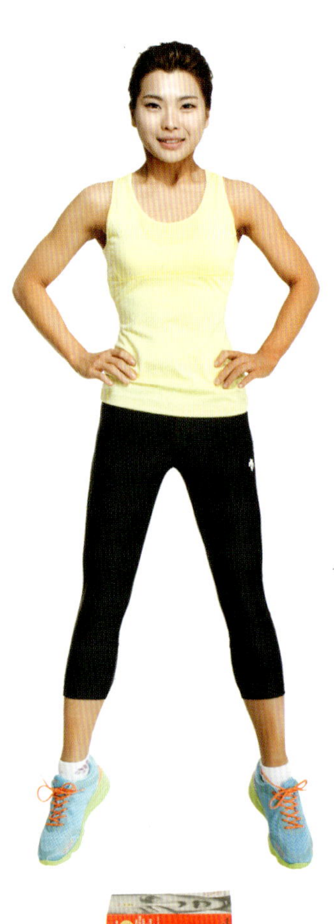

2

가볍게 점프해서 책 위로 양발
을 모아준다.

스텝박스(책)를 이용한 전신 유산소 운동이다. 기본적인 양발 뛰기보다 허벅지와 종아리에 큰 효과를 줄 수 있다. 근력 운동 뒤 바로 이 동작을 해주면 운동효과를 높일 수 있다.

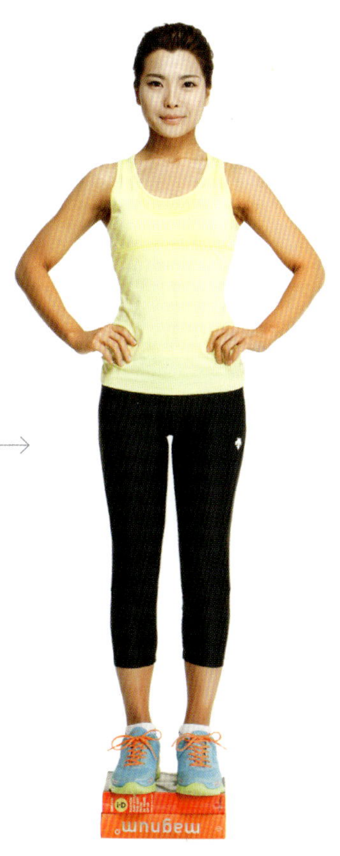

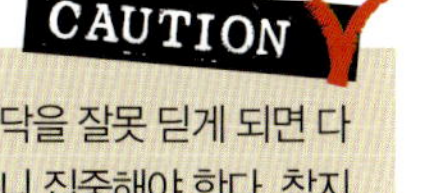

CAUTION

착지할 때 바닥을 잘못 딛게 되면 다칠 수도 있으니 집중해야 한다. 착지 시 무릎은 살짝 구부려준다.

3

다시 1번으로 돌아가면 1회이다.

볼 와이드 스쿼트

볼 와이드 스쿼트

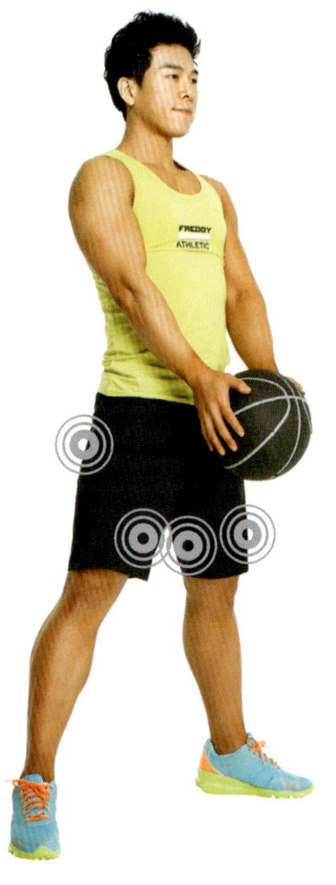

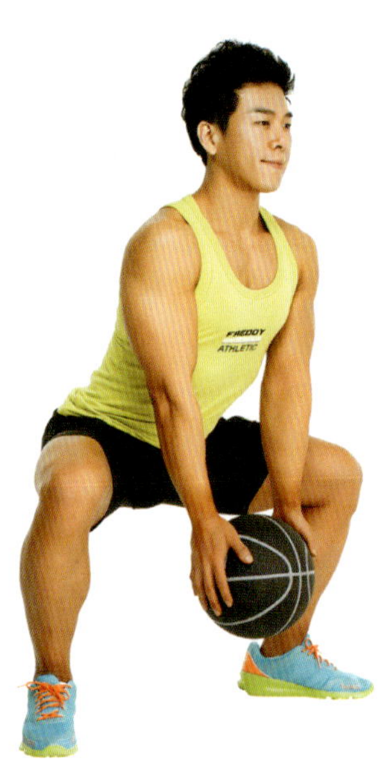

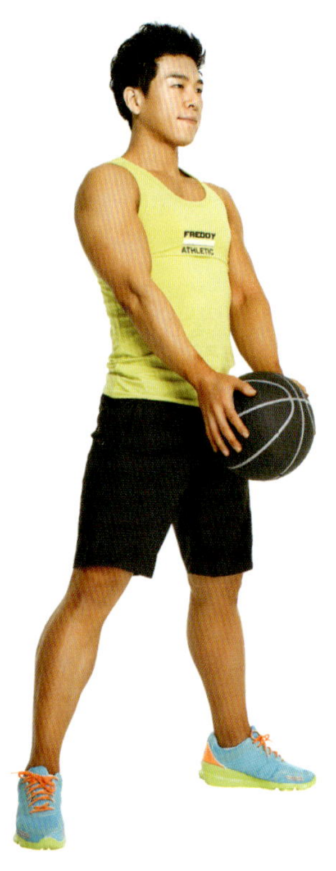

1
공을 양손에 쥐고 발은 넓게 벌린다. 발끝은 바깥쪽으로 향한다.

2
허리가 구부러지지 않게 엉덩이를 뒤로 빼면서 무릎을 구부린다.

3
다시 1번 자세로 돌아가면 1회다. 호흡은 일어날 때 내쉰다.

일반적인 스쿼트보다 다리를 넓게 벌리기 때문에 허벅지 안쪽(내전근)에 많은 자극을 줄 수 있다. 아래로 깊게 앉을수록 엉덩이(둔근)에 효과를 줄 수 있으니 참고하자. 공 대신에 조금 더 무거운 물건을 들면 운동의 강도가 올라간다.

볼 와이드 스쿼트 양발뻗기

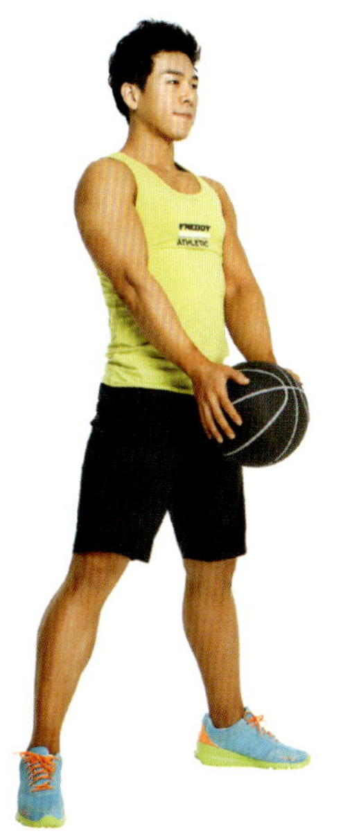

1
공을 양손에 쥐고 넓게 발을 벌린다. 발끝은 바깥쪽으로 향한다.

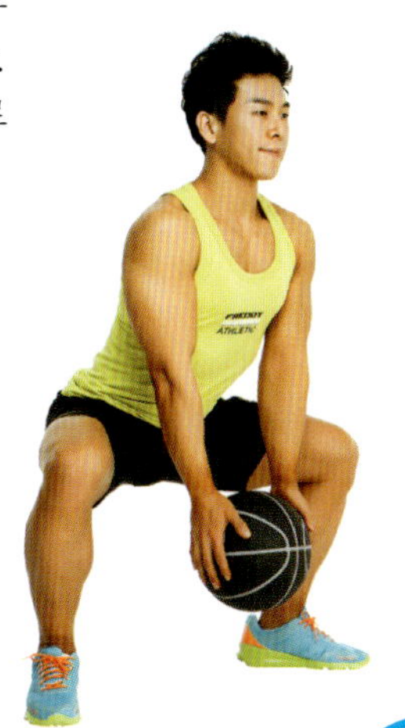

2
허리가 구부러지지 않게 엉덩이를 뒤로 빼면서 무릎을 구부린다.

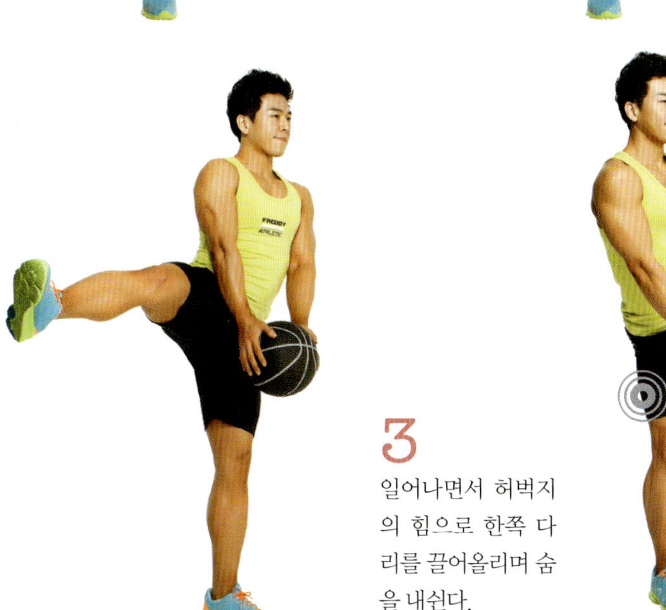

3
일어나면서 허벅지의 힘으로 한쪽 다리를 끌어올리며 숨을 내쉰다.

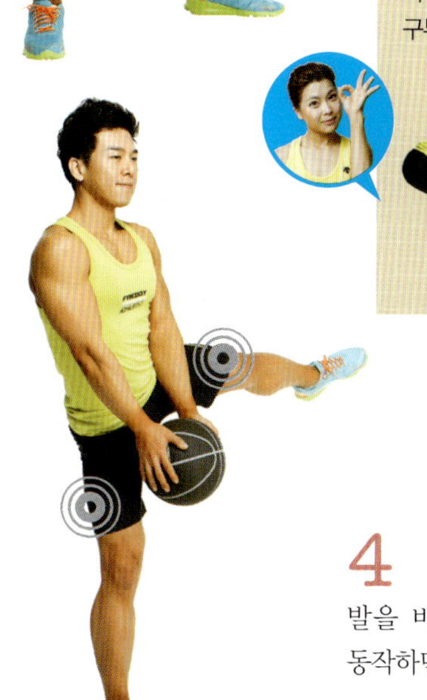

4
발을 바꿔 똑같이 동작하면 1회다.

1

발을 어깨너비로 벌리고 양손으로
공을 가볍게 잡는다.

2

허리는 꼿꼿이 편 채로 다리 사
이로 공을 잡은 손을 넣는다.

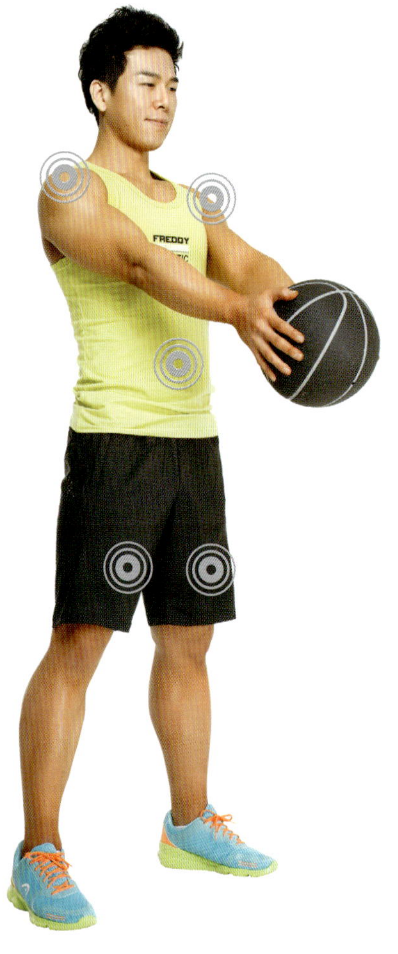

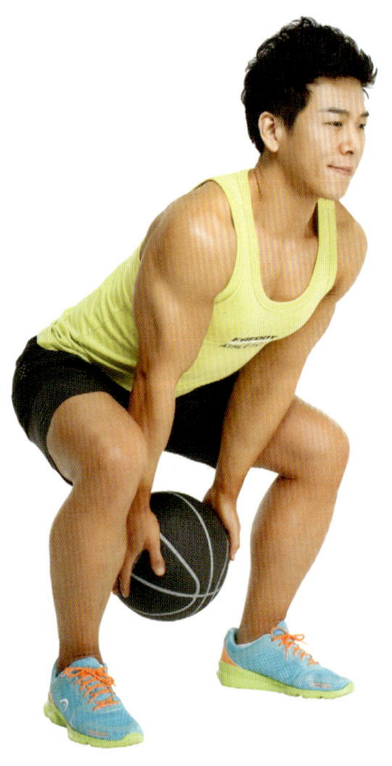

웨이트와 유산소 운동이 적절하게 응용된 동작이라고 보면 된다. 전신 운동으로 많은 효과가 있으니 보다 정확한 자세를 숙지하자. 어깨(삼각근), 허벅지(대퇴근), 복근에 자극이 가도록 집중해서 동작하자.

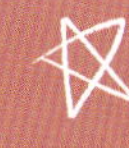

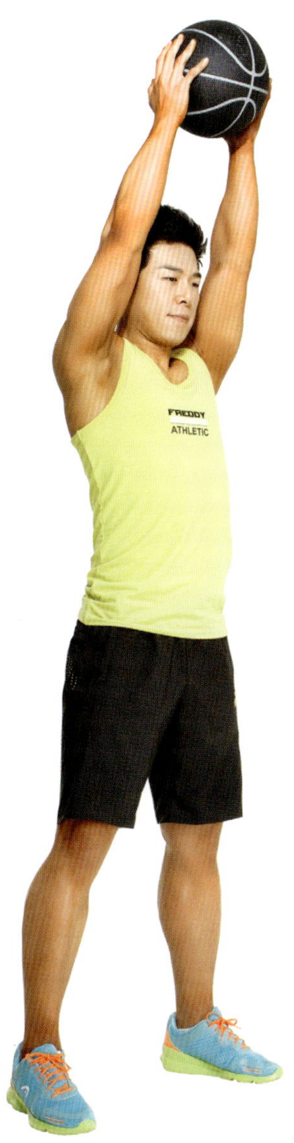

3

복부의 반동과 허벅지의 힘으로 공을 힘차게 들어 올리며 숨을 내쉰다.

CAUTION

스쿼트 자세에서 허리가 구부러지지 않게 한다. 팔이 과도하게 뒤로 넘어가지 않도록 하자.

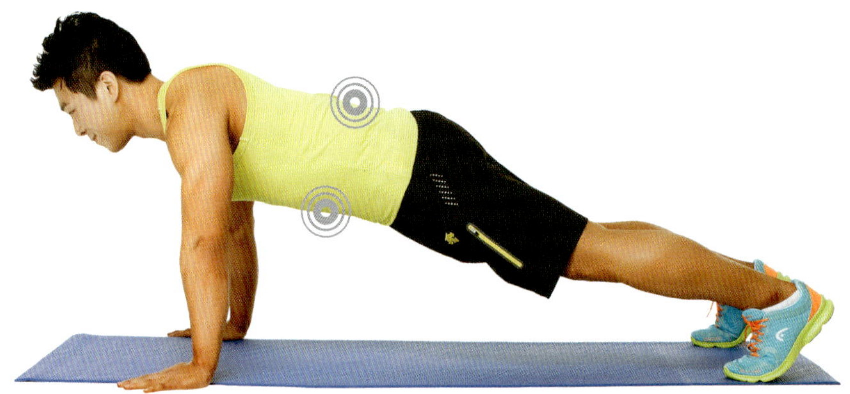

1

팔을 어깨너비보다 넓게 벌리고 몸
통은 바닥과 평행이 되도록 한다.

가장 많이 자극 받는 부위는 복근이지만 유산소 운동과 더불어 전신 운동으로 많은 효과를 거둘 수 있다. 기초 근력이 쌓인 뒤 도전해보도록 하자.

횟수 ▼
10회-3세트

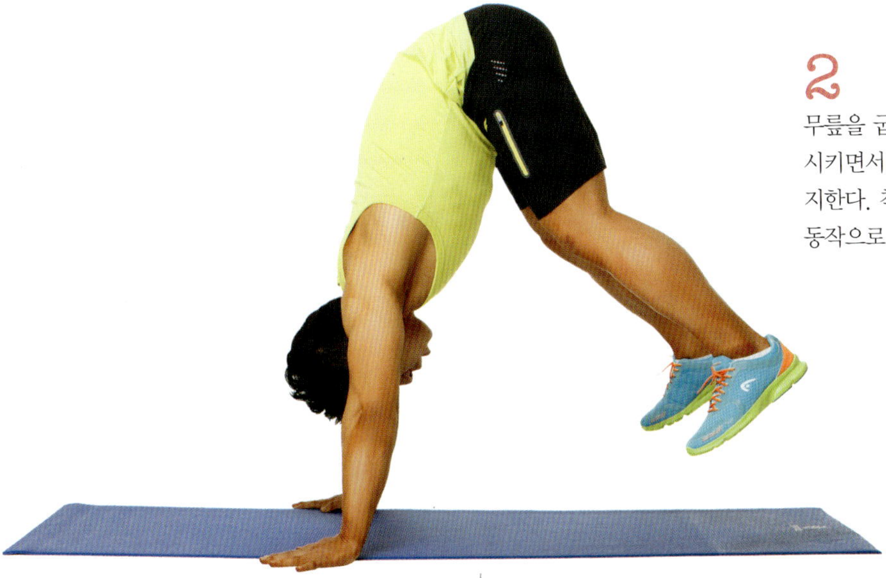

2
무릎을 굽히지 않고 복부를 수축시키면서 가볍게 점프를 한 후 착지한다. 착지 후 점프를 해서 1번 동작으로 돌아가면 1회다.

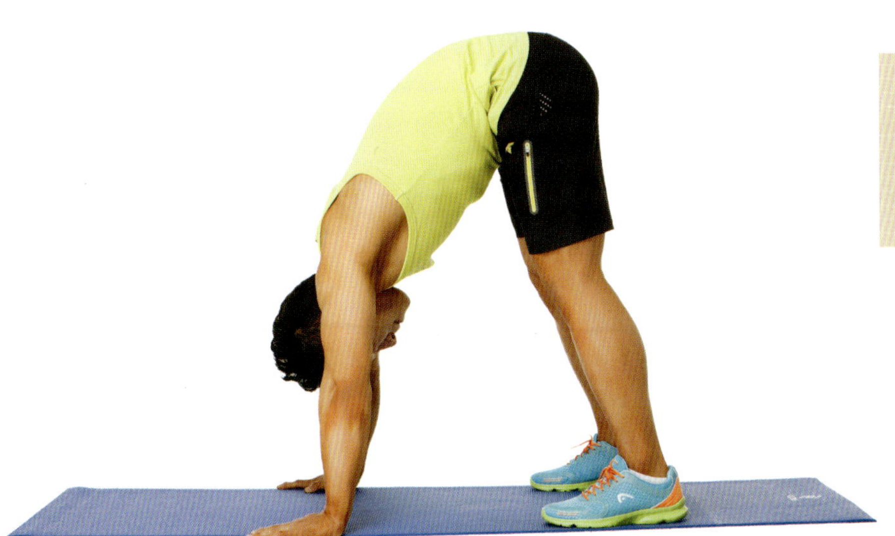

CAUTION

무릎이 굽혀지지 않게 집중하자. 또한 무게중심이 머리 뒤쪽으로 넘어가면 고꾸라질 수 있으니 주의하자.

5~8weeks

1~4주가 내 몸에 윤활유를 뿌려서 잘 움직이게 하는 단계라면 5~8주차는 몸짱이 되기 위한 준비 단계라고 보면 된다. 또한 지금까지의 고도비만 운동에 익숙해져 있을 우리 몸에 새로운 자극을 주기 위한 전환점이다. 식단이나 운동 면에서 같은 패턴을 이어오다 보면 정체기가 올 수 있는데 지금이 그 시점이다. 착각하지 말자. 원래부터 뚱뚱했던 몸이 아주 조금 달라졌을 뿐이다. 몸을 드러내는 옷을 입으려면 한참 멀었다. 지금이 가장 중요한 시점이다. 5~8주는 지금까지의 운동에 익숙해진 우리 몸에 강도 높은 운동과 빡빡한 식단으로 조금은 고된 기간이 될 것이다. 이 시기를 잘 버틴다면 정체기를 잘 이겨내는 것은 물론이거니와 몸짱으로 가는 길도 그리 멀지 않을 것이다.

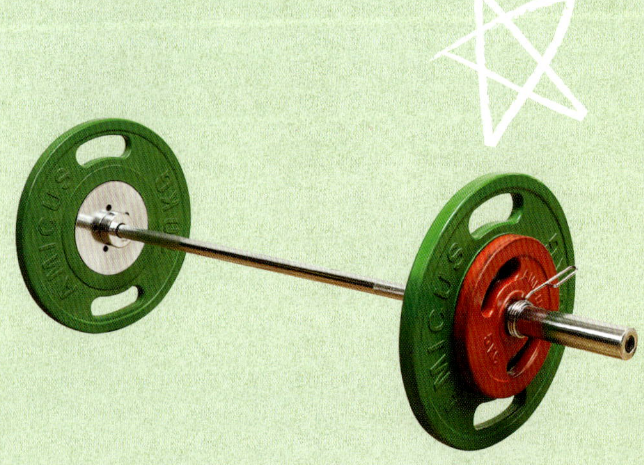

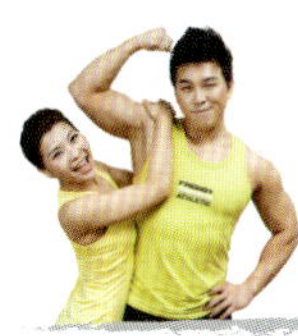

5~8주 식단
고구마, 닭가슴살과 친해져라.

몸이 변화하기 시작하는 5주차부터는 운동의 강도도 중요하지만 식단의 변화가 더욱 중요하다. 이제는 고도비만에서 한 단계 업그레이드 된 다이어트 식단에 돌입하자. 식사량을 줄인다면 다들 겁부터 내는데, 절대 겁먹지 말자. 한 달 동안 식단을 잘 참고 지켜왔다면 그 식단에 몸이 적응해 자신도 모르게 위의 크기가 줄어 있을 것이다. 양을 줄인다고 해도 3~4시간 간격으로 탄수화물, 단백질, 지방, 기타 영양분을 섭취하기 때문에 공복감보다 포만감이 먼저 찾아 올 것이다.

아침, 점심, 저녁 중 당도가 높은 식단은 아침에 먹도록 하자. 생활 도중에 에너지로 전부 소비되기 때문에 너무 불안해 하지 말고 맛있게 먹어도 된다. 점심과 저녁 식사는 탄수화물, 단백질, 지방, 식이섬유의 밸런스를 조절하도록 하자. 다음 페이지에 나와 있는 식단을 보면 고구마와 닭가슴살의 비중이 늘었고 항상 이 둘이 붙어 있는 점을 발견할 수 있을 것이다. 고구마는 복합 탄수화물로 우리 몸을 움직이게 해주는 에너지원이고, 닭가슴살은 단백질 공급원으로 운동 후에 우리 몸의 근육을 생성시켜 준다. 때문에 이 둘을 빼놓지 않고 섭취하는 게 중요하다. 특히 바나나 포도주스 같은 단당류 탄수화물은 운동 직후에 바로 섭취해야 운동으로 지친 몸에 빠른 회복을 가져다 줄 수 있다. 운동 후 단당류 탄수화물을 섭취하고 30분 뒤에 닭가슴살 같은 단백질을 섭취하는 게 영양소 합성이 가장 잘 되니 잊지 말도록 하자.

	월요일	화요일	수요일
아침	잡곡밥 120g (180kcal) 우거지 된장국 200g (56kcal) 양배추쌈 80g (52kcal) 고추장 13g (17kcal) 무생채 35g (15kcal) =320kcal	잡곡밥 120g (180kcal) 조갯국 200g (56kcal) 애호박전 40g (45kcal) 고사리 나물 25g (20kcal) 시금치 나물 25g (20kcal) 김치 25g (8kcal) =329kcal	잡곡밥 120g (180kcal) 김칫국 200g (48kcal) 청포묵 무침 40g (50kcal) 부추 무침 40g (30kcal) 김치 25g (8kcal) =316kcal
점심	닭가슴살 100g (105kcal) 고구마 130g (190kcal) 방울토마토 5알 (20kcal) =315kcal	닭가슴살 100g (105kcal) 고구마 130g (190kcal) 큰토마토 1개 (50kcal) =345kcal	닭가슴살 100g (105kcal) 고구마 130g (190kcal) 큰토마토 1개 (50kcal) =345kcal
간식	삶은계란 흰자 2알 (24kcal) 찐감자 180g (150kcal) =174kcal	삶은계란 흰자 2알 (24kcal) 사과 반개 (65kcal) 방울토마토 5알 (20kcal) =109kcal	삶은계란 흰자 2알 (24kcal) 바나나 1개 (100kcal) 볶은 해바라기씨 8g (50kcal) =174kcal
저녁	닭가슴살 100g (105kcal) 고구마 130g (190kcal) 양배추 샐러드 50g (70kcal) =365kcal	닭가슴살 100g (105kcal) 고구마 130g (190kcal) 아몬드 13g (70kcal) =365kcal	닭가슴살 100g (105kcal) 고구마 130g (190kcal) 방울토마토 5알 (20kcal) =315kcal
간식	삶은계란 흰자 2알 (24kcal) 바나나 1개 (100kcal) =124kcal	삶은계란 흰자 2알 (24kcal) 바나나 1개 (100kcal) 방울토마토 5알 (20kcal) =144kcal	삶은계란 흰자 2알 (24kcal) 바나나 1개 (100kcal) 오이 반개 (9kcal) =133kcal
총 칼로리	1298kcal	1292kcal	1283kcal

목요일	금요일	토요일
잡곡밥 120g (180kcal) 재첩국 200g (48kcal) 마늘종 장아찌 30g (25kcal) 멸치볶음 20g (50kcal) 김치 25g (8kcal) =311kcal	잡곡밥 120g (180kcal) 달래 된장국 200g (64kcal) 애호박전 40g (45kcal) 무 조림 45g (30kcal) 김치 25g (8kcal) =327kcal	잡곡밥 120g (180kcal) 콩나물국 200g (40kcal) 부추 무침 32g (24kcal) 두부 구이 50g (60kcal) 김치 25g (8kcal) =312kcal
닭가슴살 100g (105kcal) 고구마 130g (190kcal) 방울토마토 5알 (20kcal) =315kcal	닭가슴살 100g (105kcal) 찐감자 180g (150kcal) 아몬드 13g (70kcal) =325kcal	닭가슴살 100g (105kcal) 고구마 130g (190kcal) 오이 반개 (9kcal) =304kcal
삶은계란 흰자 2알 (24kcal) 바나나 1개 (100kcal) 오이 반개 (9kcal) =133kcal	삶은계란 흰자 2알 (24kcal) 연두부 100g (40kcal) 볶은 해바라기씨 8g (50kcal) 방울토마토 5알 (20kcal) =134kcal	삶은계란 흰자 2알 (24kcal) 사과 반개 (65kcal) 방울토마토 5알 (20kcal) =109kcal
닭가슴살 100g (105kcal) 고구마 130g (190kcal) 양배추 샐러드 50g (70kcal) =365kcal	닭가슴살 100g (105kcal) 고구마 130g (190kcal) 오렌지 반개 (45kcal) =340kcal	닭가슴살 100g (105kcal) 고구마 130g (190kcal) 양배추샐러드 50g (70kcal) =365kcal
삶은계란 흰자 2알 (24kcal) 바나나 1개 (100kcal) 오이 반개 (9kcal)=133kcall	삶은계란 흰자 2알 (24kcal) 바나나 1개 (100kcal)=124kcal	삶은계란 흰자 2알 (24kcal) 바나나 1개 (100kcal) 오이 반개 (9kcal)=133kcal
1257kcal	1250kcal	1223kcal

*음식을 요리 저울로 계량하여 먹는 습관을 들이도록 하자. 자신이 먹는 음식의 양을 확인할 수 있어서 과식을 피할 수 있다.

조금은 빡빡해 보이는 식단이지만 정체기를 이기는 데 이만한 식단이 없으니 꼭 지켜나가자. 체중계의 바늘이 움직이지 않을 때 한 끼나 두 끼 정도를 고구마와 닭가슴살로 대체해보자. 영양의 균형은 유지하면서 칼로리가 낮아 살을 빼는 데 박차를 가할 수 있다.

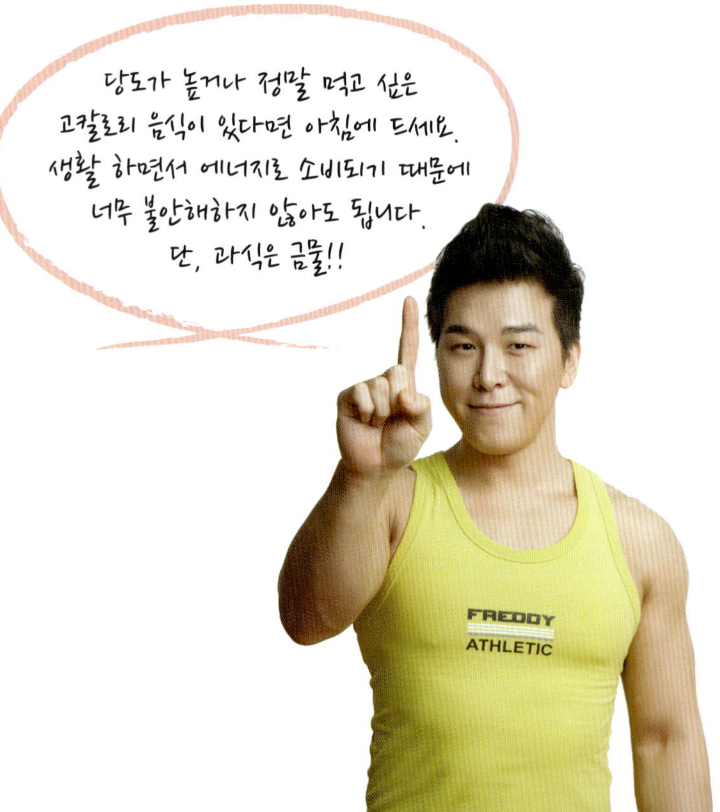

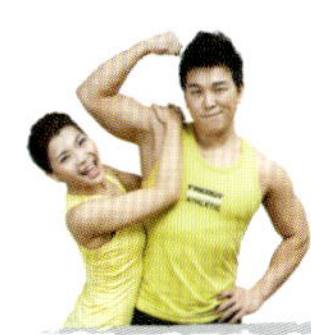

5~8주 습관
다이어트 노트를 통해 폭식을 피하자!!

이 단계는 본인 몸에 체중 변화를 느끼면서 자신만만한 상태다. "난 마음만 먹으면 또 뺄 수 있어. 하루만 먹고 다시 운동하면 되지" 하는 식이다. 하루 이틀이 일주일이 되는 건 시간 문제다. 그만큼 해이해지기 쉬운 시점이다. 폭식의 유혹에 노출되지 않으려면 항상 신경 쓰고 주의해야 한다.

특히 이 시기는 스트레스로 가득 차 있을 것이다. 식단 조절도 더 강도가 높아졌고 잘 빠지던 몸무게가 어느 순간 같은 바늘을 가리키고 있을 테니 말이다. 그럴 때일수록 일과시간 외에 다른 취미나 놀거리로 스트레스를 해소하도록 하자! 대부분 먹는 걸로 스트레스를 푼다고 하지만 지금은 다이어트 기간인걸 잊으면 안 된다. 도로아미타불로 만들고 싶지 않으면 말이다.

폭식의 유혹이 왔을 때 외식이나 회식을 하게 된다면 적당량을 덜어놓고 먹도록 하자. 순간의 행복의 크기보다는 나 자신과의 약속을 지키지 못했다는 허탈감과 물밀 듯 쏟아지는 한심스러움이 더 클 테니 말이다. 절제하기가 말처럼 쉽지는 않겠지만 여기까지 잘 참아온 다이어트가 아니던가! 이왕 중간까지 온 다이어트, 끝을 한번 보자는 생각으로 음식 덜어먹기를 습관화하자.

여자들의 경우 개인차가 있지만 절반 이상이 마법의 날에 식욕이 왕성해진다. 선경이도 항상 이때만 되면 다이어트에 제동이 걸려버렸다. 참으면 좋겠지만 그만큼 스트레스가 동반되기 때문에 하루쯤은 폭식을 허락하자. 다만, 기름지고 짠 것들이 아닌 베이글이나 고구마, 바나나 또는 양념된 닭가슴살 등 탄수화물과 단백질, 식이섬유 비타민으로 맘껏 먹자! 그럼 이 후에 오는 죄책감이나 후회를 조금 덜어낼 수 있다.

또 귀찮기는 하겠지만 다이어트 노트를 작성해보자. 고도비만일 때는 식사량을 줄이고 무조건 움직이는데 초점을 맞췄다면 이제는 영양소의 균형을 파악하고 칼로리에 맞춰 먹을 때다. 또한 본인이 하루에 소비하는 칼로리를 계산해서 섭취 칼로리보다 높은지 비교해 보자. 하루하루 운동으로 소비되는 칼로리와 식사로 섭취되는 칼로리를 적는 과정을 통해 자신의 다이어트 목표를 일깨우자. 운동과 다이어트도 다르게 생각하면 흥미로운 일이다. 운동으로 내 몸에 변화를 느끼는 재미, 식단으로 나의 한계를 시험해보는 재미라고 즐겁게 생각하자.

<table>
<tr><td colspan="4">Diet Note</td><td>06월 15일</td></tr>
<tr><td>현재 몸무게
78kg</td><td>아침</td><td>잡곡밥, 김치, 된장국</td><td>운동량</td><td>반성</td></tr>
<tr><td rowspan="2">최종 목표
60kg</td><td>점심</td><td>돈까스 악!!</td><td rowspan="2">걷기 10분
근력 30분</td><td rowspan="2">식사량에 비해 운동량이 너무 적었다.</td></tr>
<tr><td>저녁</td><td>샐러드</td></tr>
</table>

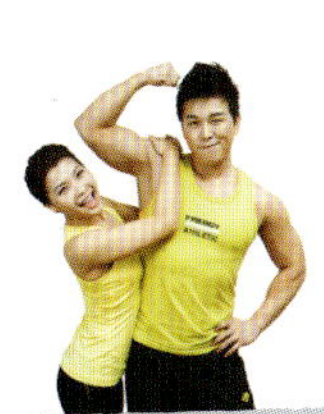

5~8주 운동
무조건 움직이는 것은 끝났다.
전문적인 운동을 배우자.

그 동안 운동과 식단을 꾸준히 지켰다고 해도 헬스장에서 지금까지 배운 운동을 하기란 쉽지 않다. 헬스장에 등록하고 트레이너 선생님이 가르쳐 주는 건 처음 한두 번 뿐, 혼자서 여러 가지 기구를 만지작거리다 그저 러닝머신만 뛰고 오기 일쑤다. 이제부터는 이 책에 소개된 전문적인 운동법들을 익혀 헬스장의 기구들을 제대로 활용해야 한다. 처음 시작은 앞 페이지에서 배웠던 기구를 사용하지 않고 본인의 몸무게를 이용한 운동들을 다시 복습해보자. 그리고 헬스장 트레이너들을 십분 이용하자. 꼭 PT를 하지 않아도 모르는 동작이 있을 때마다 물어보자. 물어보는데 돈이 드는 것은 아니니 조금 창피하더라도 용기를 내보자. 잘못된 동작으로 백 번 운동을 해 봤자 몸에는 아무런 도움이 안 된다. 혹시라도 경제적 여건이 된다면 이 시점에서 운동을 배울 기간까지만 PT를 해보는 것도 나쁘지 않다. 3~4회 정도면 제대로 된 기구 사용법과 운동법을 배울 수 있다. PT를 통해 트레이너와 친해지고 나서는 수시로 운동에 대한 조언을 구하도록 하자.

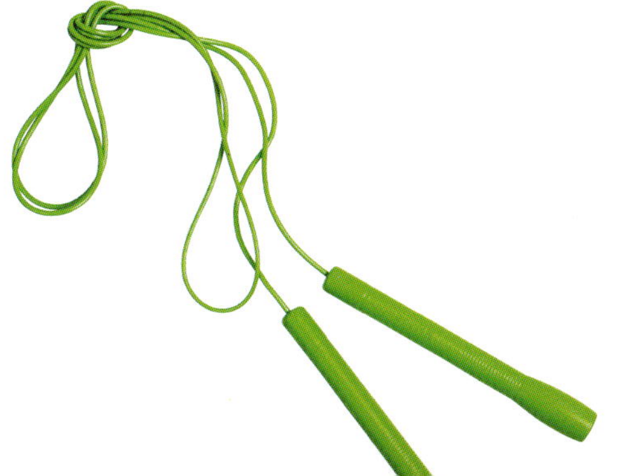

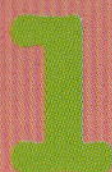

1 스미스머신 인버티드 로우

1

고정시킨 스미스머신에 어깨너비보다 넓게 팔을
벌려 잡고 발은 스미스머신 안쪽에 놓는다. 바닥
과 몸통은 45도 각도로 일자로 만든다.

2

고정된 봉에 가슴을 끌어당기며 견갑골을 등
가운데로 모아준다. 숨을 내쉰다.

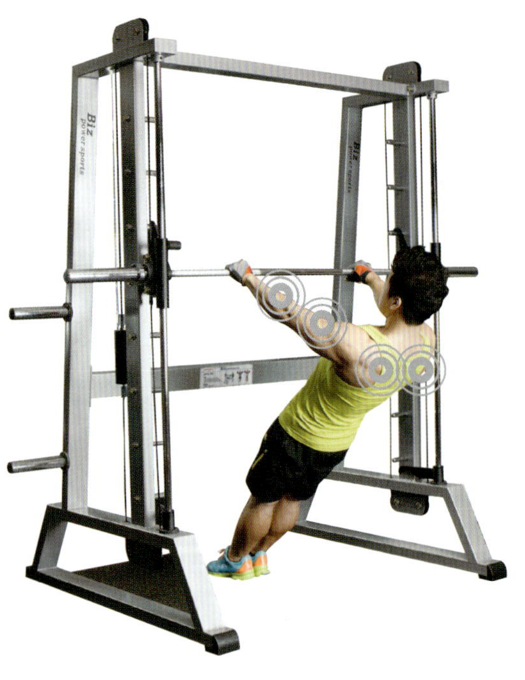

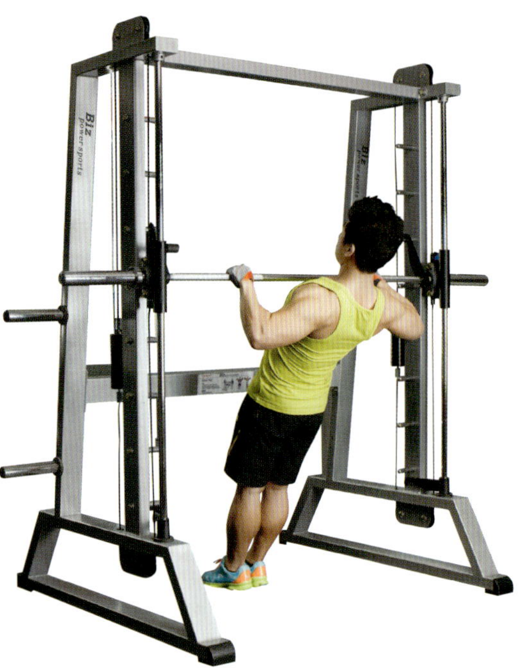

헬스장에서 제대로 동작을 하는 사람이 드문 운동 중 하나다. 그만큼 어려운 동작이고 잘못된 자세가 될 확률도 높다. 정확한 동작만 수행한다면 큰 운동효과를 볼 수 있다. 등 상부(광배근, 대원근, 승모근)가 주로 쓰이며, 팔 앞쪽(이두근, 전완근)이 보조로 쓰이게 된다.

횟수 ▼
10회-3세트

3

강도를 올리려면 몸의 각도를 더 기울이면 된다.

CAUTION

손목이 구부러지지 않게 한다.

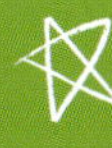

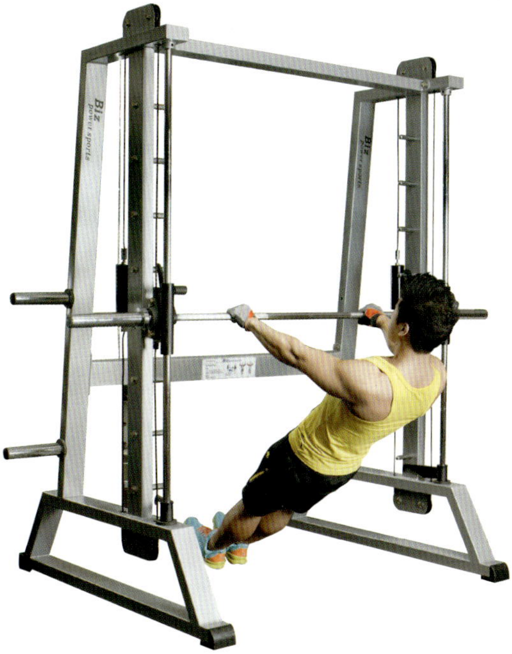

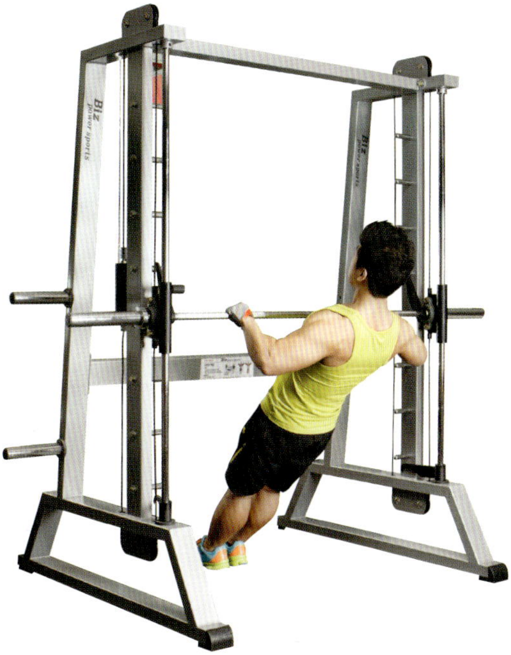

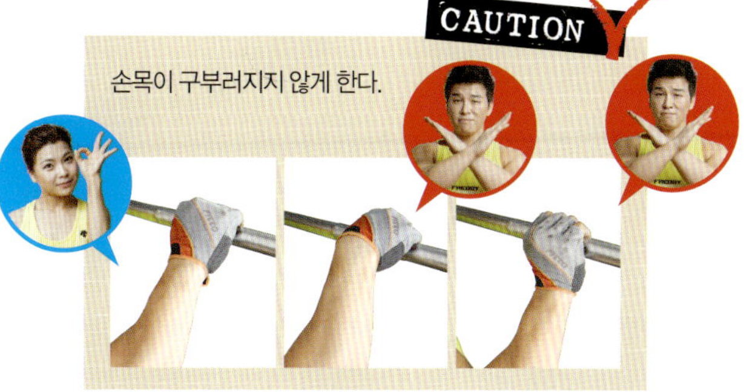

2 스미스머신 스쿼트

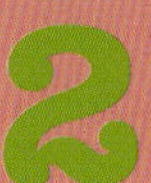

1

발을 어깨너비로 벌리고, 어깨와 목 사이에 바를 붙이고 몸을 지탱한다.

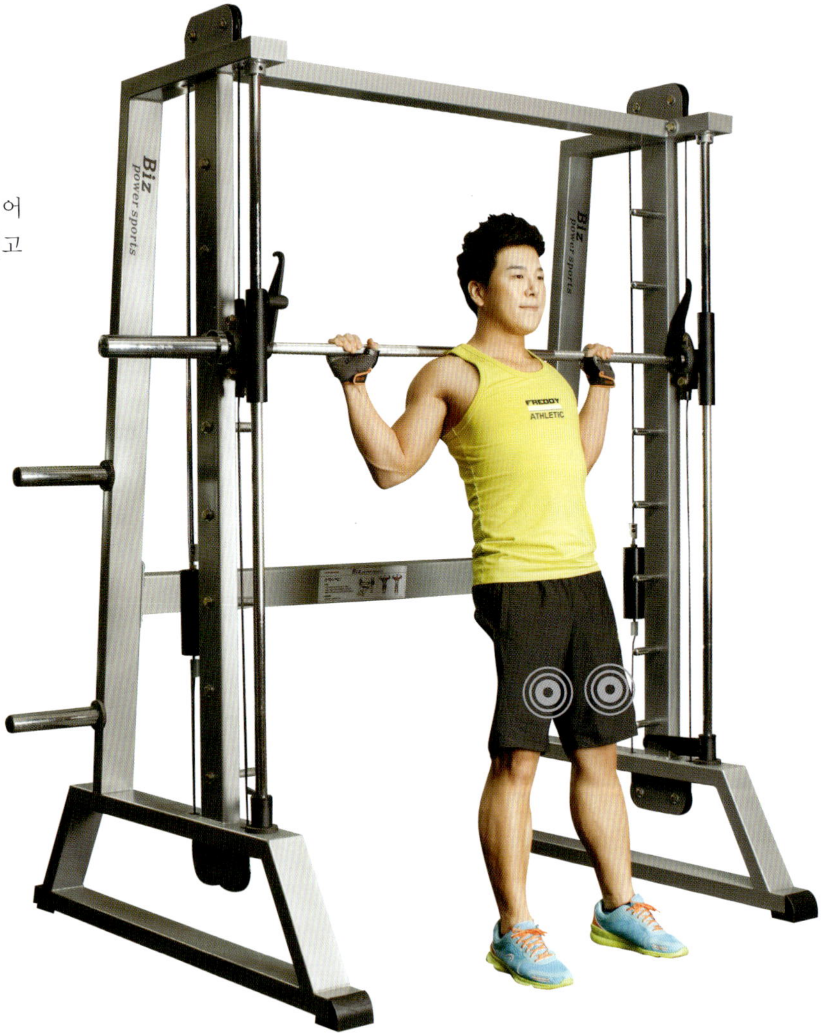

이제는 맨몸 스쿼트보다는 무게를 올린 조금 더 강도 있는 운동을 할 때다. 스미스머신이라는 기구는 바벨을 상하로만 움직일 수 있게 양쪽을 고정시킨 기구로 바벨스쿼트로 가기 전 중간 단계라도 보면 된다. 허벅지(대퇴 사두근)가 주로 쓰이며, 자세를 조금 더 낮춰서 동작하게 되면 엉덩이(둔근)나 허벅지 뒤쪽(대퇴 이두근)을 같이 단련할 수 있다.

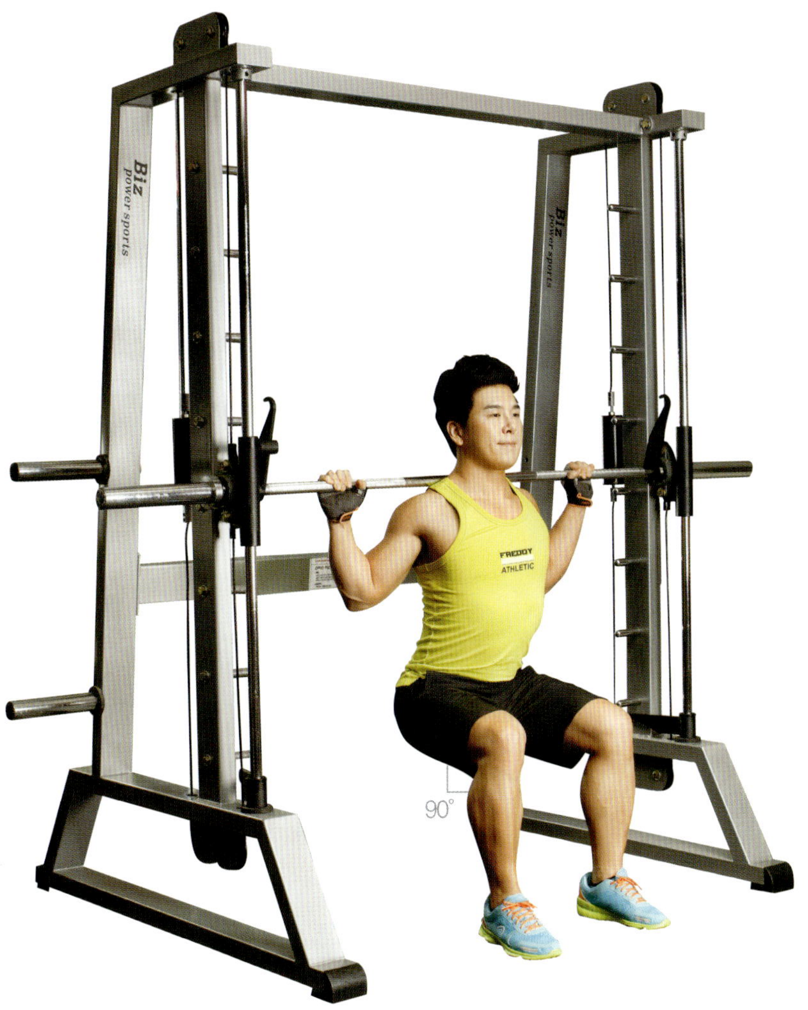

2

허리는 구부리지 않고 아치형으로 만들어주고, 무릎은 90도로 허벅지와 바닥이 평행하게 될 때까지 굽힌다. 발 뒤꿈치에 힘을 줘서 바닥을 밀면서 일어난다. 호흡은 발 뒤꿈치로 바닥을 밀며 일어설 때 내쉰다.

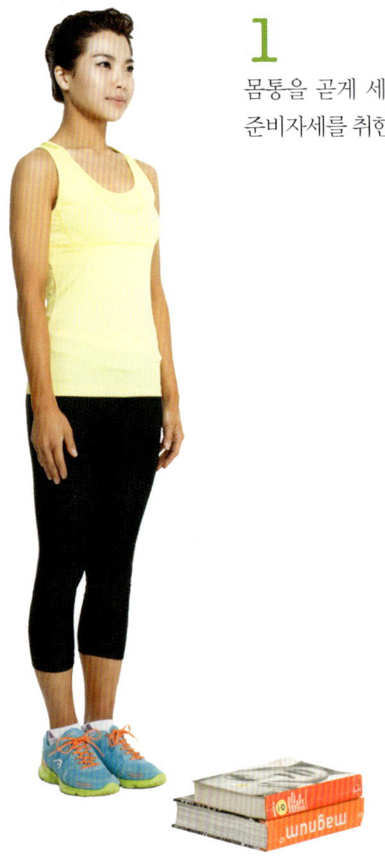

1

몸통을 곧게 세우고
준비자세를 취한다.

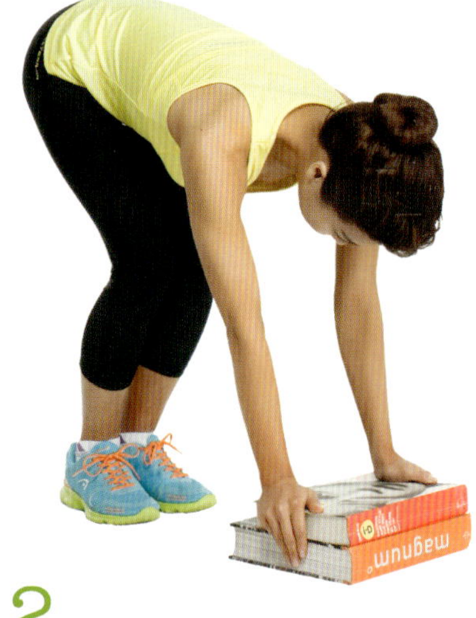

2

무릎과 몸통을 구부려 책에 팔을 고정시킨다.

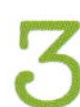

3

팔은 책에 고정되어 있는 상
태로 다리만 뒤쪽으로 가볍
게 뛰어서 몸통을 일자로 만
든다. 팔은 바닥과 수직이 되
어야 한다

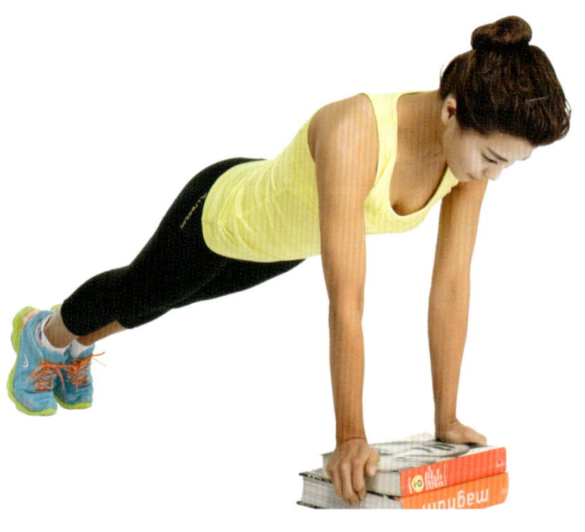

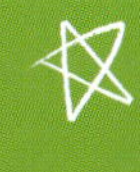

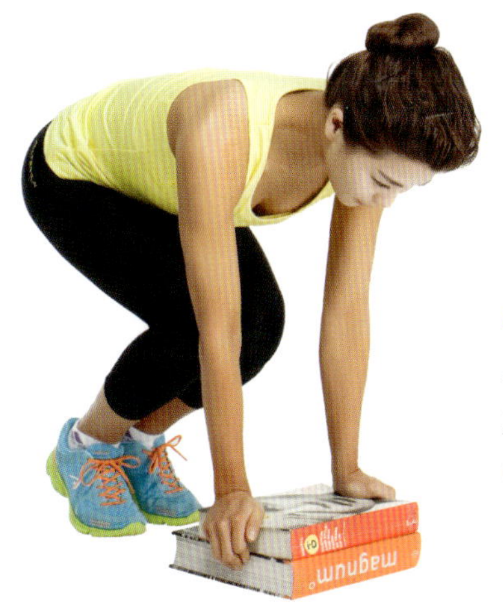

4

책 쪽으로 가볍게 점
프해서 다리를 옮긴
다

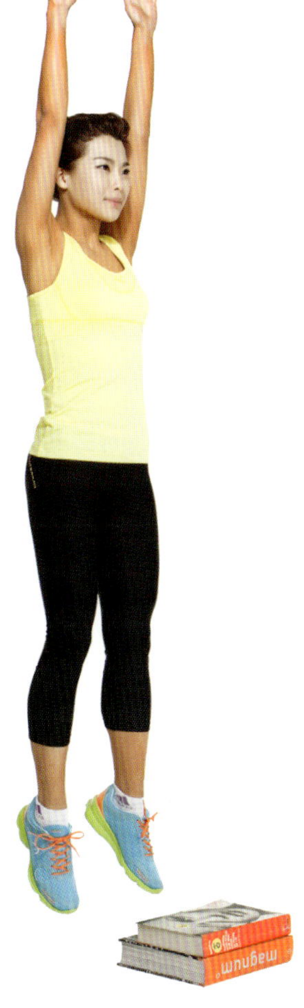

5

팔을 머리 위로 뻗어
서 힘껏 점프하며 숨
을 내쉰다.

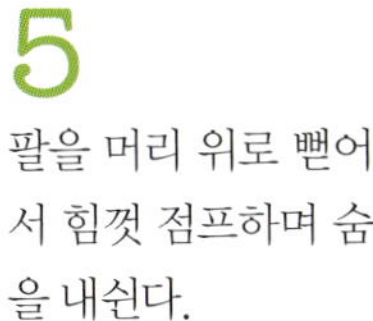

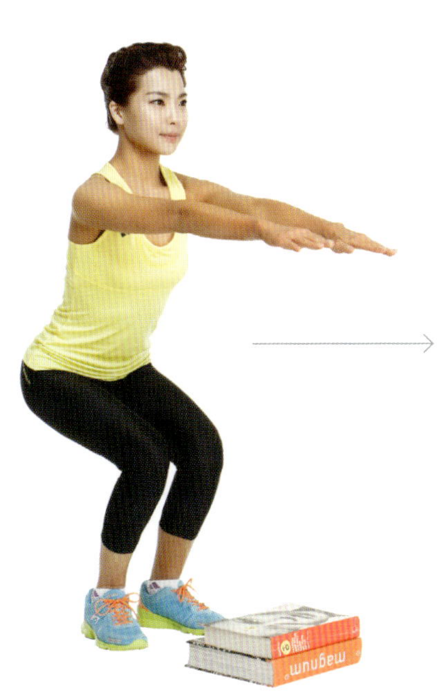

1

바닥에 누워 양손을 머리 위로
뻗은 상태에서 짐볼을 든다.

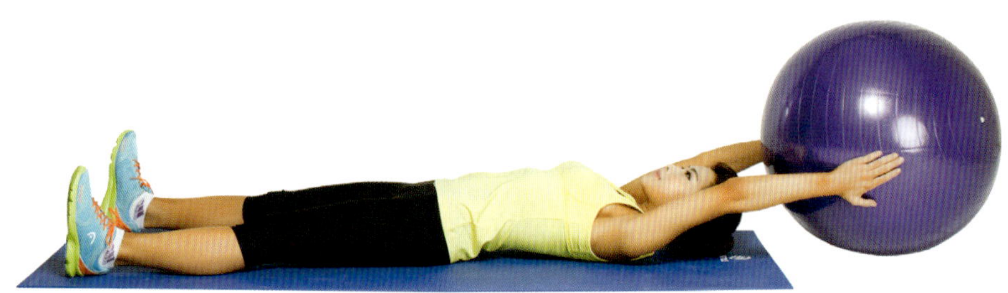

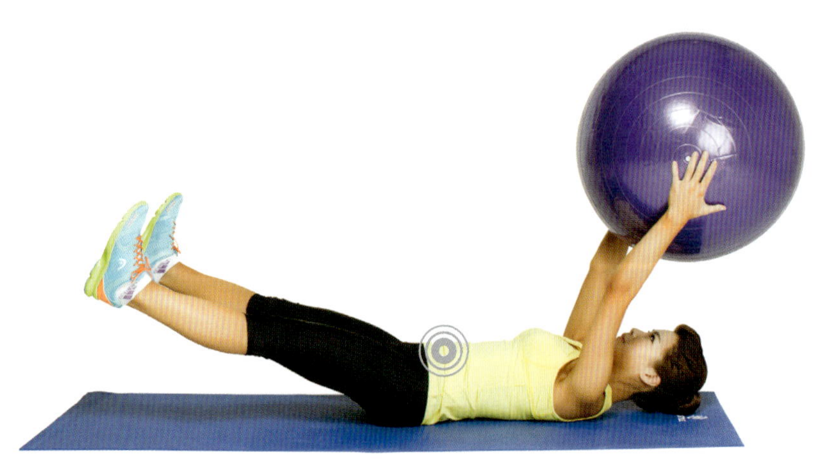

복근 운동 중에서도 고난이도급 운동에 속한다. 이 운동을 했던 사람 중 열에 아홉은 살면서 가장 힘든 운동이라 했다. 하지만 그만큼 운동효과는 최고다. 크런치와 레그레이즈를 한번에 할 수 있는 운동이니만큼 포기하지 말고 될 때까지 시도해보자.

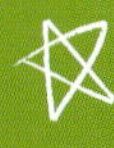

2

복부를 수축해서 다리와 팔을 동시에 들어 올려 짐볼을 양발로 이어받는다. 이때 무릎은 구부리지 않는다.

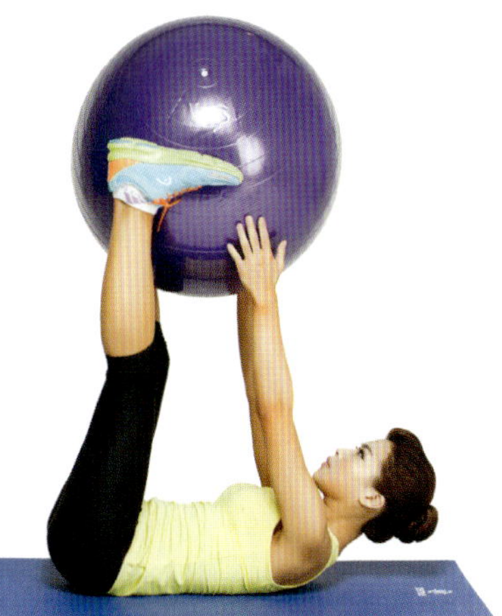

무릎을 굽히게 되면 복근이 받는 자극이 약해진다. 호흡은 짐볼이 가운데에서 이동이 될 때 내쉬도록 하자.

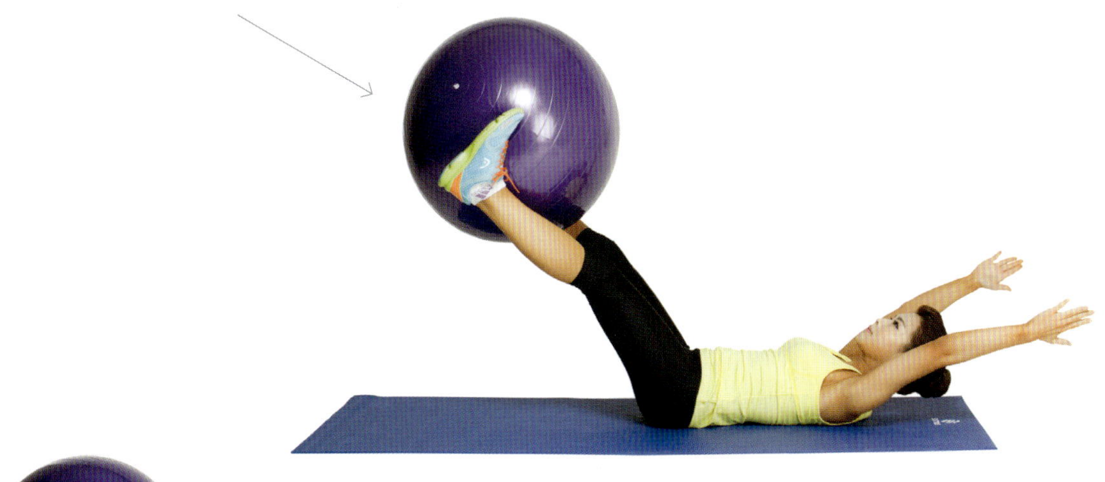

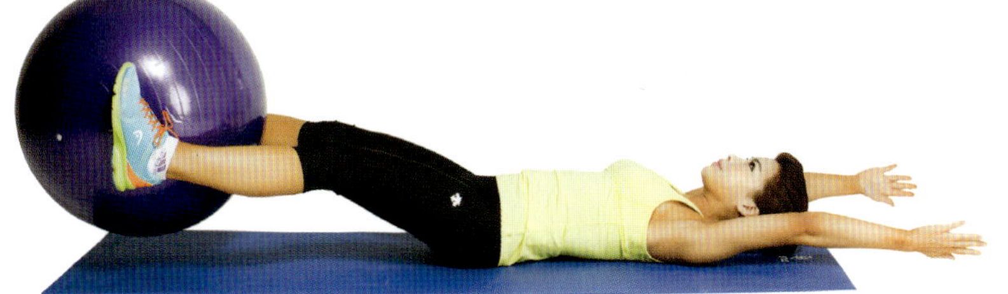

3

짐볼이 바닥에 닿지 않을 정도로 양손과 양발을 쭉 뻗는다. 3→2→1번의 역순으로 동작을 마치면 1회다.

5 팔굽혀펴기 후 덤벨 로우

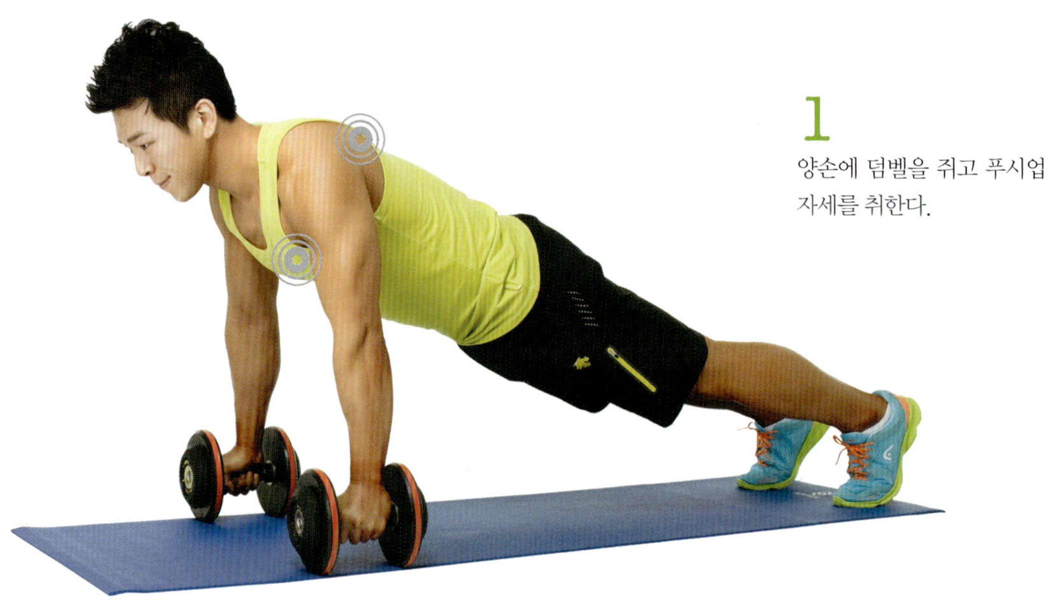

1

양손에 덤벨을 쥐고 푸시업
자세를 취한다.

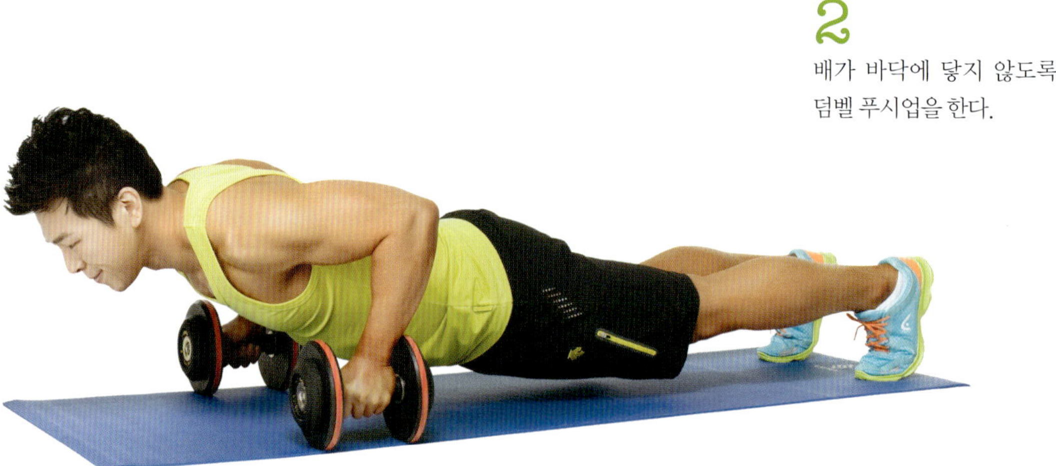

2

배가 바닥에 닿지 않도록
덤벨 푸시업을 한다.

두 동작을 한번에 하는 만큼 힘이 들지만 운동효과도 크다. 처음에는 덤벨의 무게에 크게 구애 받지 않아도 되고 심지어 맨손으로 해도 상관없다. 난이도가 높다고 느껴지면 무릎을 매트에 대고 해도 된다. ==가슴==(흉근)과 ==등==(광배근, 대원근 등)이 주로 쓰인다.

3

푸시업 후 덤벨을 쥔 손을 번갈아 등쪽으로 들어 올리며 숨을 내쉰다.

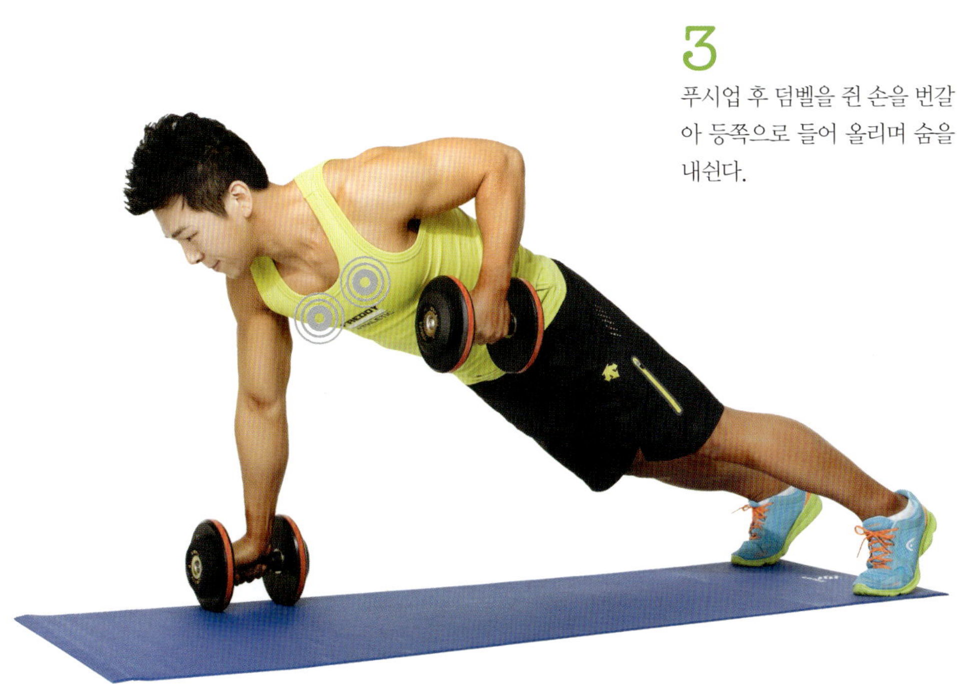

덤벨을 들어 올릴 때 팔꿈치를 무리하게 들어 옆구리를 벗어나지 않게 한다.

6 와이드 스쿼트 후 덤벨 아놀드 프레스

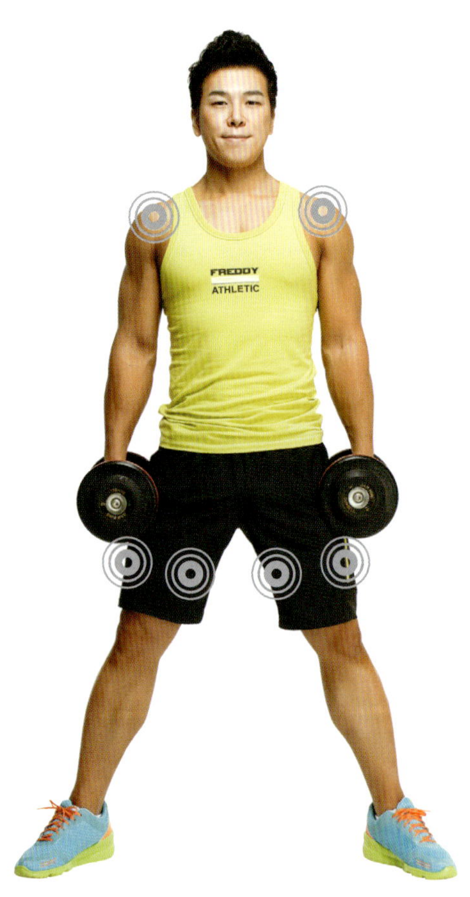

1

덤벨을 쥐고 양발을 어깨너비
보다 넓게 벌린다.

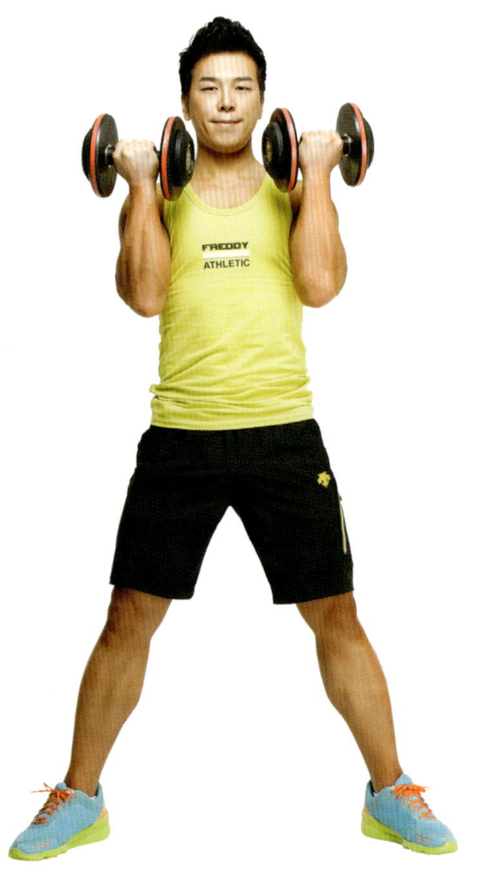

2

덤벨을 쥐고 있는 양손을 11자
로 만들어주고 손등이 앞을 향
하게 한다.

와이드 스쿼트(다리를 넓게 벌려서 허벅지의 안쪽 근육을 단련하는 동작)와 덤벨 아놀드 프레스(어깨 삼각근 단련)를 동시에 하기 때문에 덤벨의 무게는 가벼운 것으로 하는 게 무리가 가지 않는다.

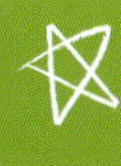

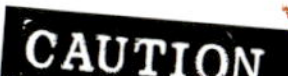

덤벨을 머리 위로 들어 올릴 때
양팔이 벌어지지 않도록 한다.

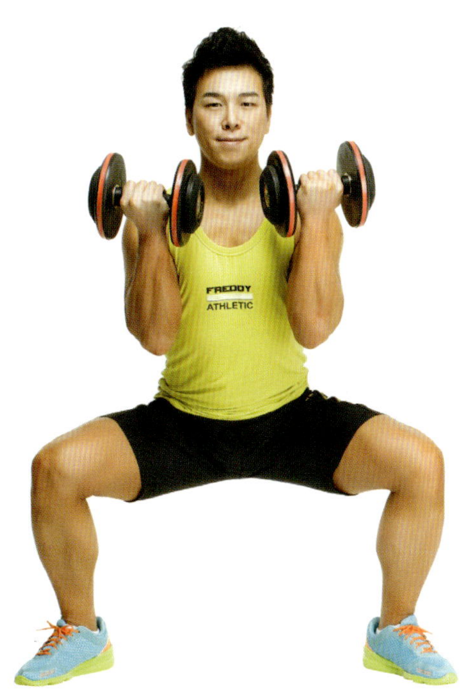

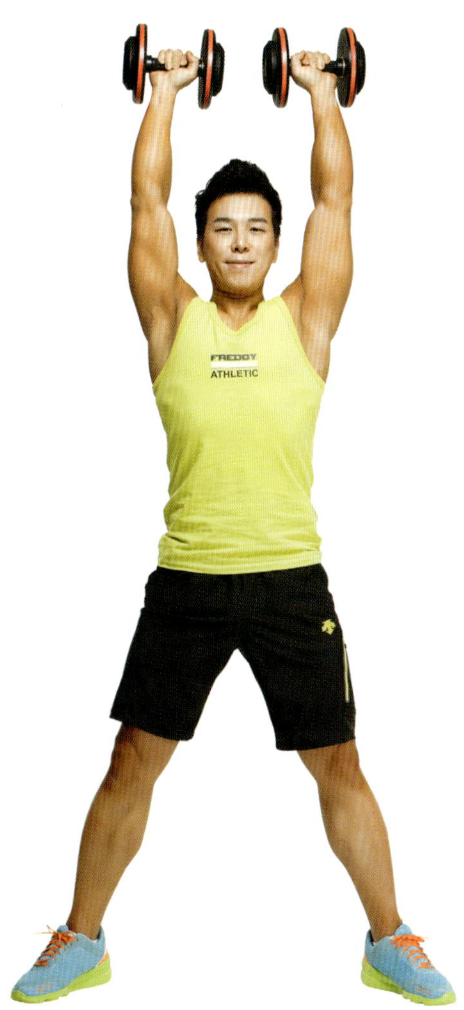

3

스쿼트 자세로 무릎을 굽히면서
시선은 정면을 바라본다.

4

일어나면서 양손을 머리 위로 올린다. 손
등은 뒤를 향해야 한다. 호흡은 일어서면
서 덤벨을 들어 올릴 때 내쉰다.

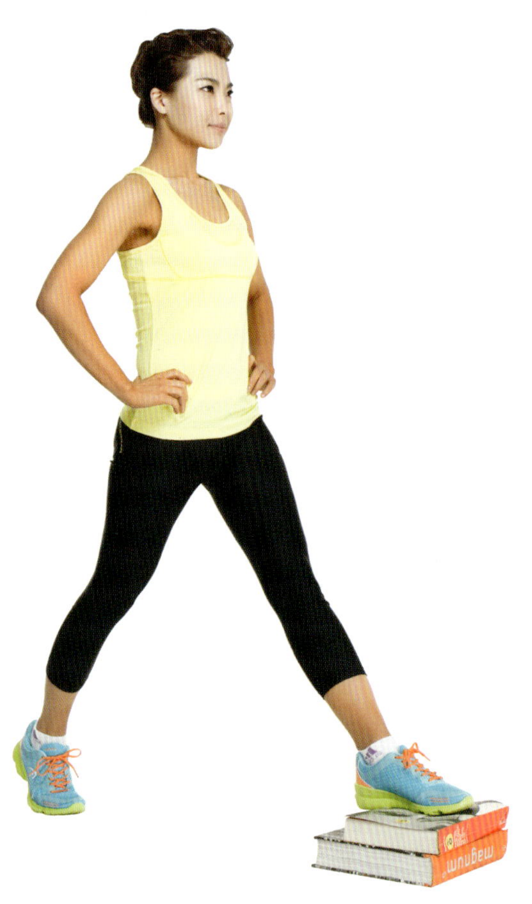

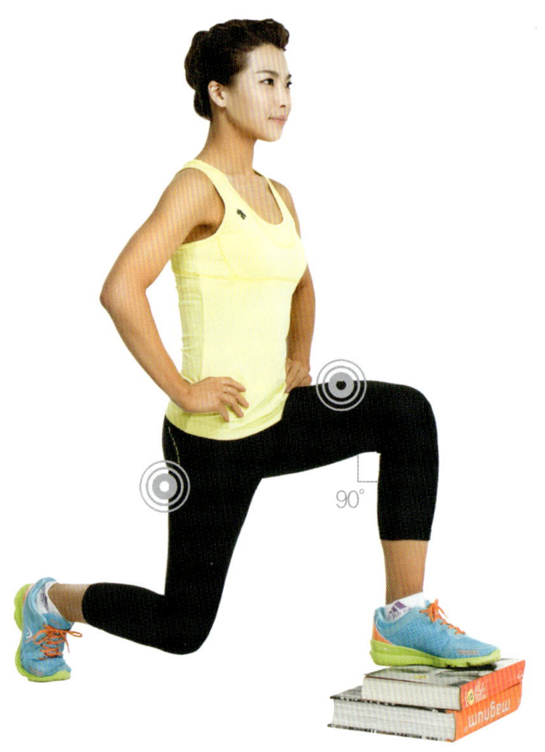

1

두꺼운 책 위에 한쪽 다리를 쭉 편 상태로
올려놓는다. 뒤로 빠져있는 발의 뒤꿈치
는 항상 들고 있는다.

2

시선은 정면을 향하고, 허리는 일자를 유
지하며 양 무릎을 90도로 구부려준다.

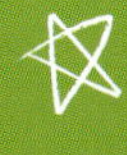

하체를 집중적으로 관리할 수 있는 맨손 운동이다. 무릎을 들어 올릴 때 뒷발을 찬다는 느낌보다 복근의 힘으로 무릎을 끌어 올린다는 느낌으로 해야 복근까지 자극 받을 수 있다.

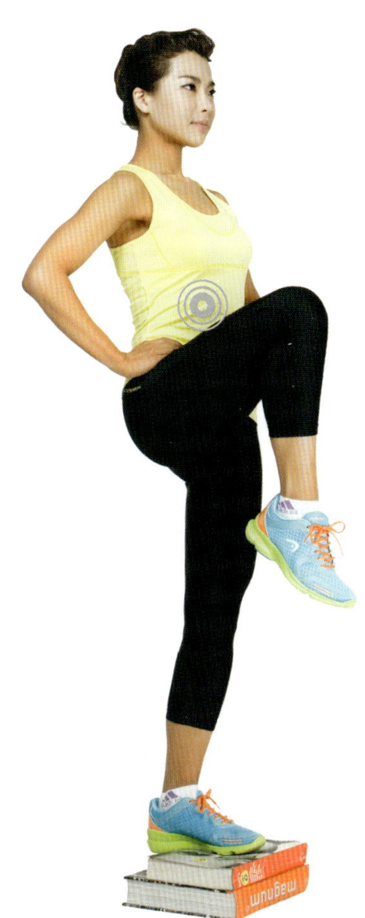

3

런지 동작 후 왼쪽 허벅지에 힘을 주고 오른쪽 무릎을 가슴팍까지 끌어올린다. 호흡은 런지 후 무릎을 끌어 올릴 때 내쉰다. 반대편도 동작하면 1회다.

8 볼 레그레이즈

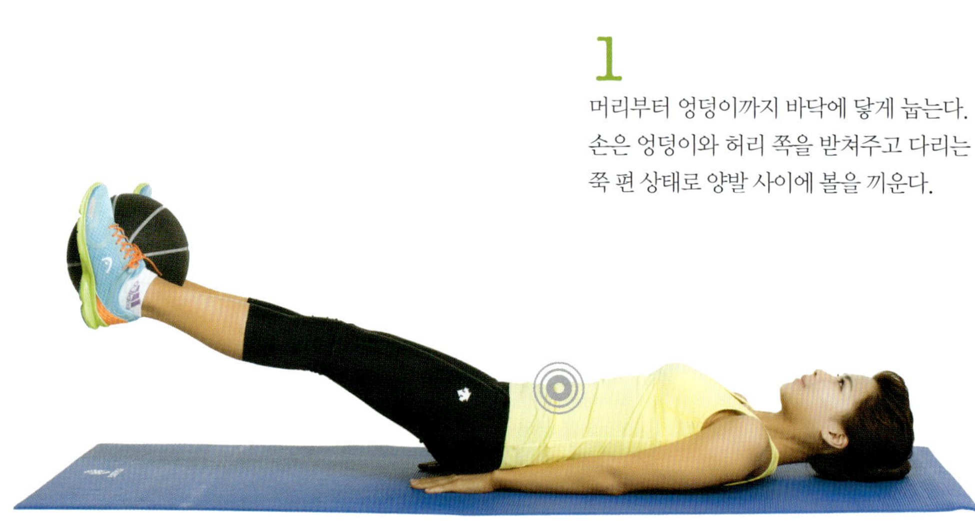

1

머리부터 엉덩이까지 바닥에 닿게 눕는다.
손은 엉덩이와 허리 쪽을 받쳐주고 다리는
쭉 편 상태로 양발 사이에 볼을 끼운다.

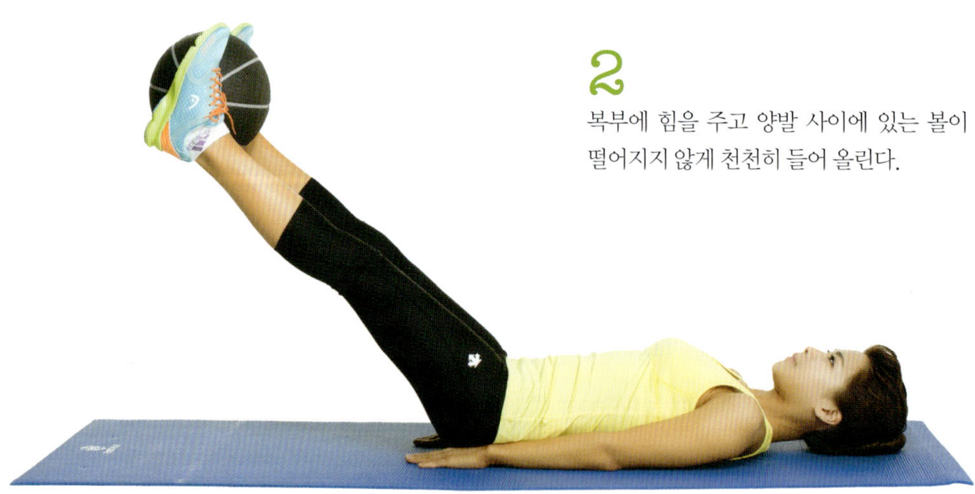

2

복부에 힘을 주고 양발 사이에 있는 볼이
떨어지지 않게 천천히 들어 올린다.

집에 있는 공을 이용해 쉽게 할 수 있는 **복근 운동**이다. 복근 운동의 중간 정도 단계라고
생각하면 된다. 축구공이나 농구공, 베개 등으로 해도 효과에는 큰 차이가 없다. 집에서
쉬는 동안 수시로 동작을 실시하면 어느새 홀쭉해져 있는 배를 발견할 것이다.

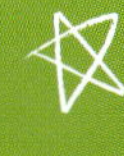

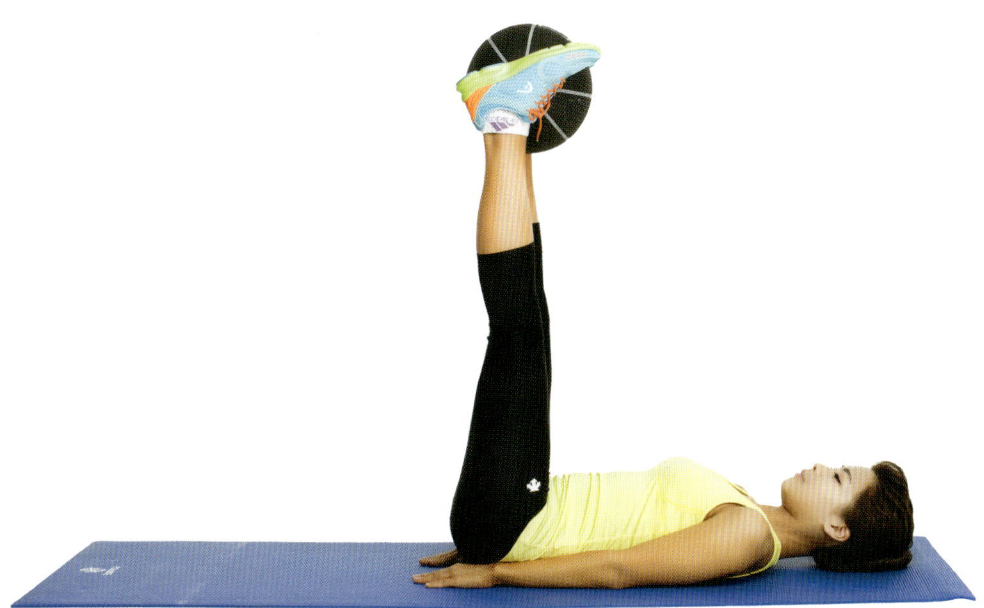

3

무릎이 구부러지지 않게 양발과 몸통을 수직이 되게 만든다.
내릴 때도 복부에 힘을 준 상태로 천천히 내린다. 호흡은 다리
를 들어 올릴 때 내쉰다.

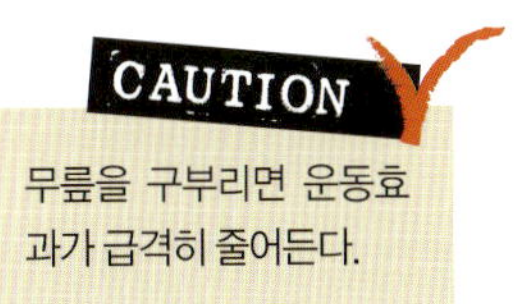

9 엎드려 팔밀기

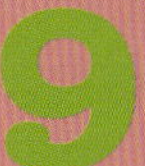

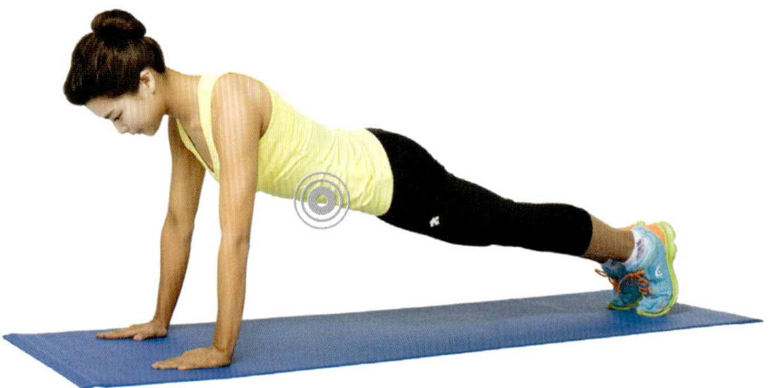

1

팔을 어깨너비로 벌리고 바닥과 수직으로 만든다.

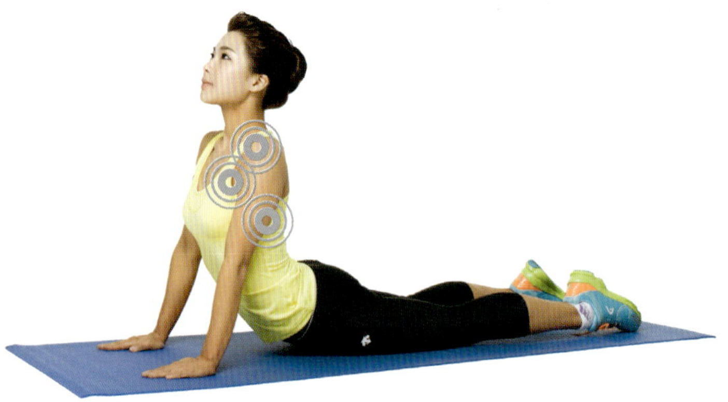

2

팔을 움직이지 않고 허벅지와 배를 바닥에 닿게 한다. 시선은 정면보다 조금 높게 바라본다.

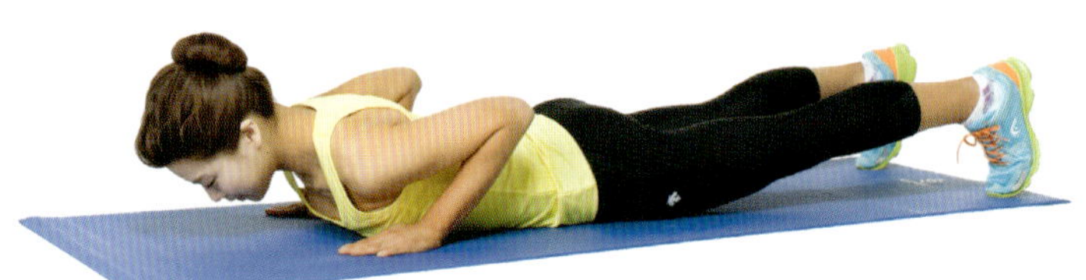

3

가슴까지 바닥에 닿게 하고 손은 가슴 옆에 둔다. 이때 팔꿈치는 벌리지 않도록 한다.

무릎을 꿇고 하는 팔밀기 동작이 쉬워졌다면 이제 무릎을 바닥에 두지 않고 해보자. **전신 운동**이지만 주로 많이 쓰이는 곳은 **팔 뒤쪽**(삼두근), **가슴**(흉근), **어깨**(삼각근), **복근**이다. 무조건 동작을 빨리 하는 것보다는 전신의 근육이 쓰이도록 자극을 느끼면서 해보자.

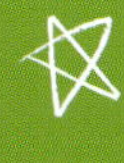

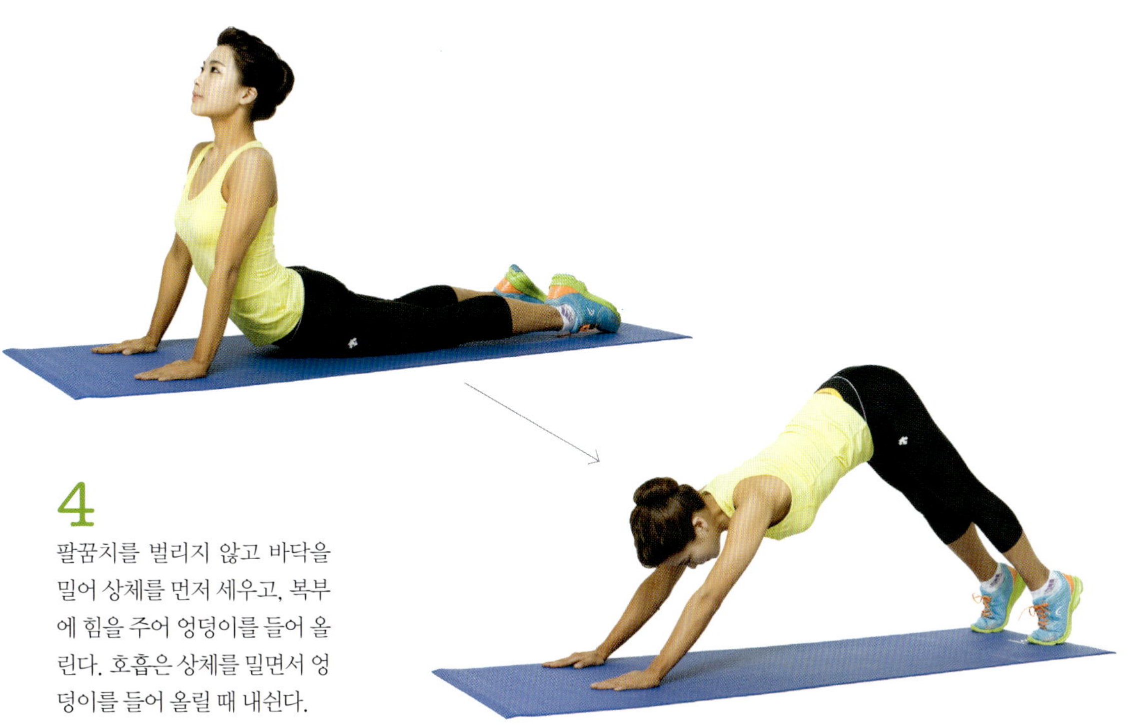

4

팔꿈치를 벌리지 않고 바닥을 밀어 상체를 먼저 세우고, 복부에 힘을 주어 엉덩이를 들어 올린다. 호흡은 상체를 밀면서 엉덩이를 들어 올릴 때 내쉰다.

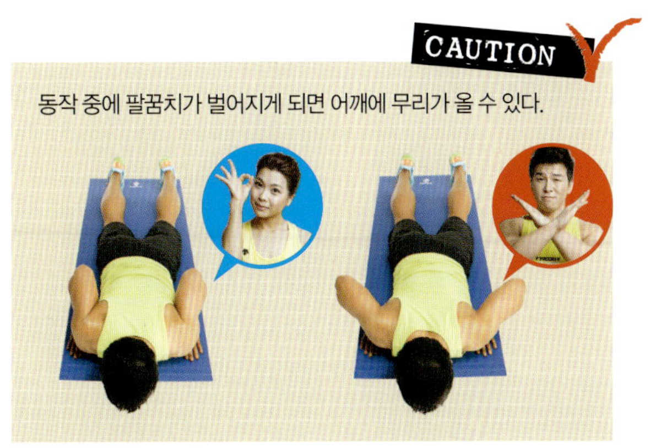

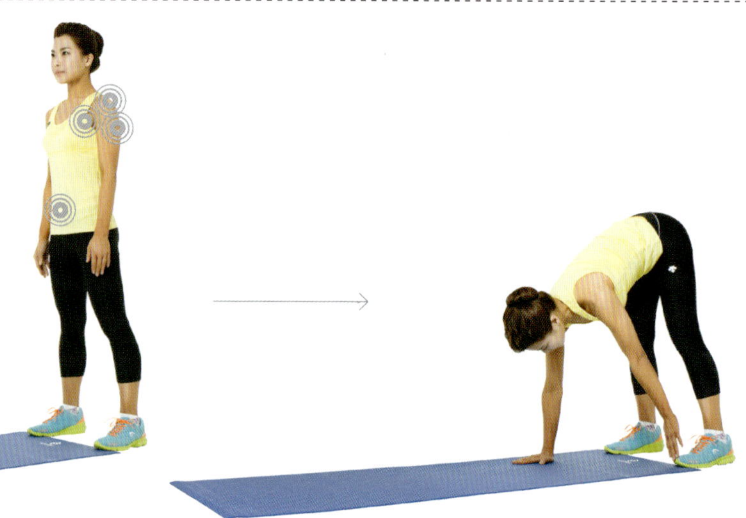

1

상체를 구부려 바닥에 손을
짚는다. 이때 무릎은 굽히지
않는다.

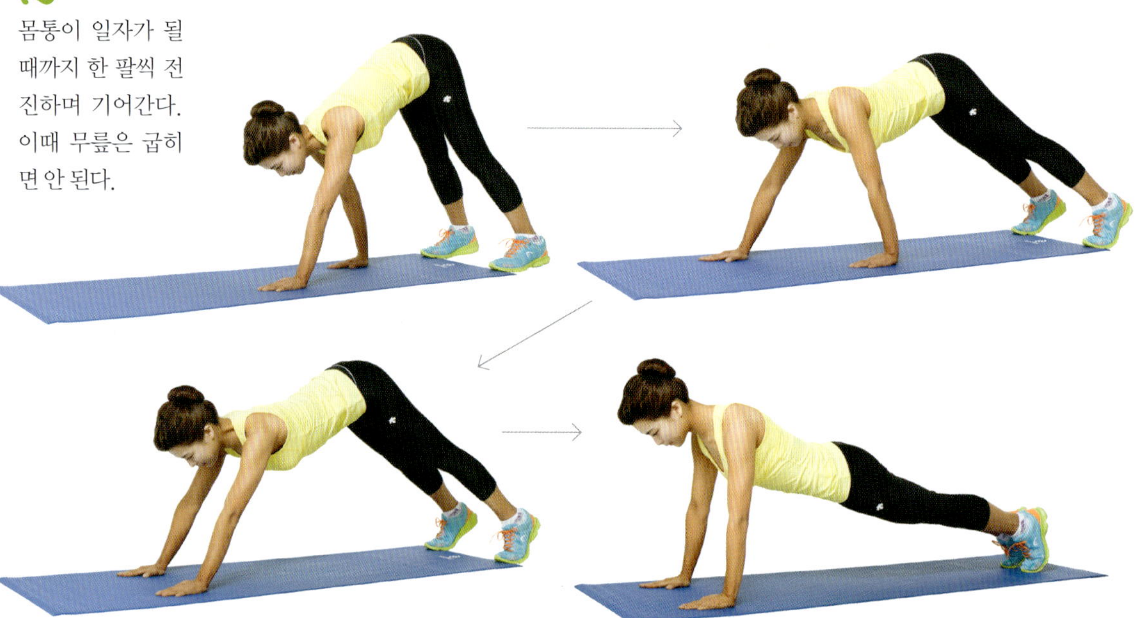

2

몸통이 일자가 될
때까지 한 팔씩 전
진하며 기어간다.
이때 무릎은 굽히
면 안 된다.

기어가는 동작만으로도 운동량이 많다. 거기에 앞페이지에서 배운 엎드려 팔밀기를 이어서 하면 **고난이도 전신 운동**이 된다. 어느 정도 체력이 생긴 후에 하는 게 좋다.

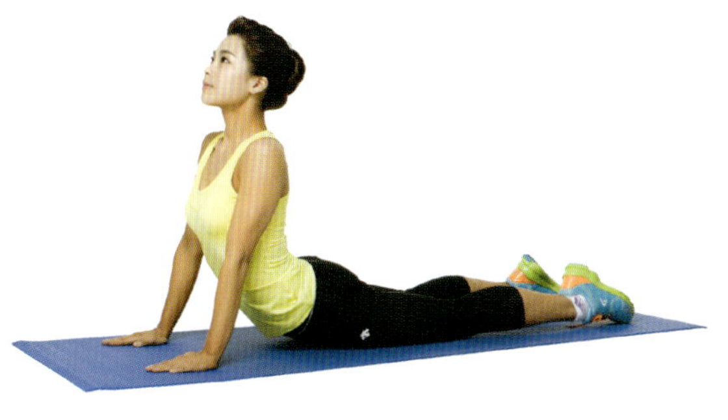

3

팔을 움직이지 않고 허벅지와 배를 바닥에 닿게 한다. 시선은 정면보다 조금 높게 바라본다.

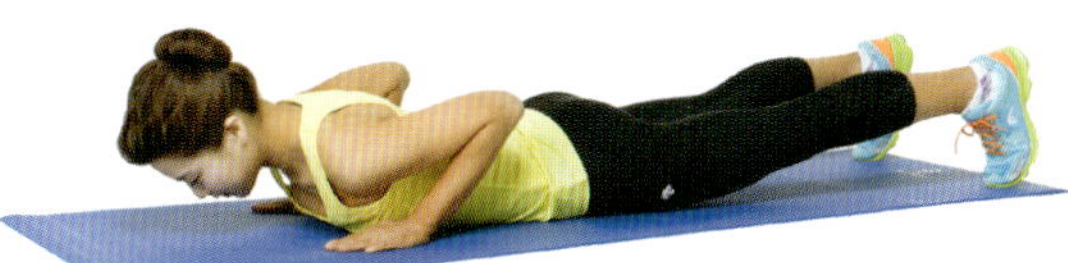

4

가슴까지 바닥에 닿게 하고 손은 가슴 옆에 둔다. 이때 팔꿈치는 벌리지 않는다.

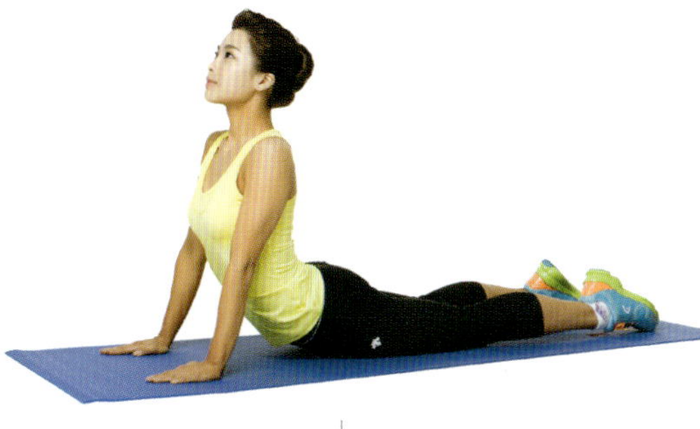

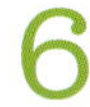

5

팔꿈치를 벌리지 않고 바닥을 밀어 상체를 먼저 세운다.

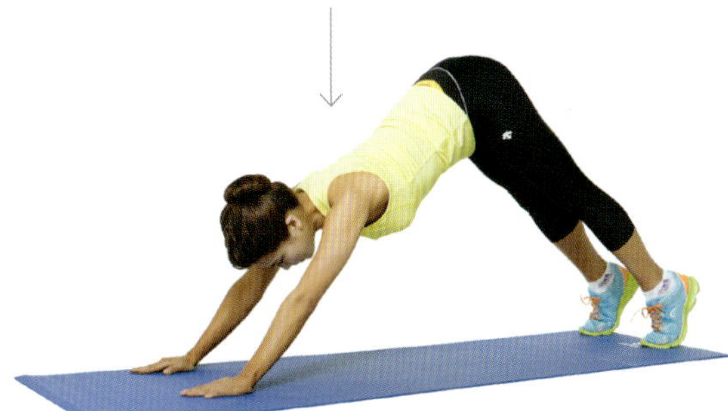

6

복부에 힘을 주어 엉덩이를 들어 올린다. 다시 반대순으로 기어서 제자리로 돌아오면 1회다.

난이도가 높은 운동이다. 너무 무리해서 횟수를 채우려고 하지 말자. 몸에 무리가 온다면 휴식을 취한 뒤 다시 도전하자.

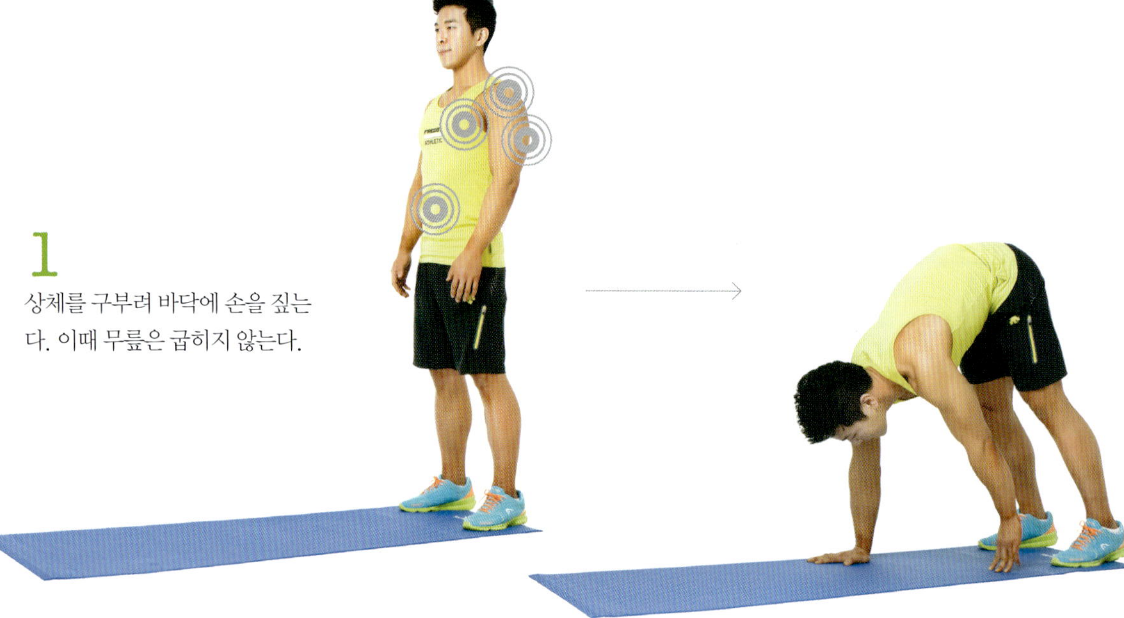

1

상체를 구부려 바닥에 손을 짚는
다. 이때 무릎은 굽히지 않는다.

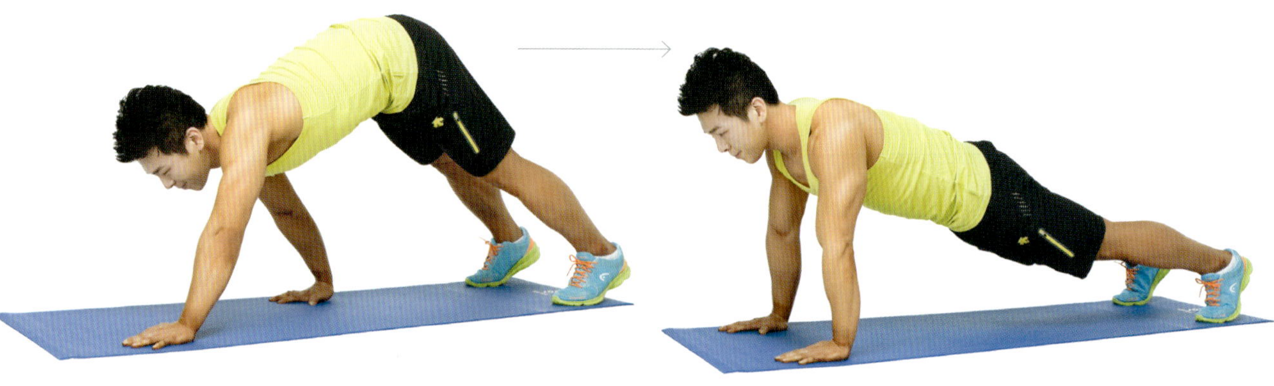

2

몸통이 바닥과 일자가 될 때까지
무릎은 굽히지 않고 기어간다.

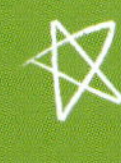

균형감각이 필요한 고난이도 전신 운동이다. 근력과 균형감각을 모두 키울 수 있는 운동으로 한 손으로 몸을 지탱할 수 있을 정도가 되었을 때 시작하자.

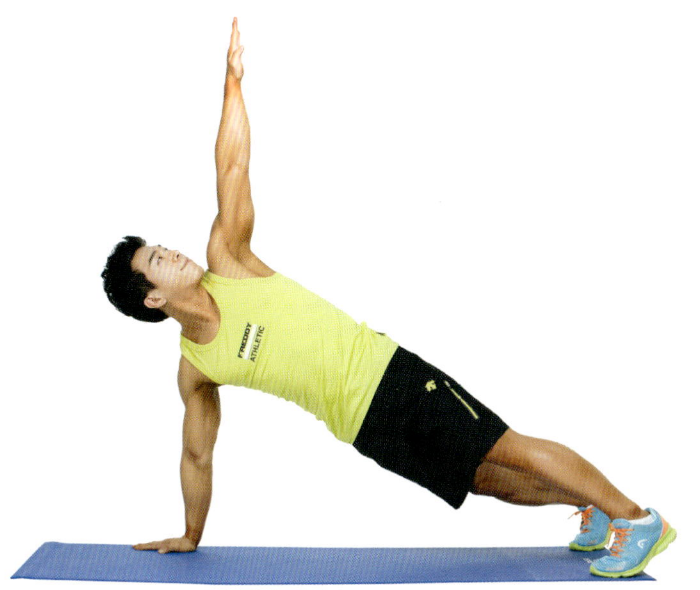

3

크게 원을 그리며 팔을 하늘로 올린다. 시선은 손끝을 향한다. 반대 방향도 하면 1회다.

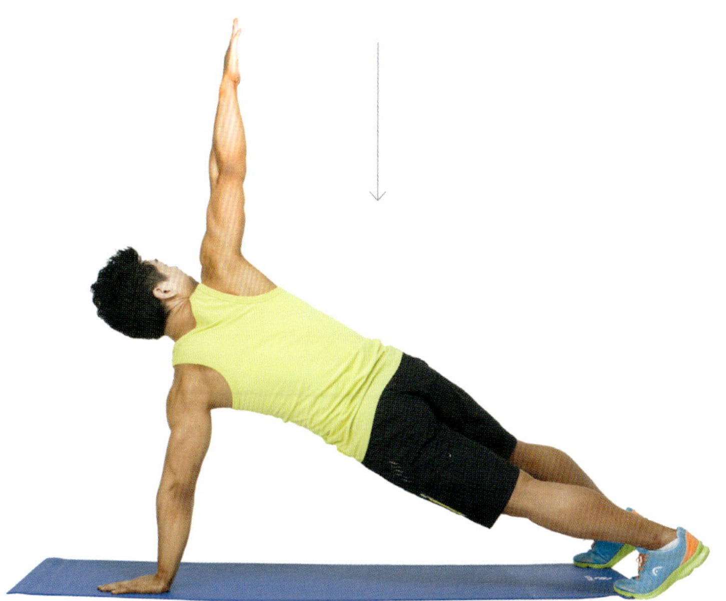

CAUTION

팔을 뻗을 때 무게중심이 뒤로 쏠려 넘어지지 않도록 하자. 팔의 근력이 부족해 균형을 잡을 수 없다면 좀 더 기초 근력을 키운 후 도전해보자.

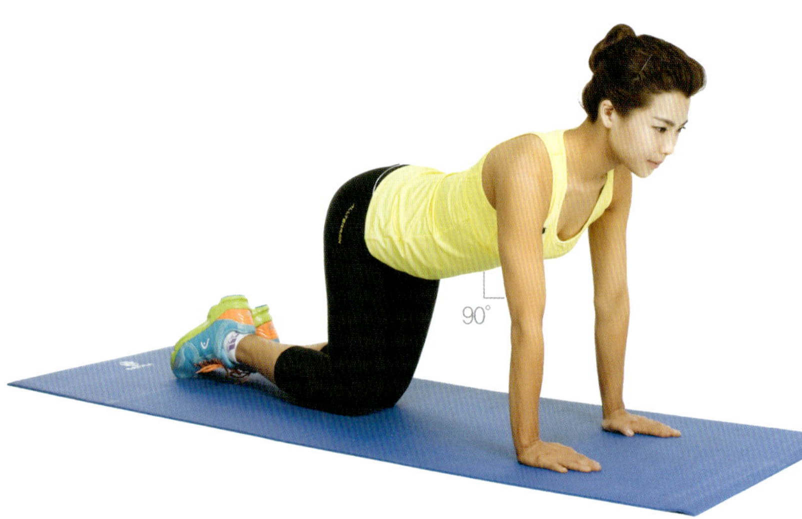

1

손을 바닥과 수직이 되도록 짚고 엎드린다 이때 허리는 바닥과 수평이 되도록 한다.

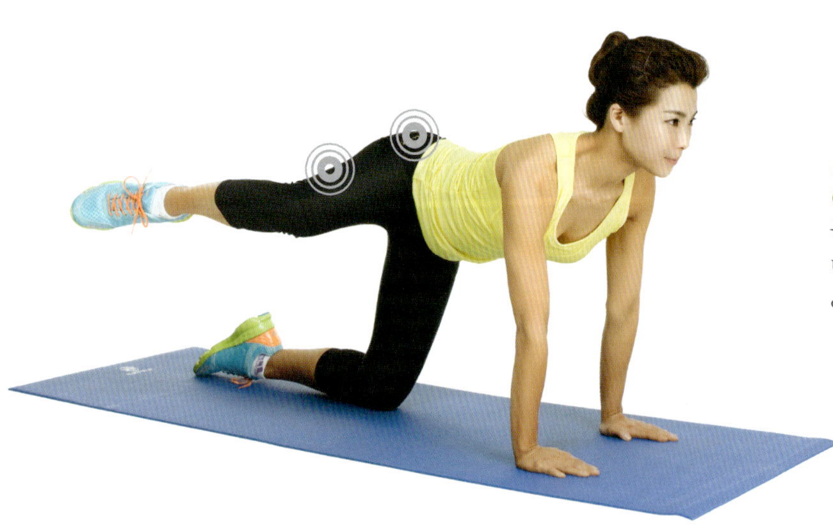

2

골반이 틀어지지 않게 오른쪽 허벅지의 힘으로 다리를 옆으로 들어 올린다.

탱탱한 엉덩이를 원한다면 이 운동을 당장 시작하자. 힙업과 볼륨감 있는 엉덩이 옆 라인을 만들 수 있다. 맨손 힙업 운동의 기본인 백킥에 엉덩이 바깥쪽도 같이 운동할 수 있는 동작이 더해졌다.

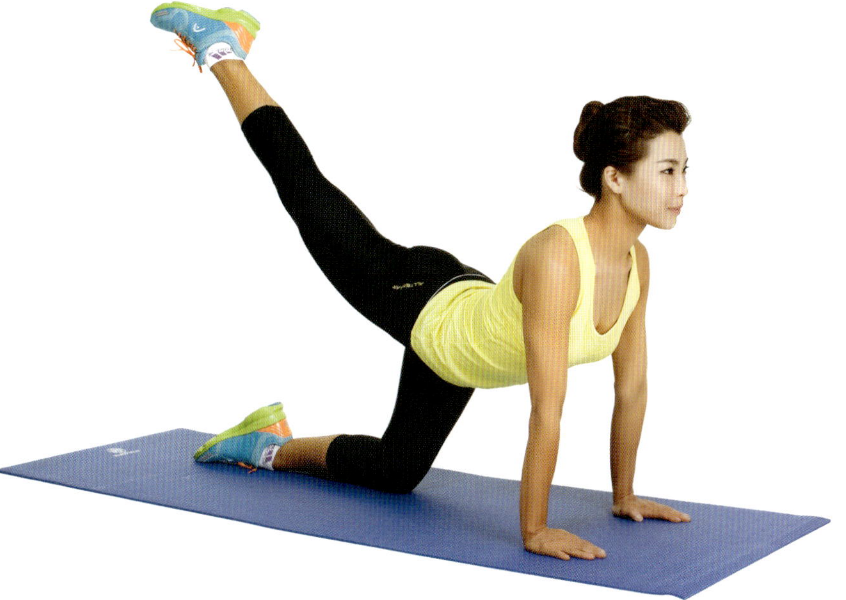

3

2번 상태에서 오른쪽 다리를 엉덩이의 힘을 이용해 뒤쪽으로 쭉 끌어 올린다. 호흡은 다리를 뒤쪽으로 끌어 올릴 때 내쉰다. 반대 방향도 하면 1회다.

CAUTION

2번 자세에서 골반이 틀어지거나 허리를 굽힌 상태에서 동작을 계속하면 부상의 위험이 있다.

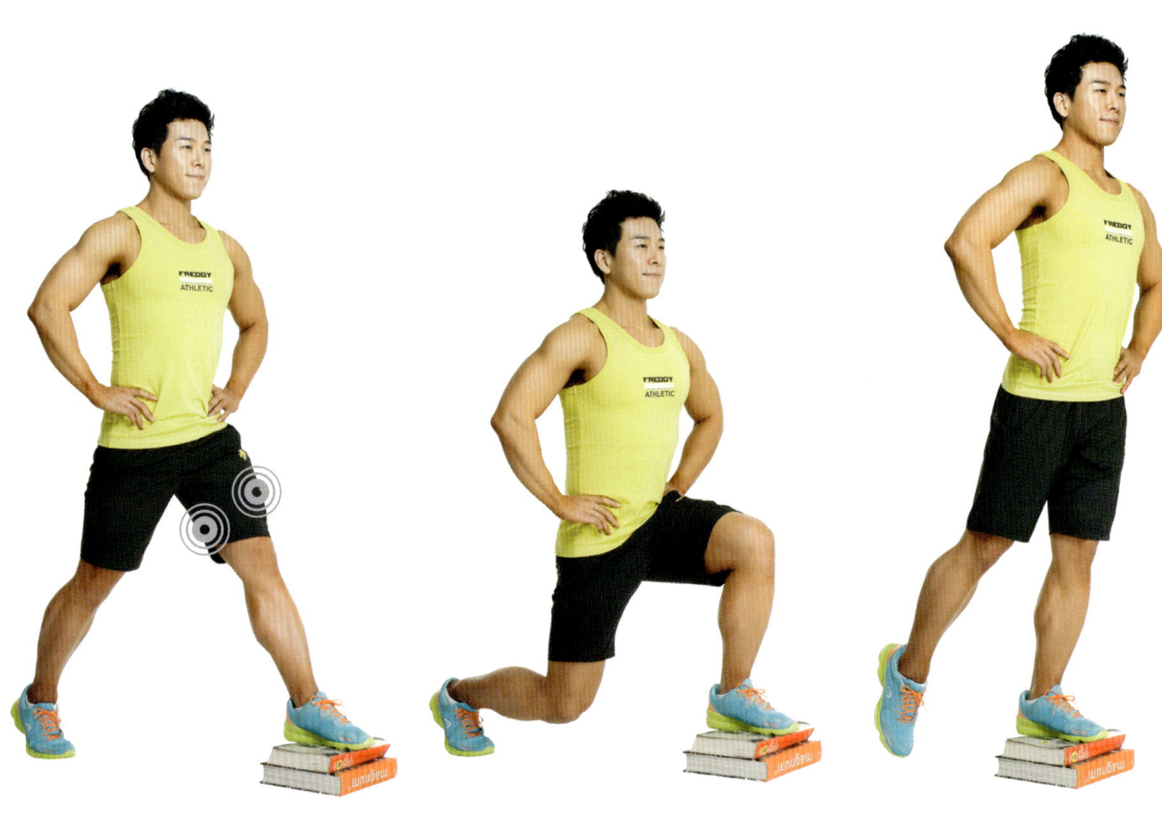

1

책 위에 왼발을 올리고 오른발 뒤꿈치는 들어준다.

2

런지 동작을 취한다. 이때 기본 런지보다 앞쪽 무릎을 더 구부 린다.

3

일어서면서 왼발은 책에 올린 상태로 오른발을 앞쪽으로 옮 긴다.

하체 운동의 기본 중 하나인 런지 변형 동작이다. 중심축이 되는 다리의 위치가 지면보다 올라가기 때문에 기본 런지보다 난이도가 꽤 높다. 허벅지 앞쪽, 뒤쪽(대퇴 사두근, 대퇴 이두근)이 자극 받는다.

횟수 ▼
10회-3세트

CAUTION

한 발로 중심을 잡을 때 넘어지지 않도록 하자. 무게 중심의 이동에 신경 쓰면서 동작하자. 호흡은 동작 후 일어서서 한 발로 이동할 때 내쉬도록 하자.

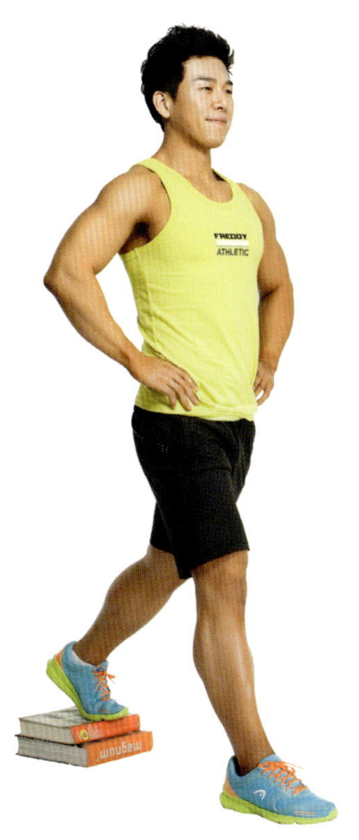
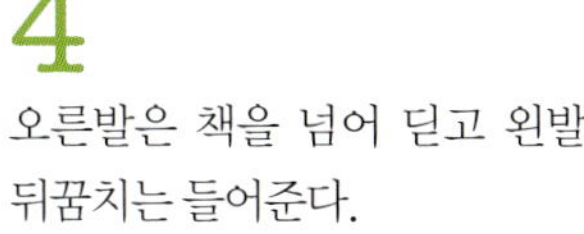

4

오른발은 책을 넘어 딛고 왼발 뒤꿈치는 들어준다.

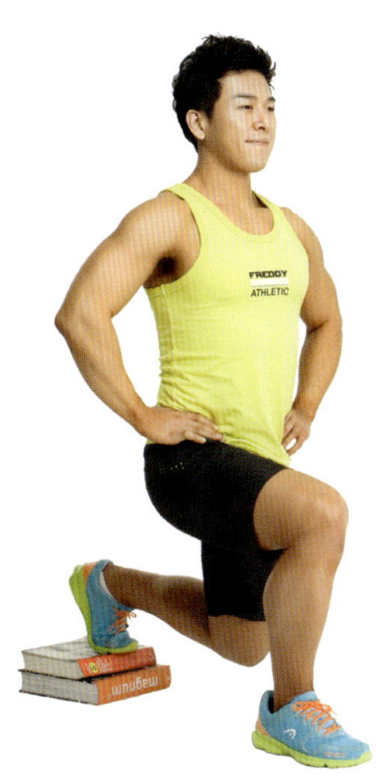

5

오른발을 앞으로 한 런지 동작을 취한다. 이때 기본 런지보다 뒤쪽 무릎을 더 구부린다.

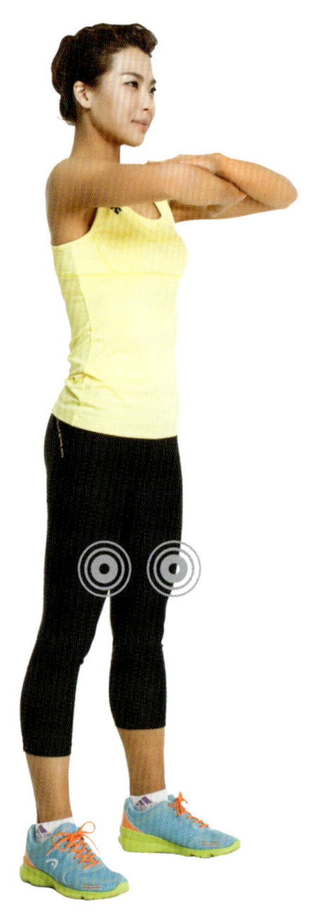

1

허리를 세우고, 팔을 앞으로 뻗
어서 포개어준다.

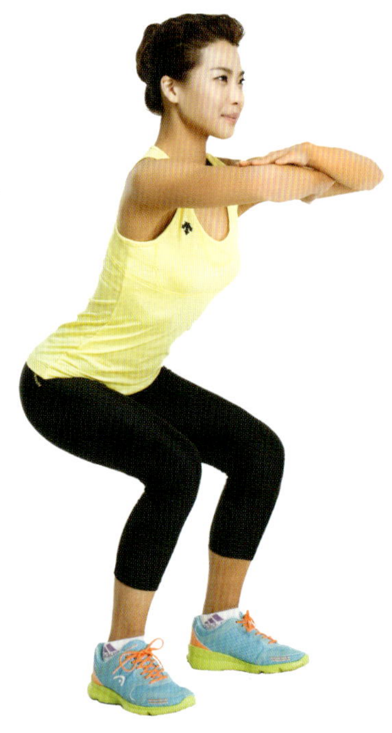

2

무릎을 구부리고 엉덩이를 뒤로
뺀 기본 스쿼트 자세를 취한다.

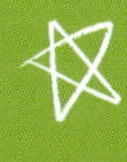

유산소와 하체 운동을 접목한 것이다. 균형잡기도 힘이 들고, 하체의 근력을 더 많이 요하는 운동이다. 점프를 제외한 나머지 동작은 같기 때문에 스쿼트에서 크게 벗어나진 않지만, 점프 후 착지에서 이어지는 스쿼트 동작에서는 균형감각과 근력이 필요하다.

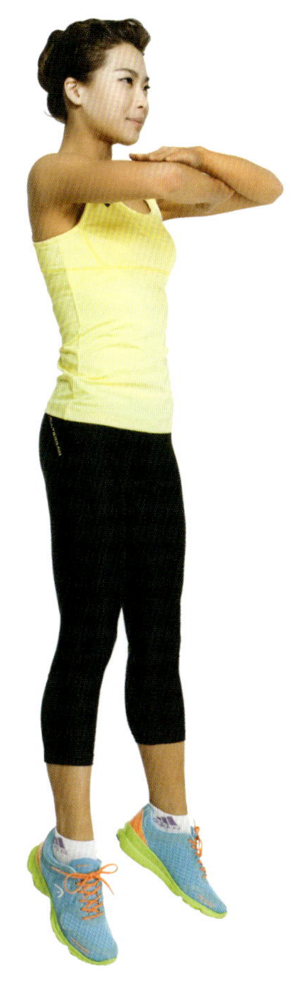

3
스쿼트 자세에서 하늘로 가볍게 점프한다.

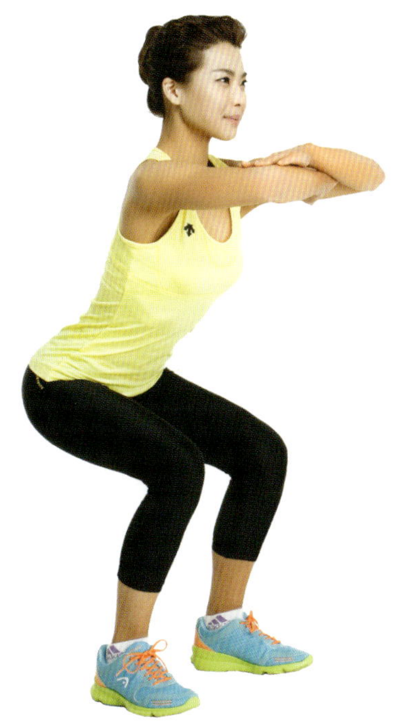

4
착지하면서 다시 기본 스쿼트 자세로 돌아간다.

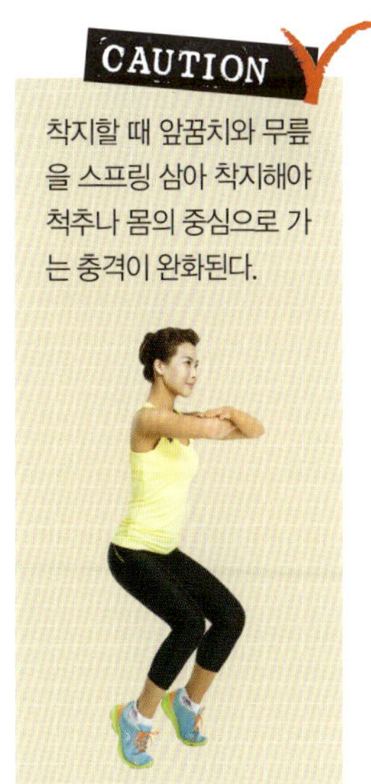

CAUTION

착지할 때 앞꿈치와 무릎을 스프링 삼아 착지해야 척추나 몸의 중심으로 가는 충격이 완화된다.

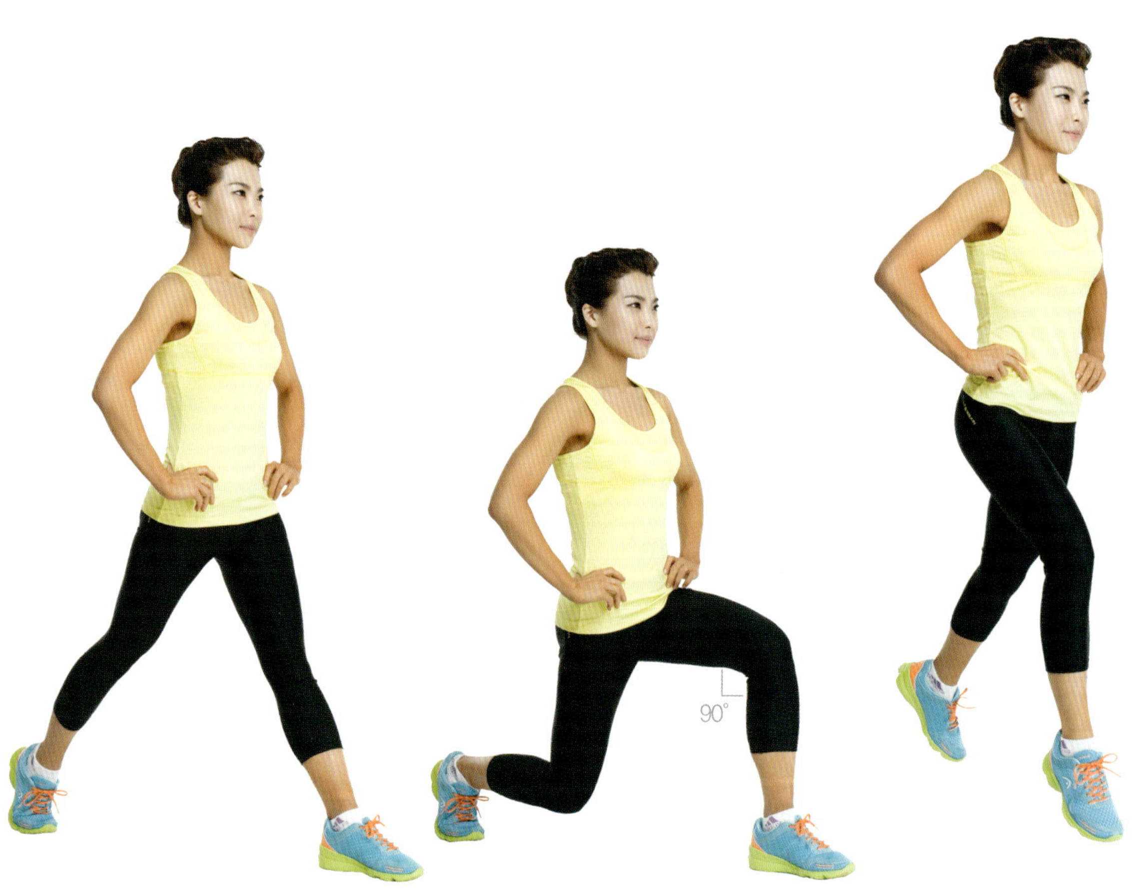

1

허리를 세우고, 양발을 쭉 펴
준다.

2

몸을 낮추면서 양발의 각도
가 90도가 되게 만들어준다.
허리는 일자가 되어야 한다.

3

하체의 반동을 이용해 점프
한 후에 양발의 위치를 바꿔
준다. 호흡은 점프할 때 내
쉰다.

기본 런지 동작보다 한 단계 높은 하체 운동이라 보면 된다. 일반적으로 런지 동작도 균형잡기가 힘든데 점프하면서 런지 동작이라니! 겁부터 먹으면 곤란하다. 런지 동작을 제대로 마스터 했다면 한 단계 높은 이 동작을 시작하자. 균형과 근력을 상당히 요하는 운동이다.

횟수 ▼
15회-3세트

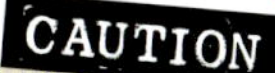

점프 후 착지할 때 중심이 흐트러지지 않도록 하자.

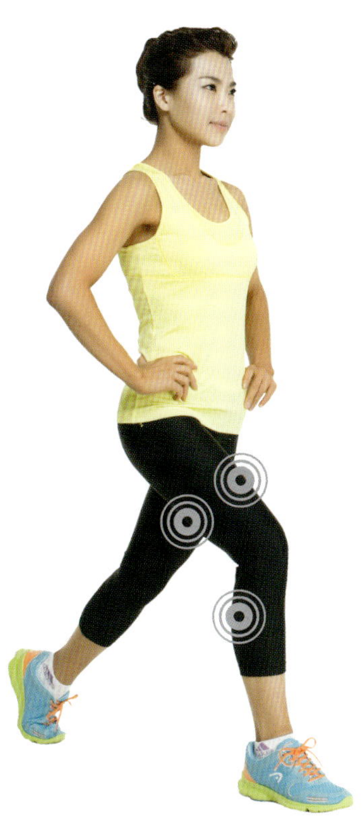

4

허벅지와 종아리의 힘을 이용해 바닥에 착지한다.

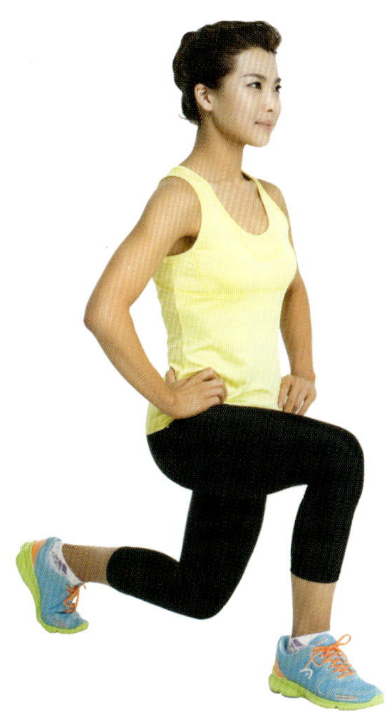

5

착지 후 바로 런지 자세로 들어 간다.

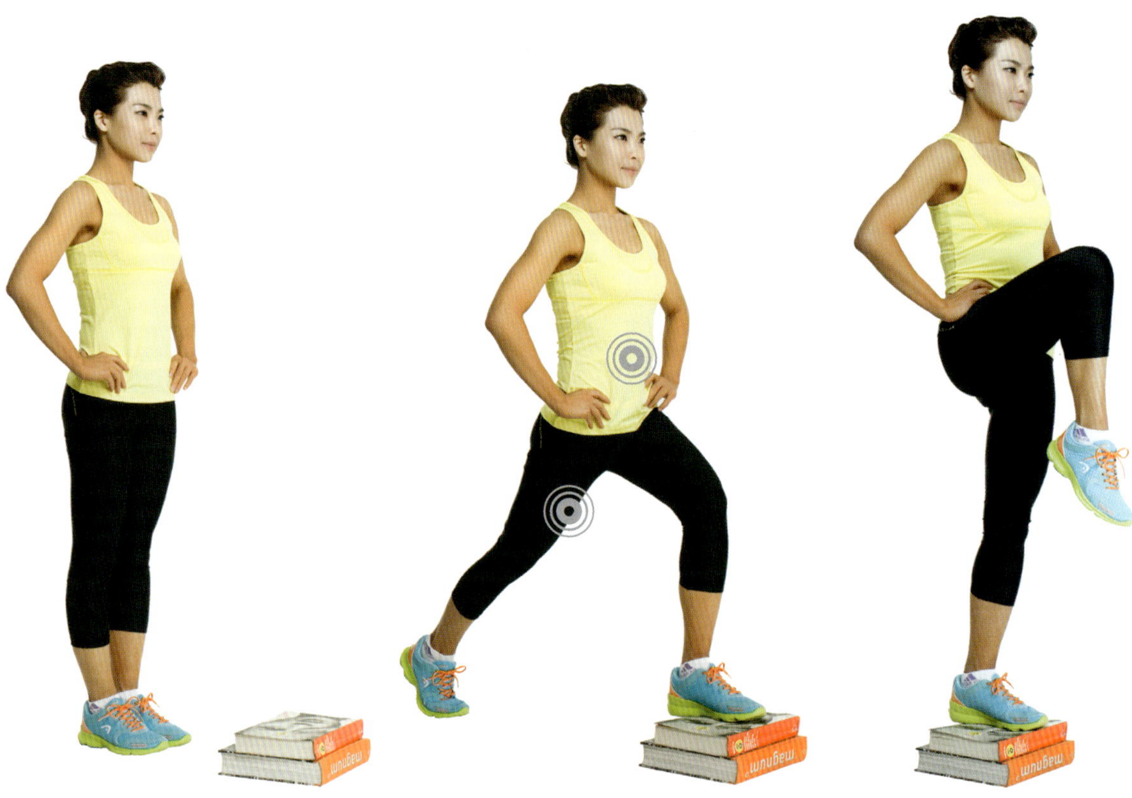

1

책과 1m 정도 간격을 두고 손은 허리에 올린 채 똑바로 선다.

2

왼발을 책 위에 올린다. 이때 왼쪽 무릎을 구부리고 오른발 뒤꿈치를 들어준다.

3

자세가 흐트러지지 않게 오른쪽 무릎을 가슴 높이까지 차 올린다.

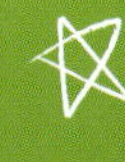

CAUTION

다리를 들어올려 펼 때 중심이 흐트러져 넘어지지 않도록 하자. 호흡은 무릎이 올라갈 때 한 번, 발차기 할 때 한 번. 이렇게 두 번을 빠른 호흡으로 내쉬도록 한다.

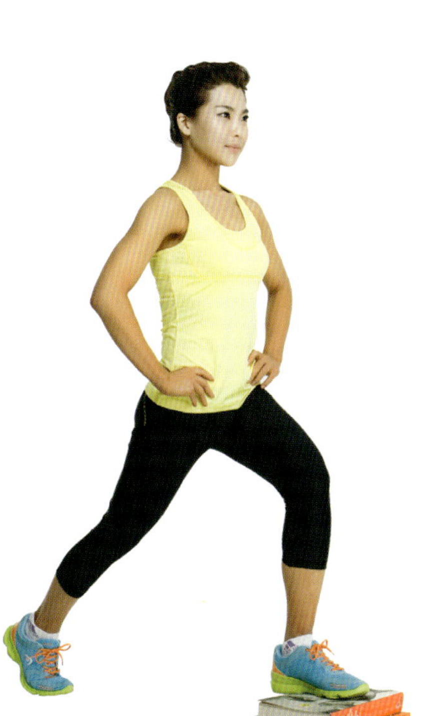

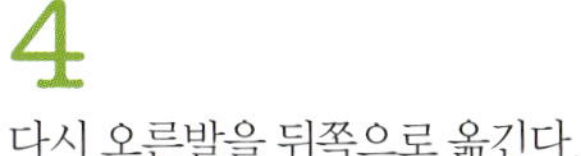

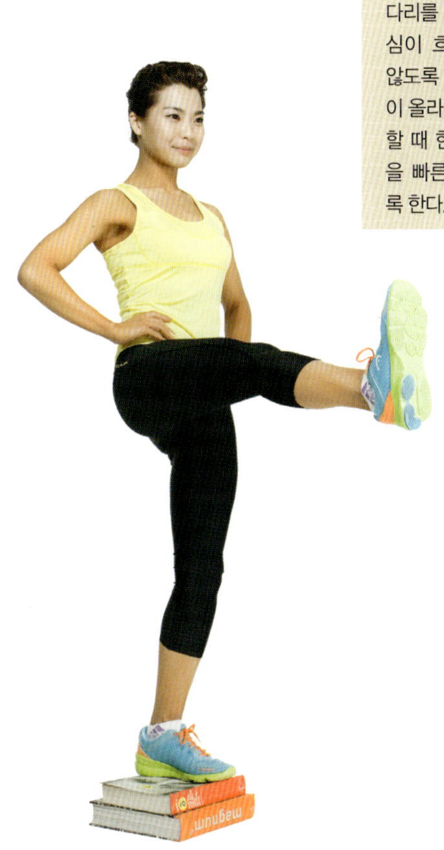

4

다시 오른발을 뒤쪽으로 옮긴다.

5

다리를 쭉 펴서 발바닥이 보이게 올린다.
이때 복부의 힘으로 끌어 올리는 게 좋다.
한쪽 발을 연속으로 15회 한 뒤 반대쪽 발로 넘어간다.

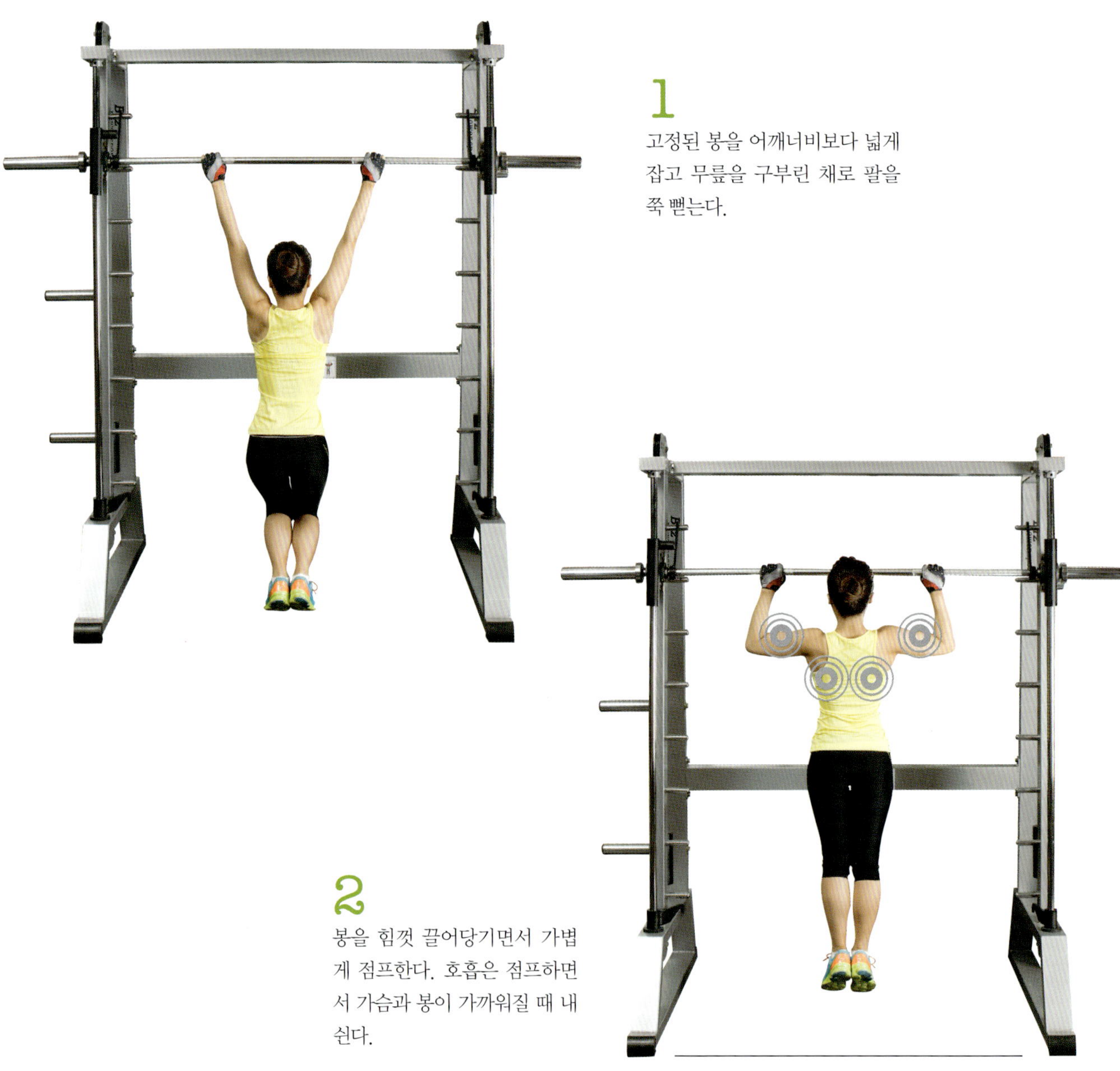

1

고정된 봉을 어깨너비보다 넓게 잡고 무릎을 구부린 채로 팔을 쭉 뻗는다.

2

봉을 힘껏 끌어당기면서 가볍게 점프한다. 호흡은 점프하면서 가슴과 봉이 가까워질 때 내쉰다.

턱걸이 점프라고 생각하면 된다. 일반적으로 하는 맨손 등 운동만으로는 근력 향상에 한계가 있기 때문에 조금 더 큰 효과를 위해 이 운동을 추천한다.

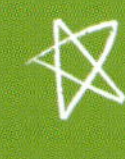

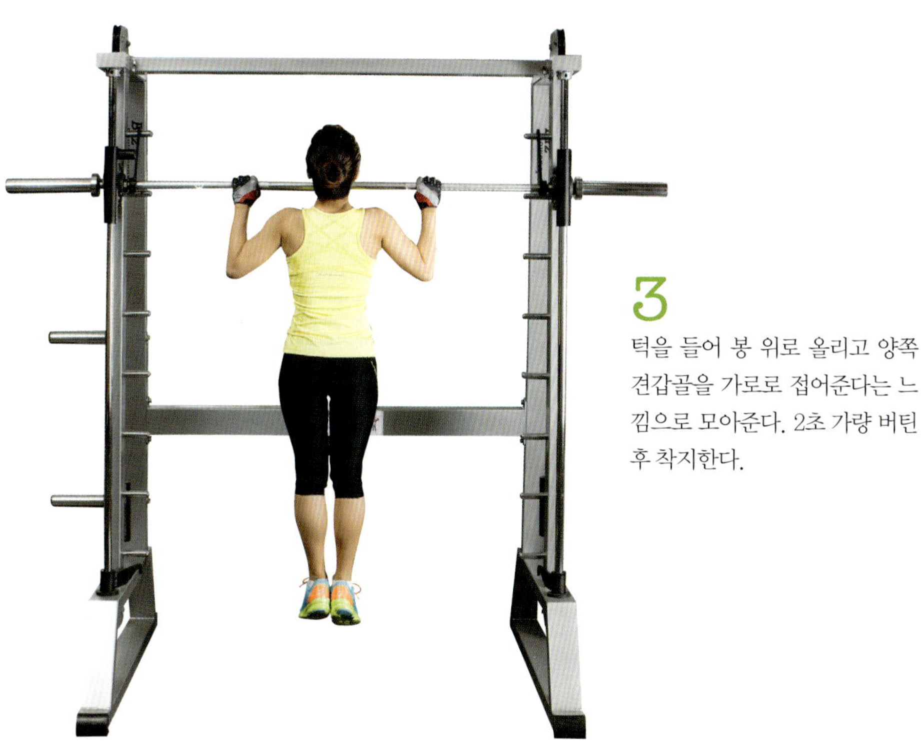

3

턱을 들어 봉 위로 올리고 양쪽 견갑골을 가로로 접어준다는 느낌으로 모아준다. 2초 가량 버틴 후 착지한다.

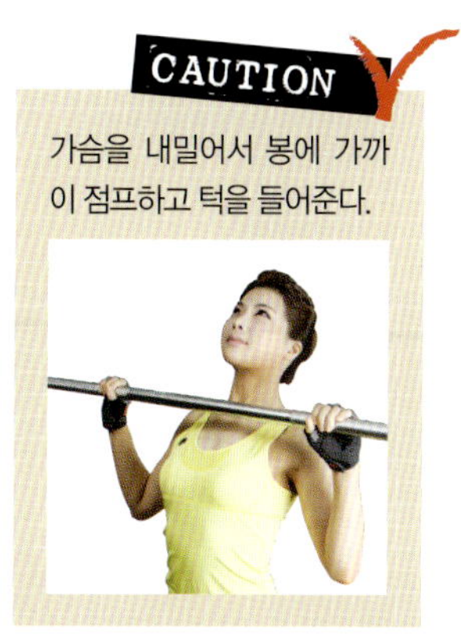

18 복근 자극하기

1

팔을 어깨너비로 벌리고, 바닥과 수직으로 만든다. 몸통은 일자로 꼿꼿하게 세운다.

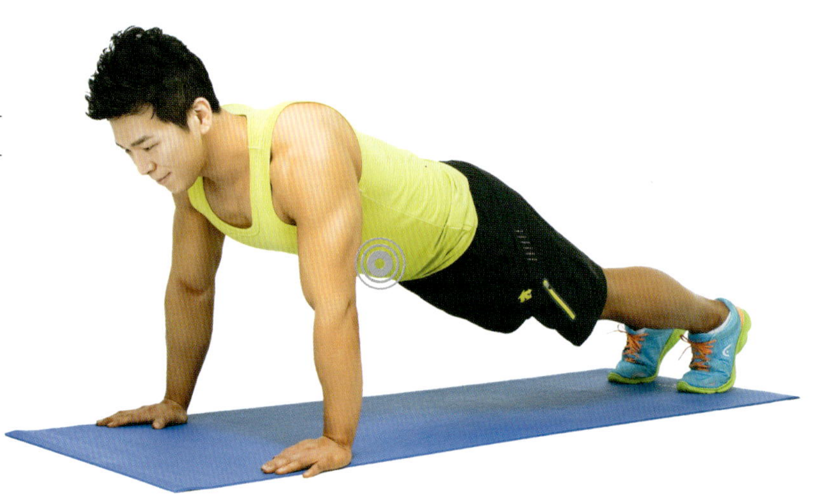

2

왼쪽 무릎을 최대한 가슴쪽으로 천천히 끌어당긴다.

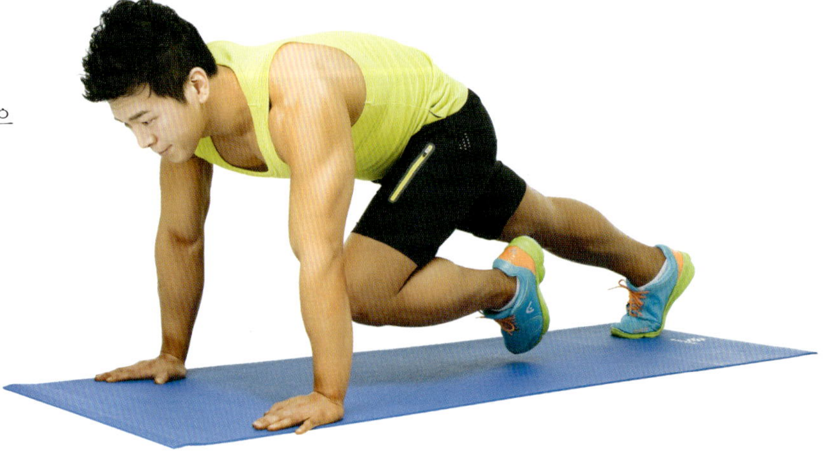

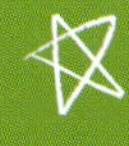

복근 운동이라고 하면 대부분 누워서 하는 운동이라고 생각하는 사람들이 많은데 눕지 않고 할 수 있는 운동도 많다. 이번에는 엎드려 하는 자세다. 천천히 동작하며 복근의 자극점을 찾아보자.

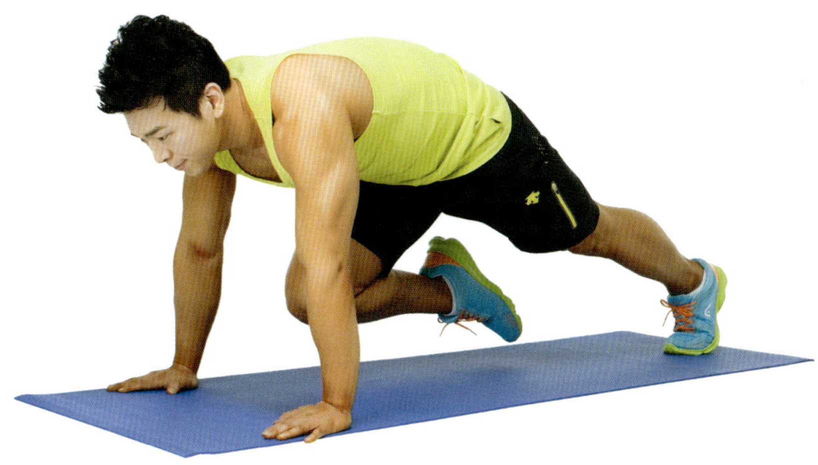

3

오른쪽 무릎을 가슴쪽으로 천천히 끌어당기면 1회다. 호흡은 무릎을 가슴 쪽으로 끌어 올릴 때 내쉰다.

CAUTION

허리가 너무 많이 굽혀지지 않도록 하고 다리의 힘이 아닌 복근의 힘으로 끌어 올리도록 하자.

19 복사근 자극하기

1

팔을 어깨너비로 벌리고, 바닥과 수
직으로 만든다. 몸통은 일자로 꼿꼿
하게 세운다.

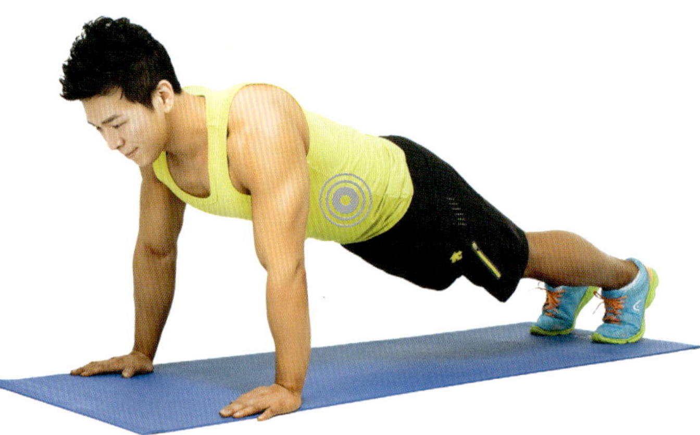

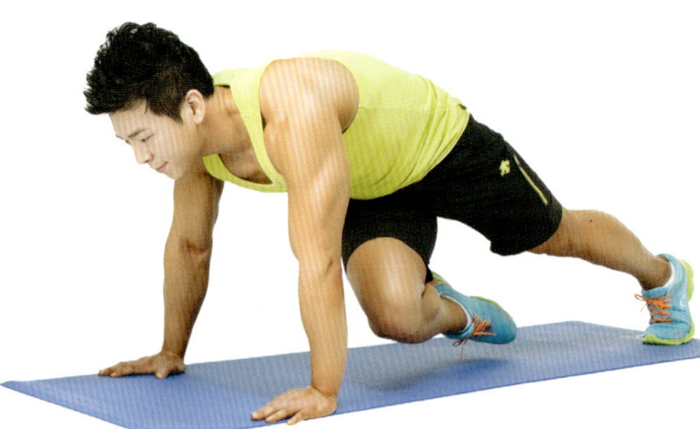

2

오른쪽 무릎을 왼쪽 팔꿈치 쪽으로
천천히 끌어당긴다.

3

왼쪽 무릎을 오른쪽 팔꿈치 쪽으로
천천히 끌어당긴다.

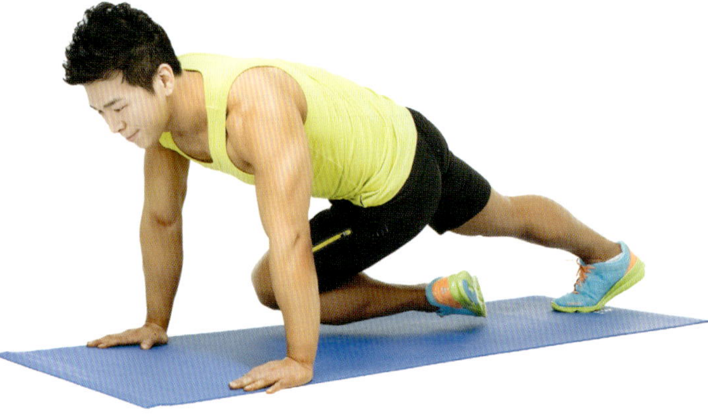

복근과 복사근은 바늘과 실이라고 보면 된다. 한쪽을 단련하는 운동을 해도 다른쪽에 영향을 미치기 때문이다. **복사근을 자극하는 운동**을 하면 복근도 단련할 수 있다.

4

왼쪽 무릎을 몸통 바깥쪽 왼쪽 팔꿈치 쪽으로 천천히 끌어당긴다.

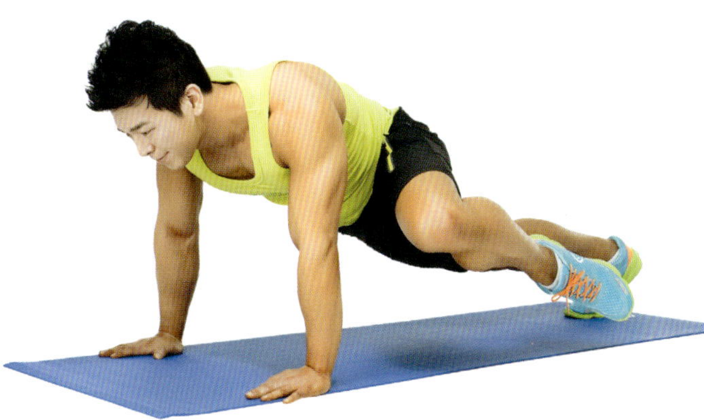

5

오른쪽 무릎을 몸통 바깥쪽 오른쪽 팔꿈치 쪽으로 천천히 끌어당긴다.

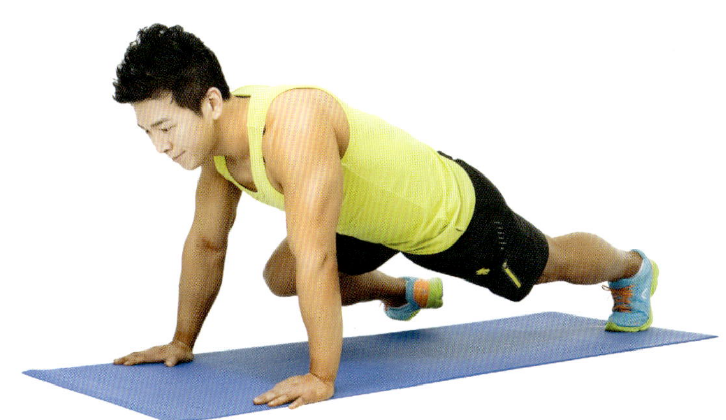

1

어깨너비만큼 다리를 벌리고, 조금 더 넓게 팔을 벌려 엎드린다.

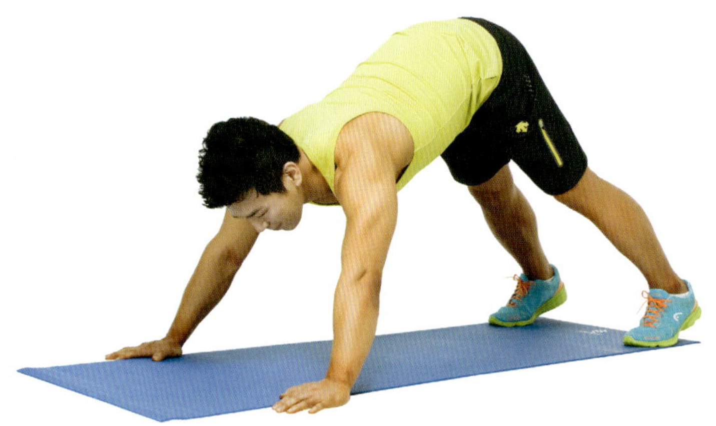

2

팔을 구부려 가슴을 바닥에 닿기 직전까지 간다. 이때 엉덩이는 들고 있어야 한다.

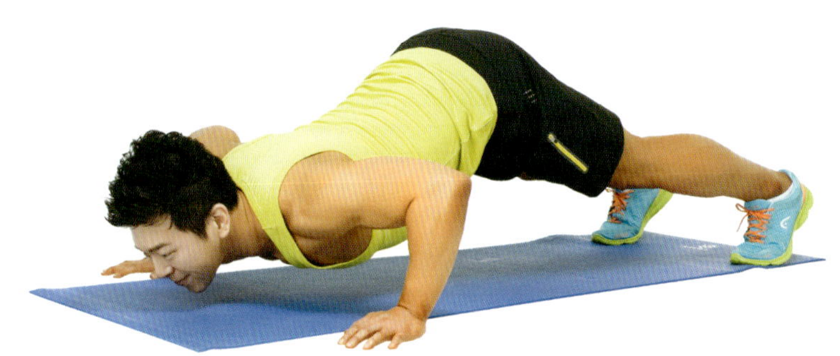

3

몸통과 바닥이 낮은 자세로 평행하게 만들어준다.

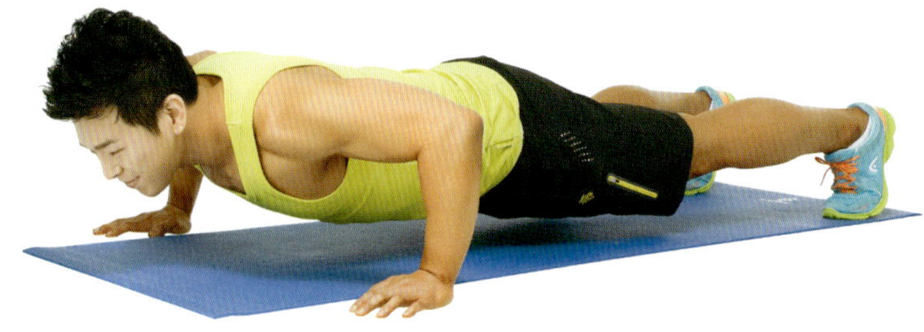

고도비만일 때는 무릎을 꿇고 동작했지만 지금은 무릎을 구부리지 않고 난이도를 높였다. 이 운동의 포인트는 리듬이다. 리듬을 타면서 몸에 반동을 주도록 하자. 효과 만점의 전신 운동이며 기초 근력 없이는 불가능한 운동이니 기초 근력을 튼튼하게 쌓고 도전하자.

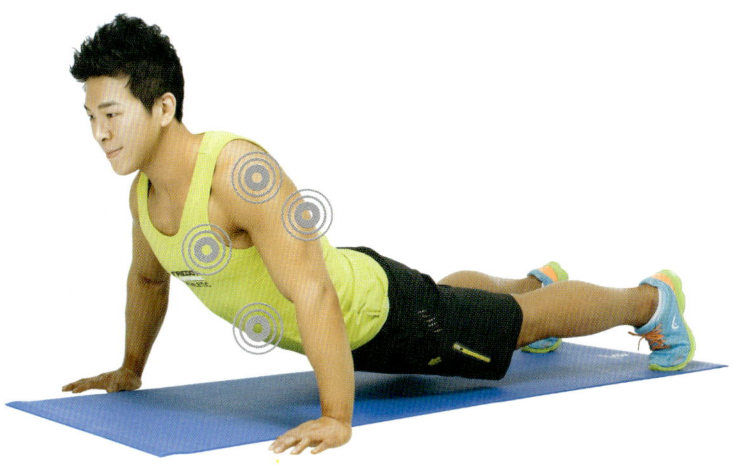

4

하체가 닿지 않게 바닥을 밀어 상체만 들어올린다. 호흡은 상체를 일으킬 때 내쉰다.

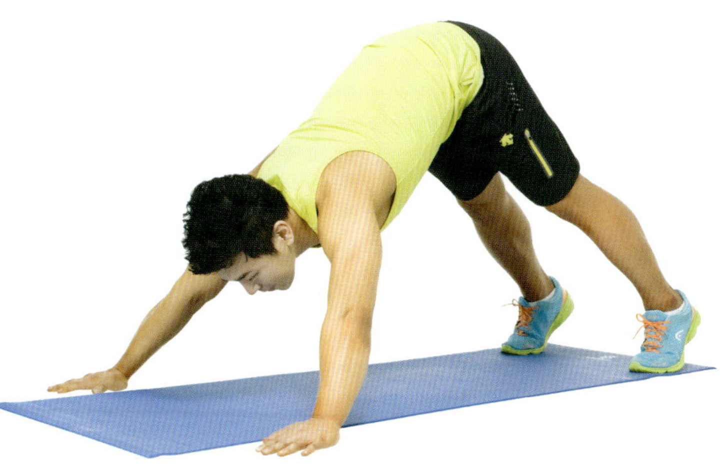

5

복부에 힘을 주어 엉덩이를 하늘 위로 쭉 뻗는다.

2번 동작에서 무게를 못 이겨 고꾸라지지 않도록 주의하자.

1

팔을 어깨너비로 벌리고, 바닥과
수직으로 만든다. 몸통은 일자로
꼿꼿하게 세운다.

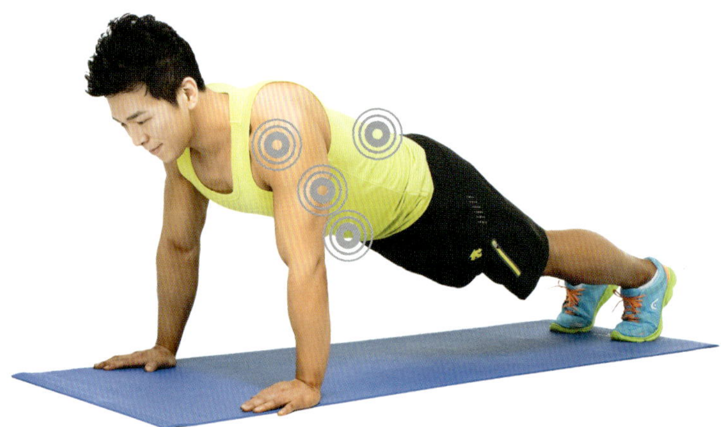

2

오른팔을 구부려 바닥과 수직이
되게 만들어준다. 이때 팔은 안
쪽으로 모은다.

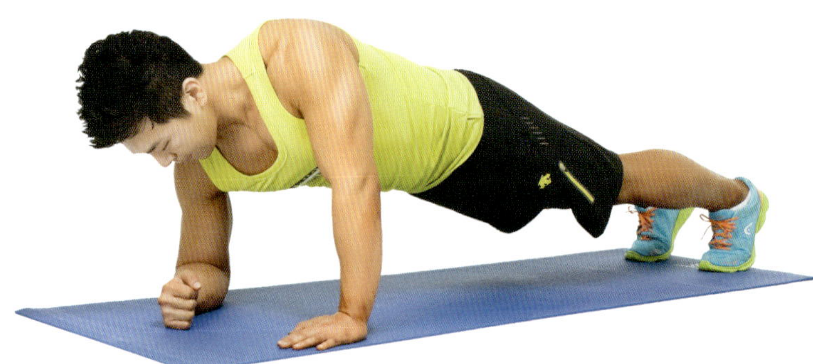

3

양팔을 八자로 만들어 지탱하고
몸통은 일자가 되게 한다.

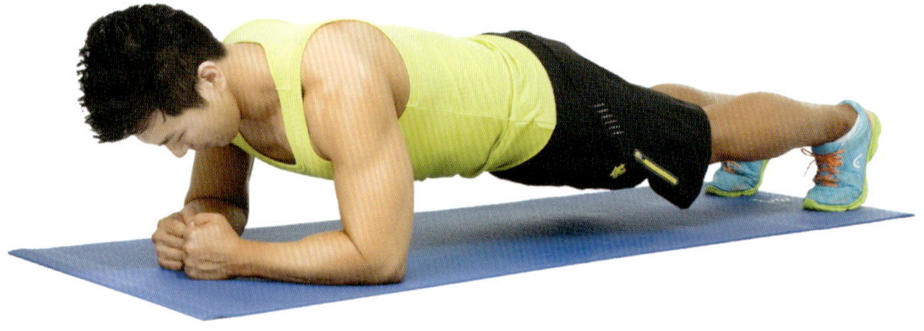

이번 운동은 허리와 복근을 강화시켜주는 코어 운동효과도 누릴 수 있다. 하지만 집중력 과 올바른 자세로 동작하지 않는다면 어깨에 무리가 올 수 있으니 주의하자.

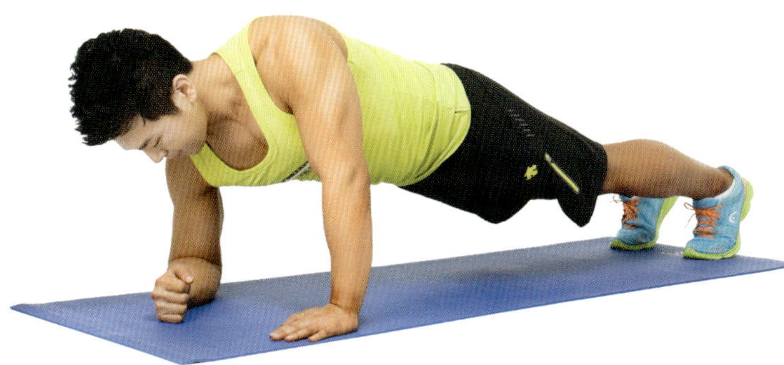

4

반대순으로 왼팔로 바닥을 밀 며 펴준다.

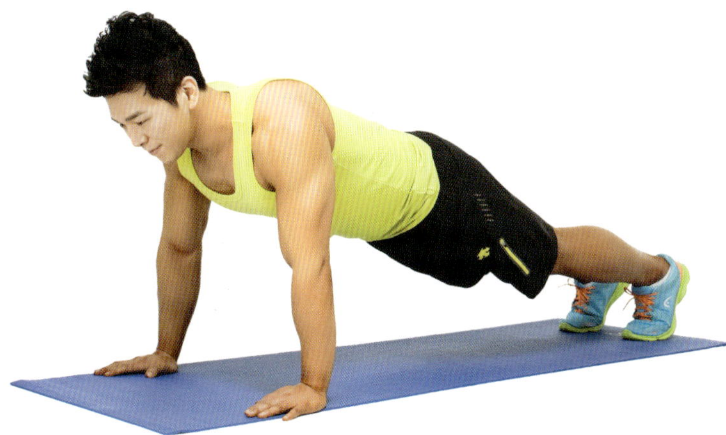

5

오른팔도 바닥을 밀며 몸통을 일으킨다.

CAUTION

이 동작을 수행하기 힘들 다면 무릎을 대고 시작해 보자.

9~12 Weeks

5~8주 프로그램을 잘 소화했다면 이제 슬슬 몸에 라인이 생기고 근육이 보이기 시작할 것이다.

단 두 달 만에 일어난 변화다. 이제 고지가 바로 눈 앞이다. 1~4주 프로그램이 끝났을 때와 마찬가지로 운동과 식단 패턴에 적응해서 몸이 변화를 거부할 때다. 그럴 때마다 찾아오는 정체기. 이번 정체기는 강도 높은 운동과 식단으로 극복하기보다는 운동 방법의 변화와 고도의 단백질 식단으로 극복해보자.

헬스기구를 이용하면서 새로운 동작을 익히고 맨손 운동만으로 부족했던 근육 키우기와 라인 만들기에 본격적으로 돌입하자. 하루하루 바뀌는 몸의 라인이 다이어트에 박차를 가해 줄 것이다. 마지막 4주간의 몸짱 만들기 프로그램을 통해 짐승에서 몸짱으로 거듭나는 성취감을 느껴보도록 하자. 마지막까지 파이팅!!

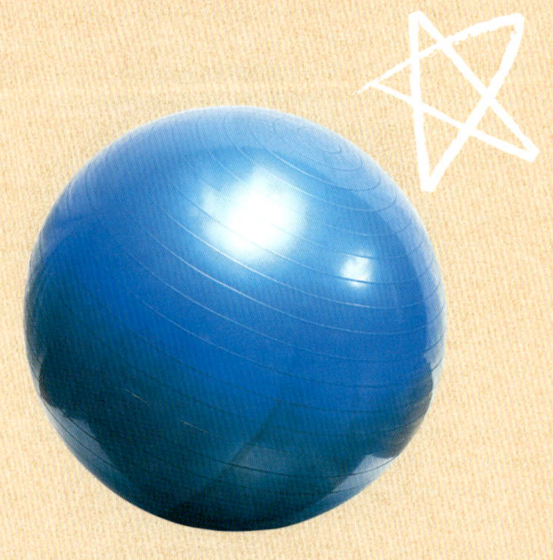

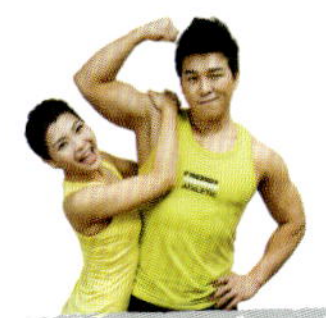

9~12주 식단
저탄수화물과 고단백질의 식사

우리가 기억해야 할 것이 한 가지 있다. 웨이트 트레이닝은 단지 근육을 만들 수 있게끔 도와주는 역할을 할 뿐, 근육을 생성하려면 단백질이 꼭 필요하다는 사실이다. 즉 몸짱으로 거듭나기 위해서는 매 끼니마다 일정한 양의 단백질을 섭취해야 한다. 어쩌면 5~8주차의 식단보다 더 고될 수 있다는 것을 미리 밝혀두는 바이다. 이 고비만 넘긴다면 식스팩도 문제 없다. 몸짱을 위한 하루 섭취 단백질의 양은

본인 체중 X 2 = 하루 섭취 단백질량(g)

이다. 예를 들어 체중 75kg인 사람은 150g의 단백질이 필요하다. 대표적인 단백질 식품으로는 닭가슴살과 계란 흰자가 있는데 여기서는 닭가슴살을 기준으로 설명하겠다. 생 닭가슴살의 경우 100g에 순수 단백질 양은 23~25g 정도, 칼로리는 105kcal 정도 된다. 즉 150g의 단백질을 섭취하기 위해서는 6조각(600g)를 섭취해야 한다.

닭가슴살 같은 경우 요즘 진공 팩에 훈제로도 많이 나오고 다양한 맛이 있으니 무조건 생 닭가슴살만 고집하지 말자. 매일 똑같은 음식을 먹다간 쉽게 질려 식단을 포기하기 때문이다. 어떤 날은 삶은 닭가슴살을 샐러드로 먹고 어떤 날은 훈제 닭가슴살 스테이크를 만들어 먹기도 하는 등 다양한 나만의 레시피를 만들어 식단의 지루함을 피하도록 하자.

주의할 점은 끼니를 놓쳤다고 해서 한번에 많은 양의 단백질을 섭취할 필요는

없다. 체내에서 25g의 단백질을 소화시키려면 3~4시간 정도가 걸린다. 그 이상의 단백질을 섭취할 경우 배설물로 나오게 되니 쓸데없는 섭취는 줄이자. 25g의 단백질을 3~4시간 간격을 두고 먹는 게 가장 좋다. 한번에 단백질을 많이 섭취하더라도 탄수화물이 아니기 때문에 포만감을 느끼긴 힘들다. 그렇다고 포만감을 느끼기 위해 탄수화물을 섭취하면 복근은 Bye Bye~~. 선명한 복근을 만들기 위해선 저탄수화물 식단이 필수다. 저탄수화물과 고단백질의 식사를 하면서 운동의 강도를 조금씩 조절하는 게 9~12주 식단의 포인트다.

저탄수화물 고단백질 식단 예시

아침	점심	간식	저녁	간식	운동 후	취침 전	총 kcal
운동 전 아메리카노 200ml(10kcal) **운동 후** 바나나 1개 (100kcal) 닭가슴살 100g(105kcal) =215kcal	닭가슴살 100g(105kcal) 고구마 100g(120kcal) 양상추 30g(4kcal) 파프리카 20g(2kcal) =231kcal	오이 반개 (9kcal) 방울토마토 5알(20kcal) =29kcal	닭가슴살 100g(105kcal) 바나나 1개 (100kcal) 양상추 30g(4kcal) 파프리카 20g(2kcal) =211kcal	오이 반개 (9kcal) 아몬드 13g(70kcal) =79kcal	포도주스 180ml (95kcal) =95kcal	삶은계란 흰자 2알 (24kcal) 방울토마토 5알(20kcal) 44kcal	=904kcal

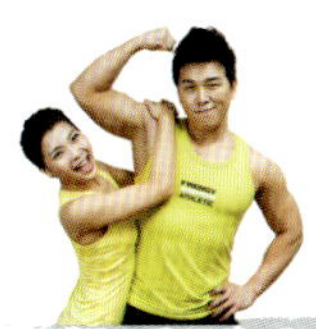

9~12주 습관
다이어트 파트너와 함께 생활패턴을 관리하자

이제는 다이어트를 시키는 대로 맹목적으로 따라하기 보다 지금껏 배운 지식과 나만의 다이어트 노하우를 결합해 십분 발휘할 때다. 또한 이 때는 난이도 있는 운동을 습득하는 시기이기 때문에 헬스장에 혼자 가기보다 비슷한 나이나, 비슷한 몸매를 가진 사람과 친해져서 같이 운동하는 것이 효율적이다. 다이어트 파트너와 함께 식단일기나 생활패턴을 공유하면 목표에 좀더 쉽게 다가갈 수 있다.

요새는 각종 다이어트 커뮤니티에 다이어트 친구를 구하는 게시판이 마련되어 있다. 서로 하루의 일과와 운동량, 식사량 등을 공유하면서 격려와 채찍질을 아끼지 않는다. 계획을 잘 지키는 파트너를 보면서 자극을 받을 수도 있고 집 근처에 사는 파트너를 만난다면 운동도 함께 할 수 있어 1석 2조의 효과를 누릴 수 있다.

특히 이 시기에는 몸의 변화가 왔다고 나태해질 수 있다. 파트너와 함께 계획과 목표를 정해 놓고 운동을 한다면 경쟁심을 유발해 나태함을 피할 수 있다. 또한 힘들 때마다 서로 의지와 위로가 되어 능률적으로 운동에 집중하고 정체기를 극복할 수 있다.

근육을 부위별로 집중적으로 생성시키기 위해 꼭 필요한 영양성분이나 체내에서 작용하는 원리, 음식섭취 유의사항, 트레이닝의 방법 등을 습득하다보면 생각보다 흥미로운 사실들이 꽤나 많다. 전문적인 지식을 습득하면 몸을 만드는 데 훨씬 도움이 되니 하나하나 알아가는 재미를 느껴보자.

　　마지막으로 이 시기에 꼭 지켜야 할 생활 습관 몇 가지를 소개한다. 근육 운동은 몸의 피로가 쉽게 오기 때문에 충분한 휴식이 필요하다. 때문에 하루에 6~7시간 정도의 숙면과 하루에 2L이상의 수분 섭취가 필수다. 또한 운동 후 따뜻한 온수로 샤워를 하면 근육통을 예방할 수 있다. 참고로 이 시기의 고단백 식사는 자칫하면 영양의 불균형과 간의 무리를 불러 올 수 있다. 간 보호제나 비타민 섭취 등을 통해 도움을 받도록 하자.

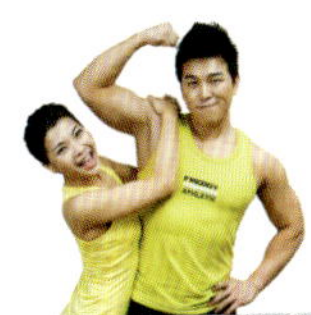

9~12주 운동
분할법으로 효과를 극대화하자!!

이제 몸에 틀이 잡히기 시작할 것이다. 이와 동시에 또 한번의 정체기가 올 수도 있다. 이제는 당당하게 헬스장으로 가서 운동하자. 앞으로 맨손으로 하는 운동은 준비운동으로 생각하고 몸풀 때 하도록 하자.

이번 단계는 다이어트의 마지막 단계로 헬스 기구 및 전문 웨이트 운동을 다뤘다. 오늘은 피곤하니 쉬운 운동 위주로 하자거나 횟수와 세트수는 엉망으로 하다 제풀에 지쳐 나가떨어지거나 이 운동 저 운동 왔다갔다 하거나 정확하게 어디에 효과적인 운동인지도 모르고 남들 하니까 따라하는… 그런 운동은 이제 그만하도록 하자.

이 책에서 소개하는 방법으로 분할법이란 것이 있다. 몸 전체를 한번에 효과적으로 운동하는 것은 불가능하기 때문에 목적에 따라 부위별로 나눠서 하는 운동 방법이다.

분할법은 크게 '상체와 하체 분할', '미는 동작과 끄는 동작의 분할', '주근육, 보조근육의 분할' 등이 있다. 다른 경우도 많지만 가장 많이 선호하는 분할법은 이 세가지다. 이렇게 신체 부위별로 운동을 묶어주고, 한 부위에 대해 세가지 정도나 그 이상의 운동을 해주면 된다.

분할법에 따라 운동한다면 근육이 골고루 발달되어 근육의 불균형을 막고 무리한 근육 손상 및 부상을 방지할 수 있다. 운동을 할 때는 큰 근육에서 작은 근육의 순서대로 운동하는 게 효과적이다. 예를 들면 가슴 운동을 한 후, 삼두근 운동을

분할법의 대표적인 예

	첫째날	둘째날	셋째날	넷째날	다섯째날
2분할법	가슴, 어깨, 팔 뒤쪽 (삼두근) 운동	등, 팔 앞쪽(이두근), 하체 운동			
3분할법	가슴과 팔 앞쪽 (이두근) 운동	등과 팔 뒤쪽 (삼두근) 운동	어깨와 하체 운동		
4분할법	가슴과 팔 앞쪽 (이두근) 운동	등 운동	어깨와 팔 뒤쪽 (삼두근) 운동	하체 운동	
5분할법	가슴 운동	등 운동	어깨 운동	팔 운동	하체 운동

해야 효과적이다. 분할법 표에 나와있는 대로 운동을 반복하자. 작은 근육을 운동한 후에 다음날 연관된 큰 근육을 운동하는 방법은 추천하지 않는다.

운동의 방법도 여러 종류가 있다. 이런 방법들은 정체기 극복을 위해 효과적으로 쓰일 수 있다. 여기 운동의 효과를 높이는 다섯 가지 세트법을 소개한다.

1 피라미드 세트법

우선 점차 무게를 늘리며 횟수를 줄이다가 마지막 지점에서 다시 무게를 낮추고 횟수를 늘려준다.

2 슈퍼 세트법

가슴–등 / 이두근–삼두근 / 대퇴 이두근–대퇴 사두근처럼 반대되는 부위를 묶어서 휴식시간 없이 운동한다.

3 컴파운드 세트법

덤벨컬–바벨컬 / 플랫 벤치 프레스–덤벨 벤치 프레스 / 스쿼트–런지처럼 같은 부위를 두 가지 종류로 휴식시간 없이 운동한다.

4 트라이 세트법

덤벨컬-바벨컬-케이블컬 / 플랫 벤치 프레스-덤벨 벤치 프레스-인클라인 벤치 프레스 / 스쿼트-런지-레그 프레스처럼 같은 부위의 세 가지 운동을 휴식시간 없이 한다.

5 드롭 세트법

한 운동을 힘이 빠질 때까지 즉, 운동의 실패지점까지 한 후 무게를 50% 내외로 줄여 곧바로 다시 운동한다.

다음 페이지부터 소개하는 구체적인 운동 방법과 P.132의 분할법 표를 참고해 웨이트 트레이닝을 시작해보자. 웨이트 트레이닝에 한층 더 흥미를 느끼게 될 것이다. 9~12주의 웨이트 운동은 분할법과 세트법을 응용할 수 있도록 근육별로 분류했다. 본인에게 맞는 근육별 운동을 찾아 나만의 운동 프로그램을 만들어 멋진 몸매에 도전해보자.

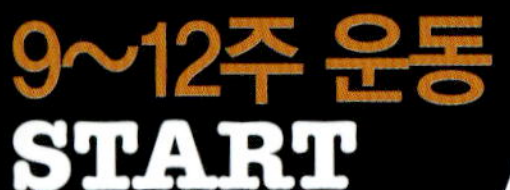

가슴 **1** 플랫 벤치 프레스

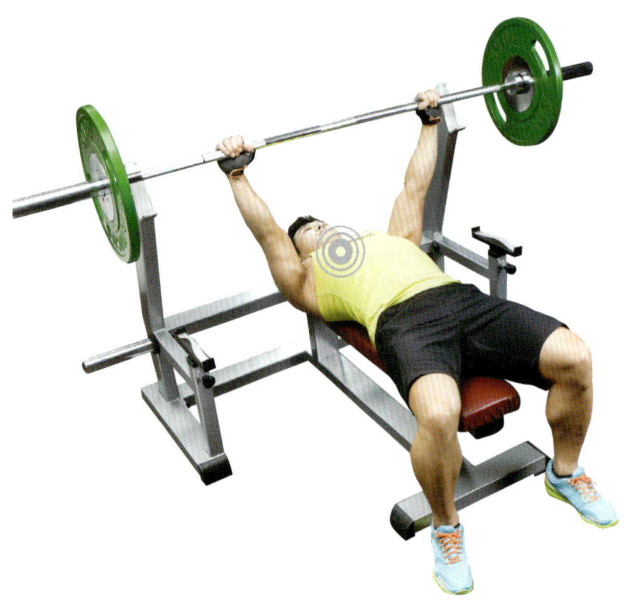

1

바벨을 어깨너비보다 넓게 잡는다.

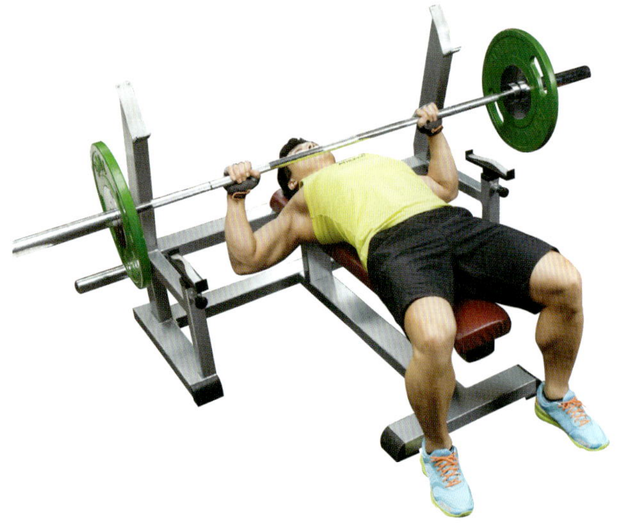

2

팔을 90도로 만들어주며, 바벨을
가슴 중앙부로 천천히 내린다.

웨이트 트레이닝이라 하면 가장 먼저 떠오르는 운동. 기본적인 **가슴(흉근) 운동**이다. 흰색 면 티를 입었을 때 돋보이고 싶은 남자들의 로망을 위해선 이 운동이 필수다.

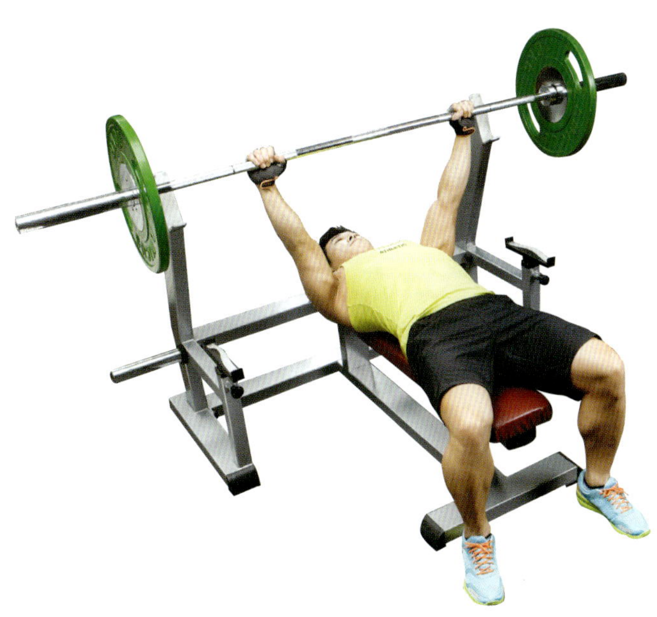

3

흉근에 힘을 주면서 바벨을 밀어 준다는 느낌으로 팔을 쭉 펴준다. 허리 통증을 가지고 있거나, 흉근만 자극받게 하려면 양발을 교차해서 무릎이 위로 향하게 구부린다. 호흡은 바벨을 밀어줄 때 내쉰다.

CAUTION

바벨을 가슴 쪽으로 내릴 때 팔꿈치가 앞이나 뒤로 빠지지 않게 한다. 바벨을 잡을 때는 엄지손가락으로 바를 감싸준다. 땀이나 이물질로 인해 바가 미끄러지면 큰 부상을 당하게 된다.

1-1 와이드 그립 벤치 프레스

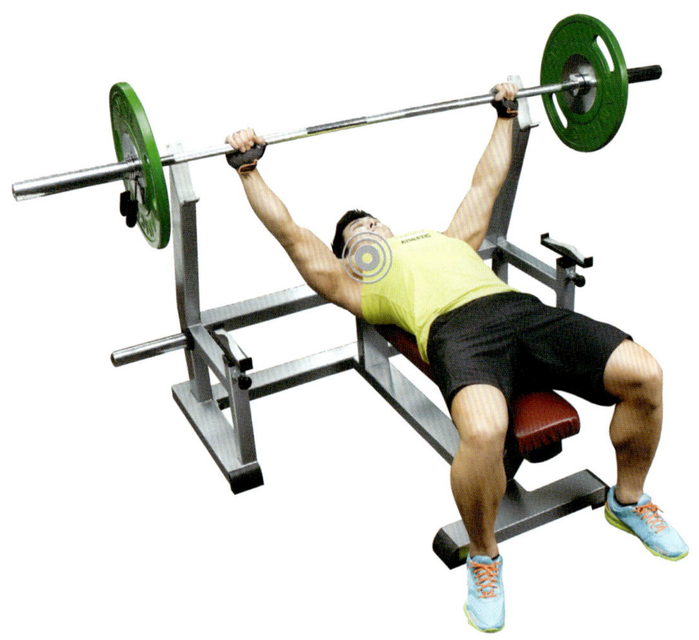

1

바벨을 플랫 벤치 프레스 때보다 넓게 잡는다.

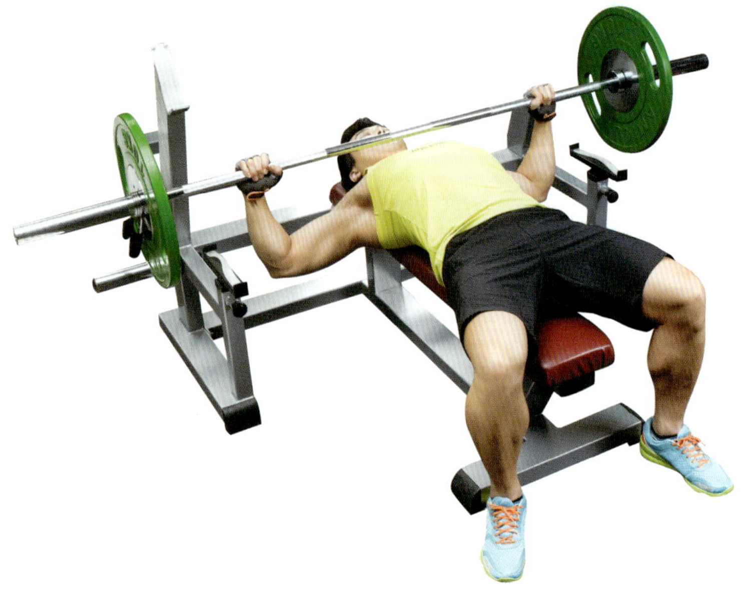

2

자신의 가동범위 내에서 바벨을 가슴 중앙부로 천천히 내린다.

흉근 외부를 단련시키는 운동이다. 넓은 면적의 흉근을 가질 수 있게 해주는 운동으로 방법은 플랫 벤치 프레스와 똑같으나 바벨을 잡는 위치만 다르다.

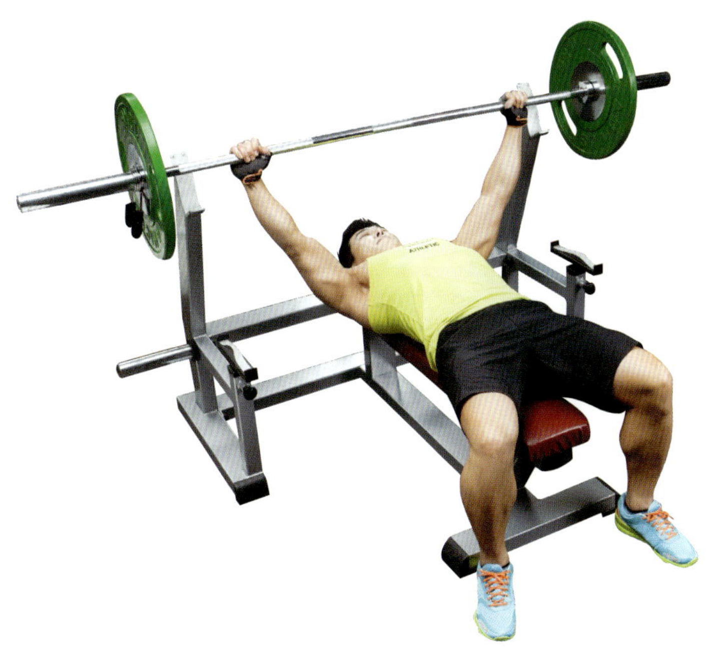

3

흉근에 힘을 주면서 바벨을 밀어 준다는 느낌으로 팔을 쭉 펴준다. 호흡은 바벨을 밀어 줄 때 내쉰다.

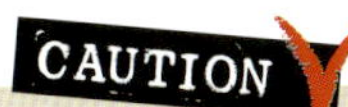

너무 넓게 바벨을 잡게 되면 어깨가 뒤로 빠져 부상의 위험이 있다.

1-2 내로우 그립 벤치 프레스

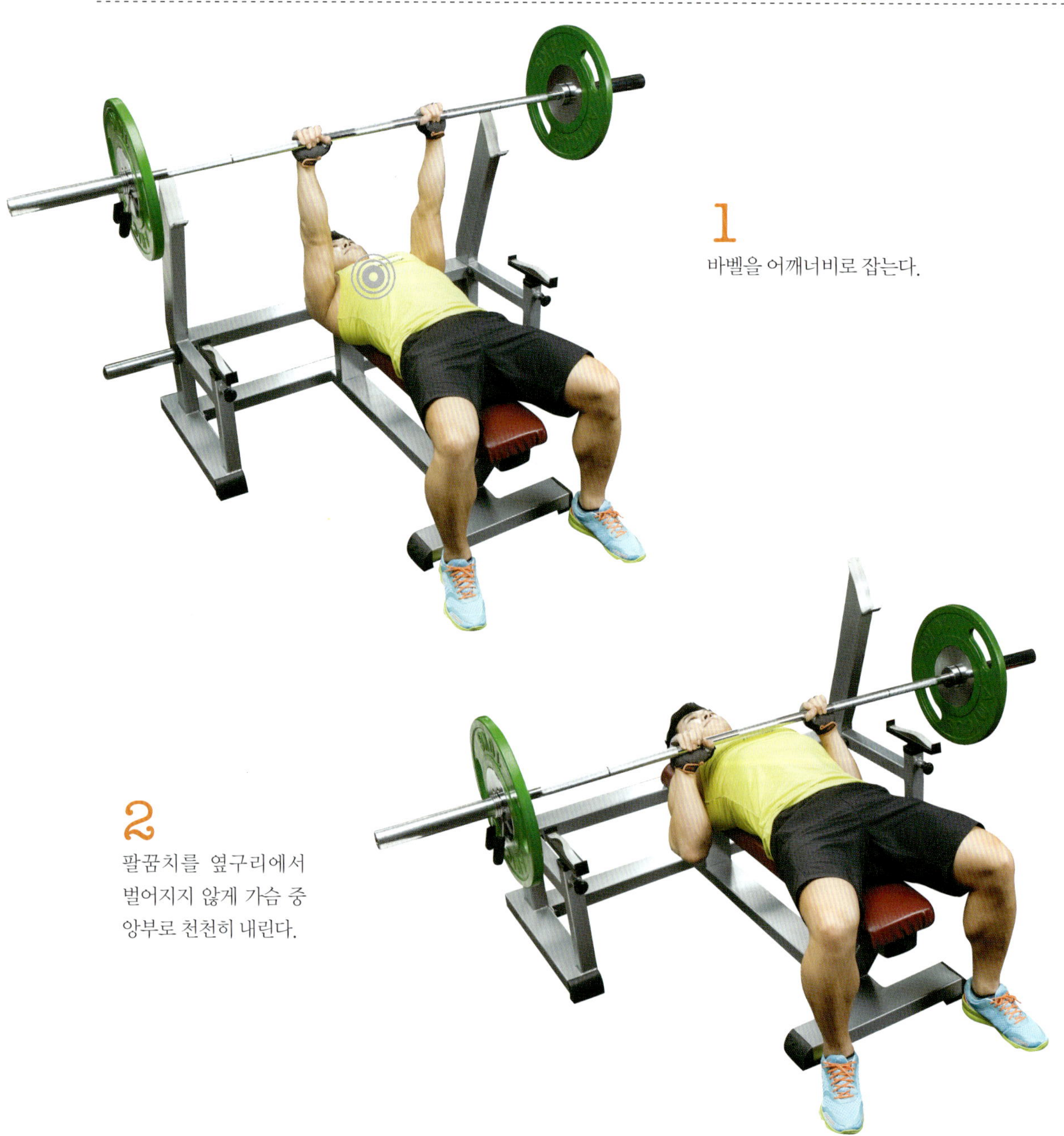

1

바벨을 어깨너비로 잡는다.

2

팔꿈치를 옆구리에서 벌어지지 않게 가슴 중앙부로 천천히 내린다.

흉근 내부를 단련시키는 운동이다. 가슴 중앙에 선명하게 선이 새겨지며 갈라지게 해주는 운동으로 삼두근의 자극도 크다. 방법은 플랫 벤치 프레스와 똑같으나 바벨을 잡는 위치만 다르다.

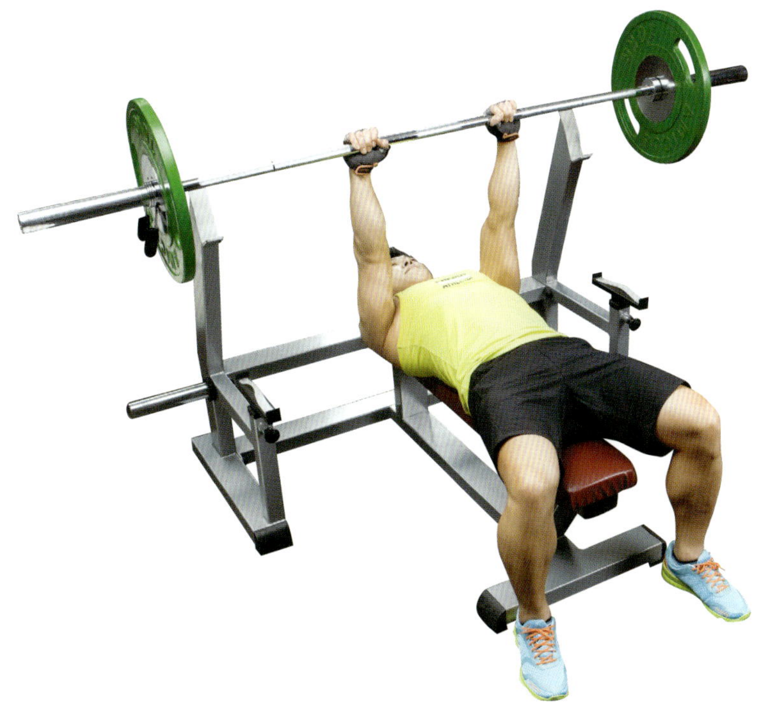

3

흉근에 힘을 주면서 바벨을 밀어 준다는 느낌으로 팔을 쭉 펴준다. 호흡은 바벨을 밀어줄 때 내쉰다.

CAUTION

너무 무겁게 하게 되면 팔꿈치에 심한 자극을 주게 된다.

2 인클라인 벤치 프레스

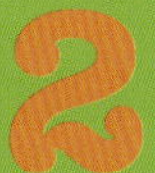

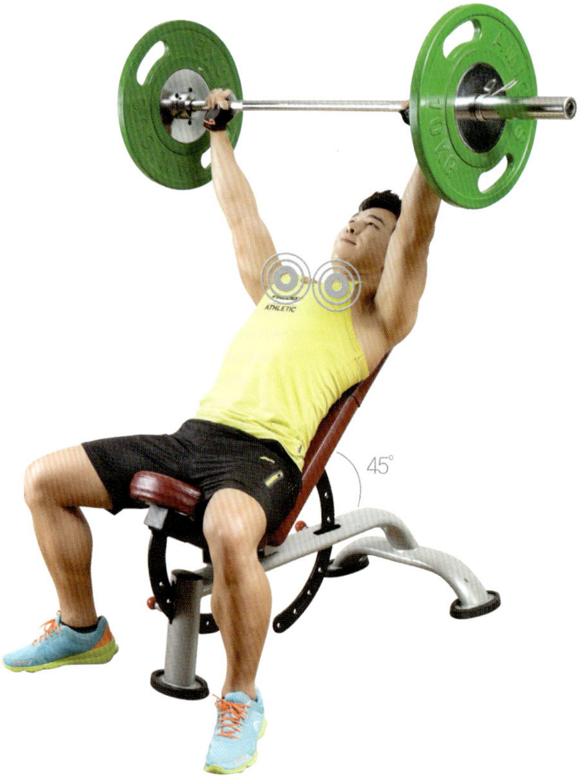

1

45도 정도의 기울어진 인클라인 벤치에 누워서 바벨을 어깨 너비보다 넓게 잡는다.

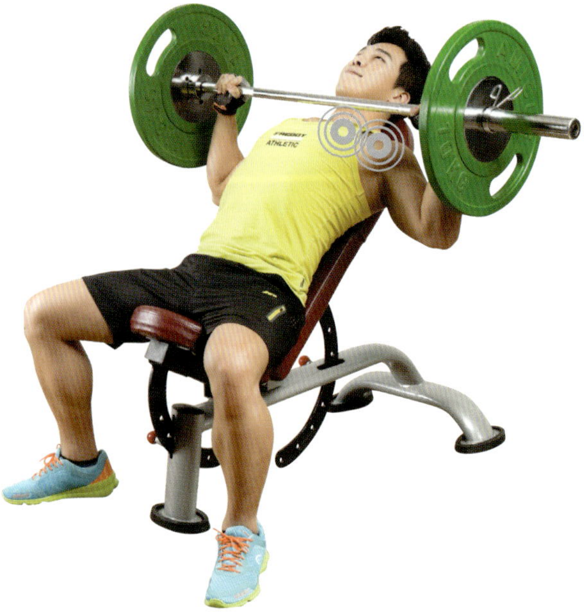

2

팔꿈치가 앞이나 뒤로 빠지지 않게 바벨을 쇄골 부근까지 천천히 내린다.

개인마다 다르지만 **가슴 윗부분(흉근상부) 근육**은 운동량에 비해 생성이 늦은 경우가 있다. 그래서 지레 포기하는 경우가 많은데, 흉근 하부만 무식하게 만들면 보기에 안 좋다. 균형 잡힌 가슴 근육을 만들어 주고 **어깨 앞쪽(전면 삼각근)** 발달에 도움이 되는 인클라인 벤치 프레스를 소개한다.

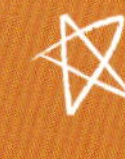

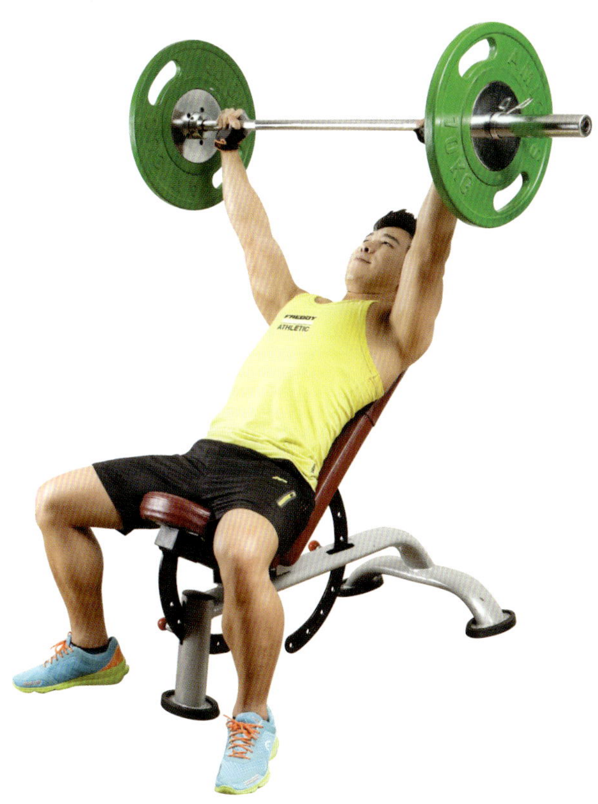

3

흉근에 힘을 주면서 바벨을 밀어 준다는 느낌으로 팔을 쭉 펴 준다. 호흡은 바벨을 밀어줄 때 내쉰다.

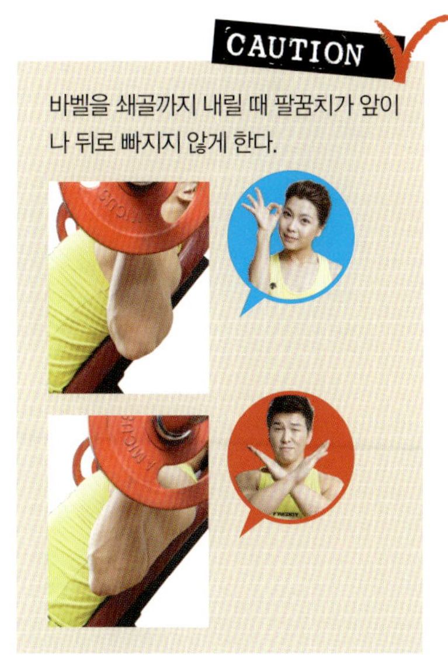

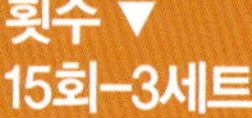

플랫 벤치 프레스(**대흉근 운동**)와는 같은 부위의 운동이지만 상당히 다른 자극을 받을 수 있다. 짐볼 위에서 균형을 잡기 때문에 전신 근육을 써야한다. 짐볼 위에서 미끄러져 부상을 당하지 않도록 주의하자.

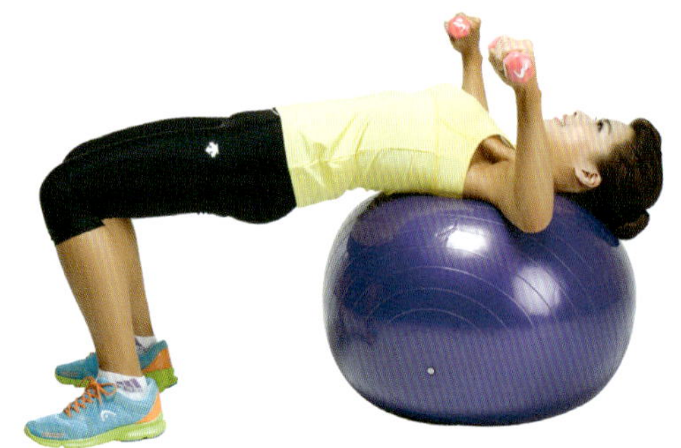

1

손목이 구부러지지 않도록 덤벨을 쥐고 짐볼에 누워서 등 상부와 어깨로 움직이지 않게 고정한다. 양팔은 90도가 되게 만들어 주며 팔꿈치는 앞이나 뒤로 빠지지 않도록 한다.

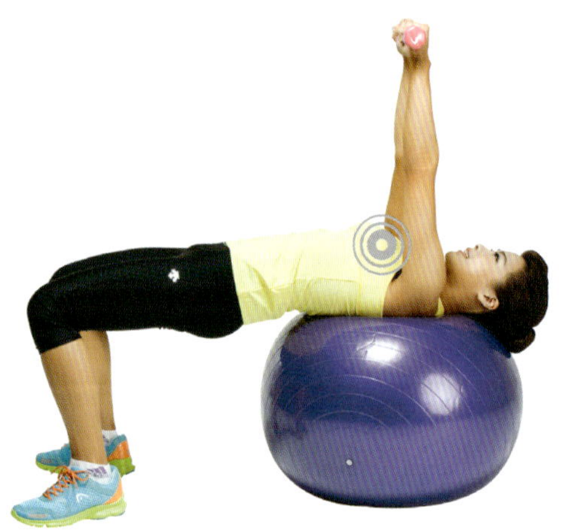

2

흉근에 힘을 주면서 양팔이 11자가 되게 덤벨을 쭉 밀어 올린다. 허리는 꼿꼿하게 펴주고, 발바닥으로 바닥을 밀면서 지탱한다. 호흡은 덤벨을 밀어 올릴 때 내쉰다.

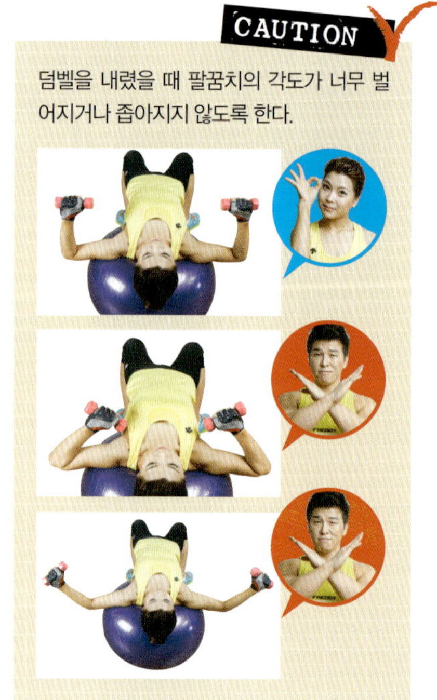

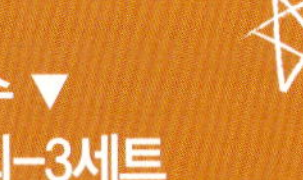

3-1 짐볼 인클라인 덤벨 프레스

횟수 ▼
15회-3세트

인클라인 벤치 프레스(**흉근 상부 운동**)와 같은 부위의 운동이지만 짐볼 위에서 균형을 잡기 때문에 전신 근육을 써야 한다.

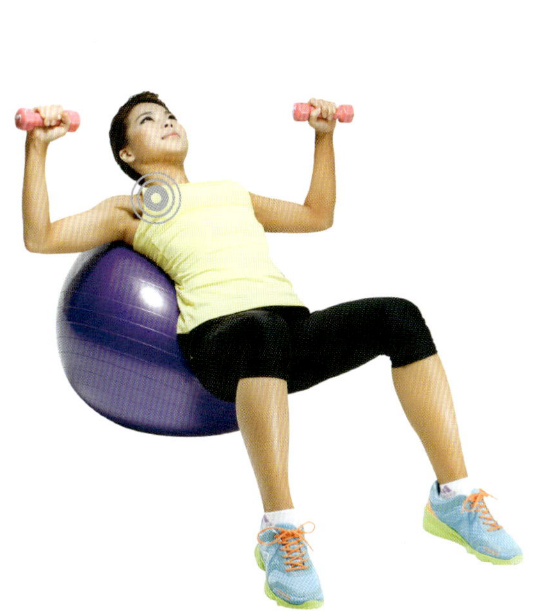

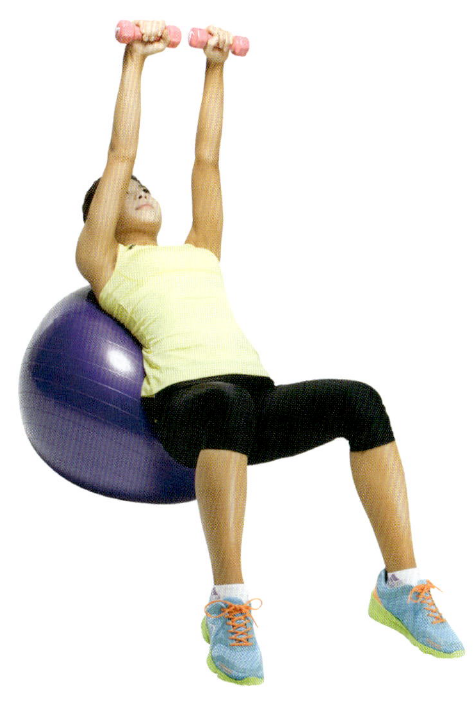

1

짐볼에 어깨와 등 전체로 비스듬하게 눕는다. 양팔은 90도가 되게 만들어주며 팔꿈치는 앞이나 뒤로 빠지지 않도록 한다.

2

흉근에 힘을 주면서 양팔이 11자가 되게 덤벨을 쭉 밀어 올린다. 허리는 꼿꼿하게 펴주고, 발바닥으로 바닥을 밀면서 지탱한다. 호흡은 덤벨을 밀어 올릴 때 내쉰다.

4 짐볼 덤벨 플라이

플라이(가슴 모으기) 운동은 가슴 라인(흉근 내부)을 예쁘게 잡아주는 효과가 있어 대부분 여자들이 한다. 가벼운 무게로 횟수를 여러 번 하는 게 좋다.

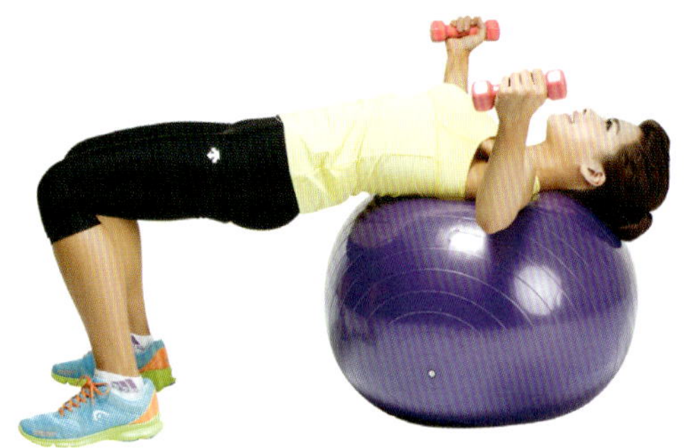

1

손목이 구부러지지 않도록 덤벨을 쥐고 짐볼에 누워서 등상부와 어깨로 움직이지 않게 고정한다. 양팔은 어깨와 수평이 되게 만들어주고, 팔꿈치는 45도 각도로 살짝 구부린다.

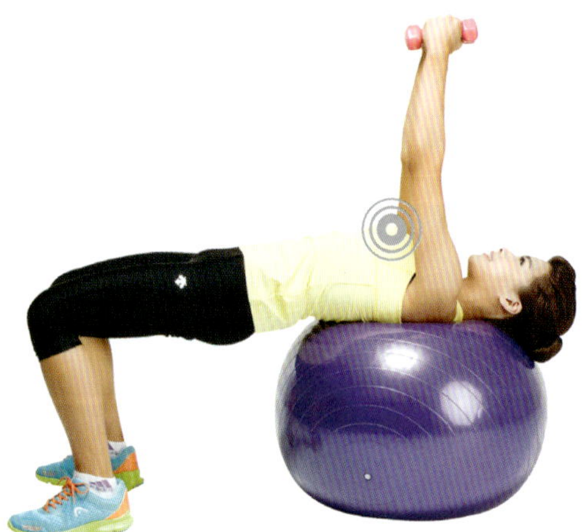

2

흉근 중앙에 힘을 준 채로 덤벨을 쥐고 있는 양팔을 가운데로 모은다. 허리는 꼿꼿하게 펴주고, 발바닥으로 바닥을 밀면서 지탱한다. 호흡은 양팔을 흉근 중앙으로 모을 때 내쉰다.

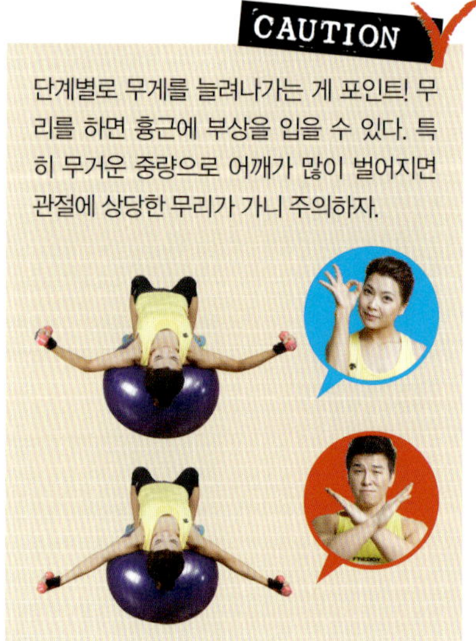

CAUTION

단계별로 무게를 늘려나가는 게 포인트! 무리를 하면 흉근에 부상을 입을 수 있다. 특히 무거운 중량으로 어깨가 많이 벌어지면 관절에 상당한 무리가 가니 주의하자.

4-1 짐볼 인클라인 덤벨 플라이

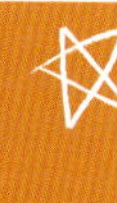

가슴 윗부분(흉근 상부) 근육 중앙부의 라인을 매끄럽게 해주는 운동으로 가벼운 무게로 여러 번 하는 게 좋다. 남자들의 경우 무거운 덤벨로 운동하면 흉근 중앙의 근육 선명도를 높여준다.

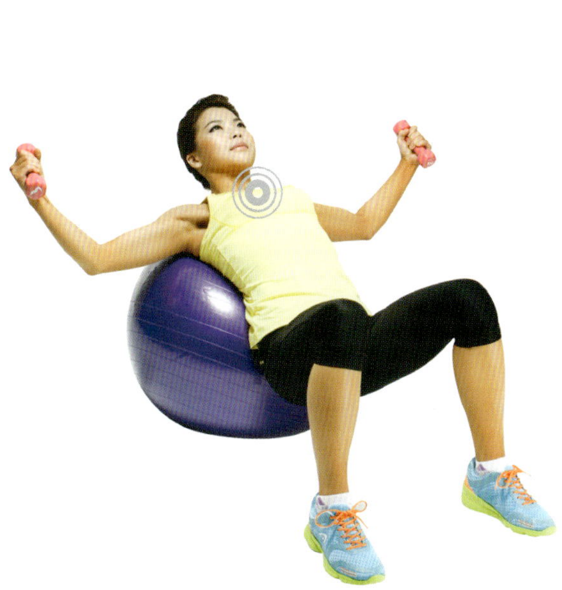

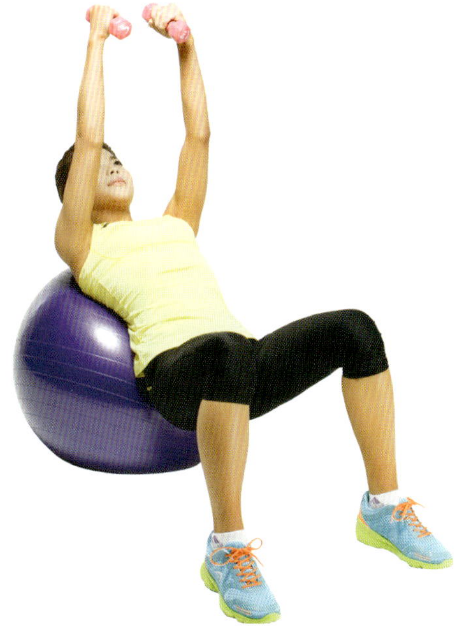

1

짐볼에 어깨와 등 전체로 비스듬하게 눕는다. 양팔은 어깨와 수평이 되게 만들어주고, 팔꿈치는 45도 각도로 살짝 구부린다.

2

흉근 중앙에 힘을 주고, 덤벨을 쥐고 있는 양팔을 가운데로 모은다. 허리는 꼿꼿하게 펴주고, 발바닥으로 바닥을 밀면서 지탱한다. 호흡은 양팔을 흉근 중앙으로 모을 때 내쉰다.

5 펙 덱 플라이

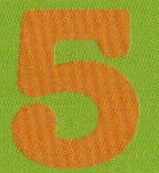

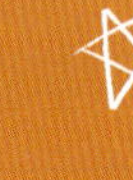

덤벨을 이용한 플라이 동작이 어려운 초보들에게 좋은 기구이다. 고정되어 있는 기구로 손쉽게 가슴 운동을 해보자.

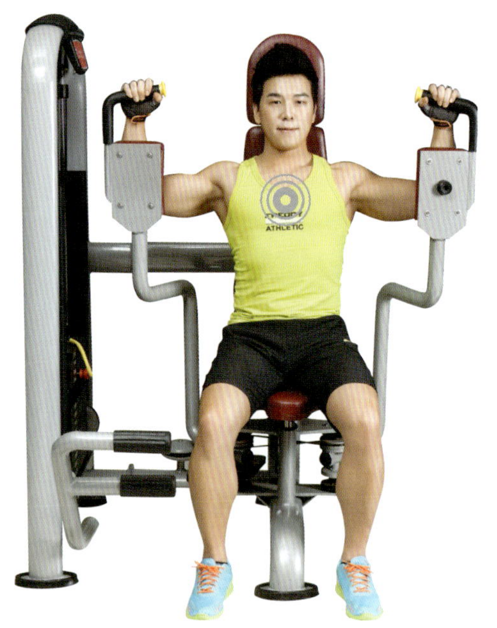

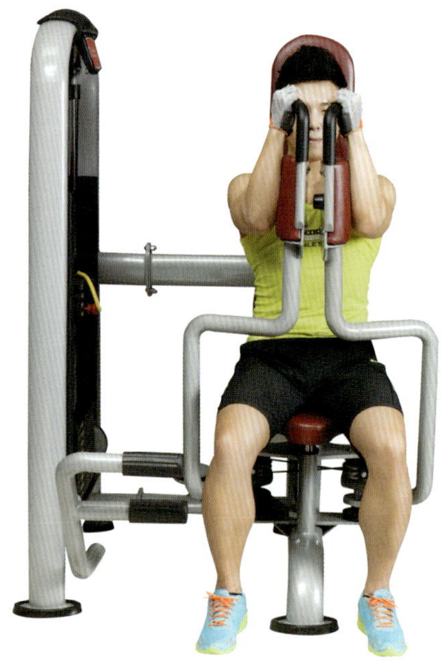

1

등을 곧게 펴서 기구에 앉은 후 팔을 수평으로 벌려 손잡이를 잡는다. 팔꿈치는 패드에 고정시킨다.

2

패드에 고정되어 있는 팔꿈치에 힘을 주어 가슴 중앙(흉근 중앙)으로 오므린다. 이때 가슴 중앙 근육을 최대한 수축시키도록 한다. 호흡은 팔꿈치를 가슴 중앙으로 오므릴 때 내쉰다.

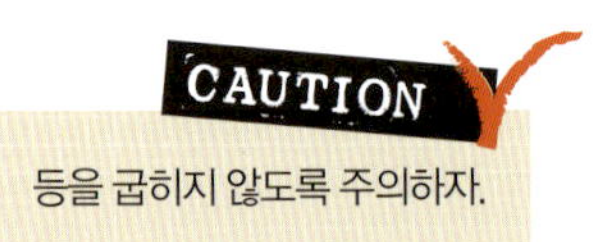

등을 굽히지 않도록 주의하자.

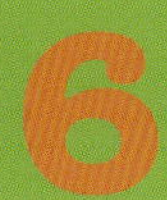
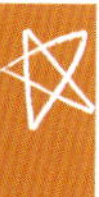

가슴(흉근)에 집중적으로 자극을 줄 수 있는 운동이다. 양팔의 비슷한 근력이 필요하다. 팔의 각도와 몸의 각도에 따라 흉근이 받는 자극이 각각 다르다.

CAUTION

허리를 과도하게 젖히지 않고, 케이블을 잡고 있는 손이 어깨 뒤로 넘어가지 않게 한다.

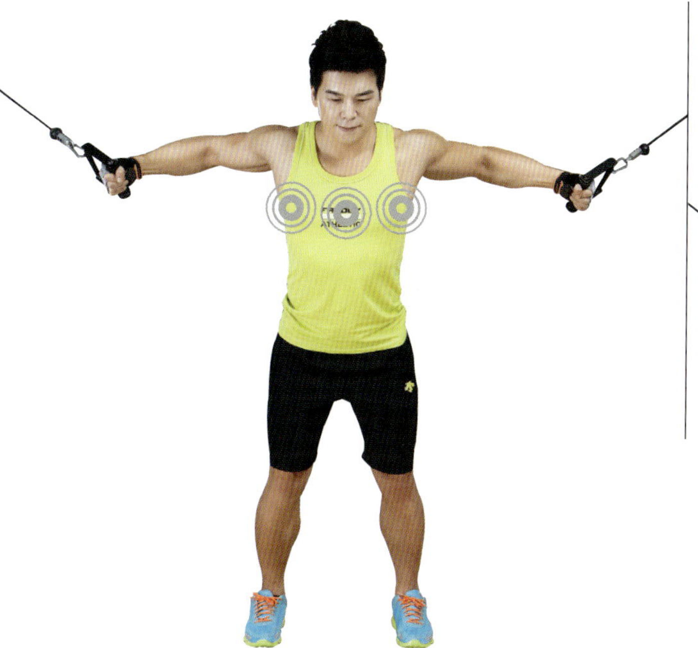

1

어깨너비로 발을 벌리고, 케이블 손잡이를 잡는다. 팔꿈치를 살짝 구부리고 허리를 아치형으로 만든 후 상체를 앞으로 약간 기울인다.

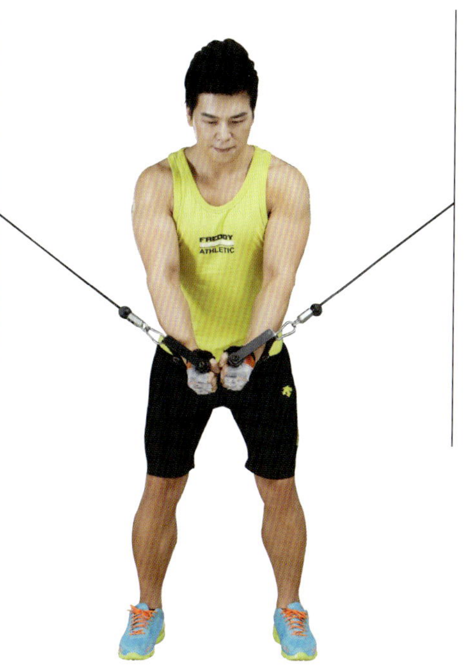

2

가슴 밑부분(흉근 하부)에 힘을 주면서 케이블을 흉부 하부로 끌어당긴다. 허리는 구부러지지 않게 한다. 케이블을 가슴 중앙으로 끌어당길 때 내쉰다.

7 EZ바(굴곡 있는 바벨) 풀오버

1

뒤통수부터 엉덩이까지 닿게 벤치에 눕는다. 양팔을 가운데로 모아 EZ바를 좁게 잡는다. 팔은 바닥과 수직을 이뤄주고 팔꿈치는 구부리지 않는다.

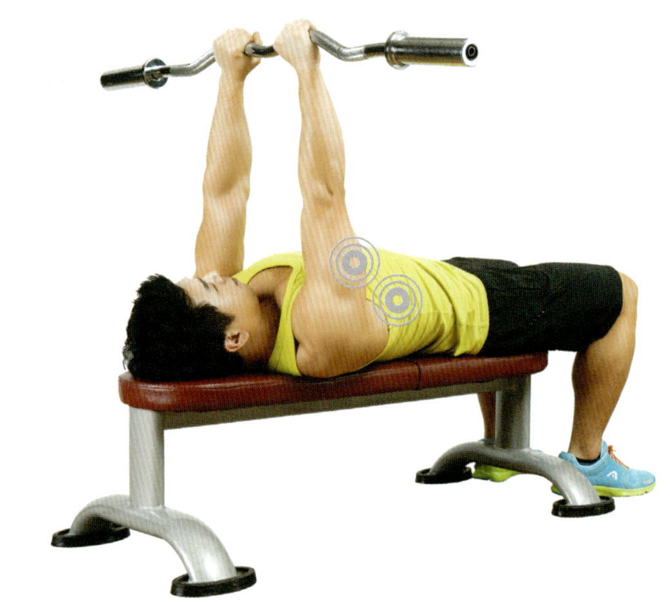

2

팔꿈치는 구부리지 않고 가슴을 최대한 부풀리면서 EZ바를 머리 위로 넘긴다.

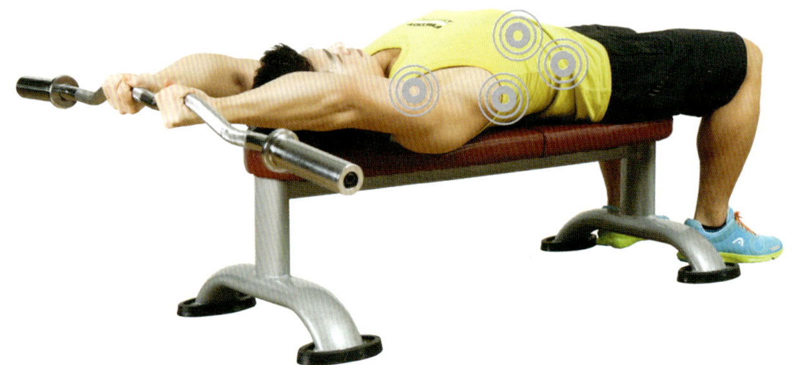

이 운동의 주요 자극점은 **가슴 바깥의 밑 쪽**(흉근 하부)이다. 그 밖에 **팔 뒤쪽**(삼두근), **등**(광배근), **갈비뼈**(전거근) 등에서 자극을 받는다. 개인마다 동작의 차이에 따라 집중적으로 자극되는 부위가 다른데, 본인이 가장 자극을 받는 부위를 찾아 운동을 즐기면 된다.

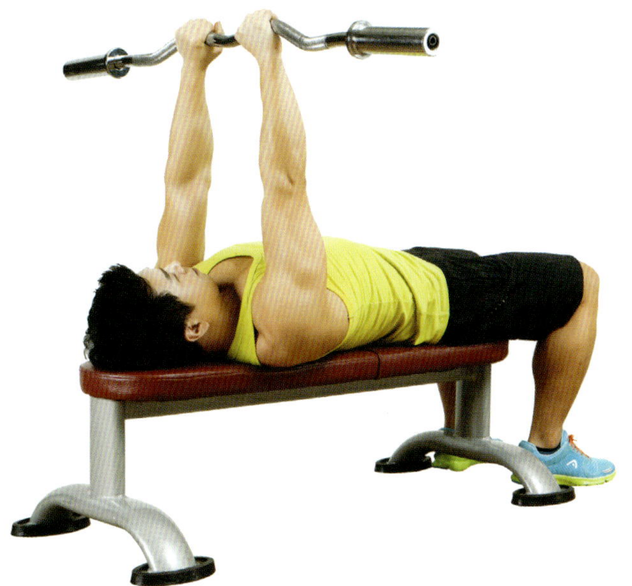

3

다시 1번 자세로 돌아온다. 양 팔이 11자가 되게 만들어준다. 호흡은 EZ바를 들어 올릴 때 내쉰다.

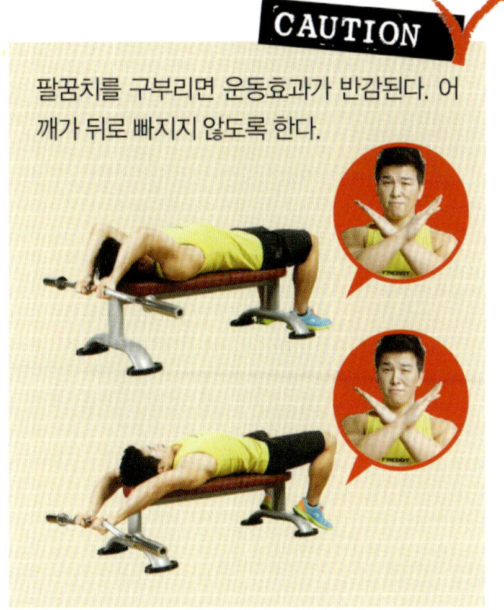

팔꿈치를 구부리면 운동효과가 반감된다. 어깨가 뒤로 빠지지 않도록 한다.

턱걸이라고도 하는 이 운동은 등 근육을 만들어주는 대표적인 운동이다. 대부분의 사람들은 기초 근력이 떨어져 5회도 하기 어렵다. 본인의 힘으로 할 수 있는 횟수까지 하고 보조자의 도움을 받거나 발 받침을 따로 만들어 횟수를 추가하는 게 좋다.

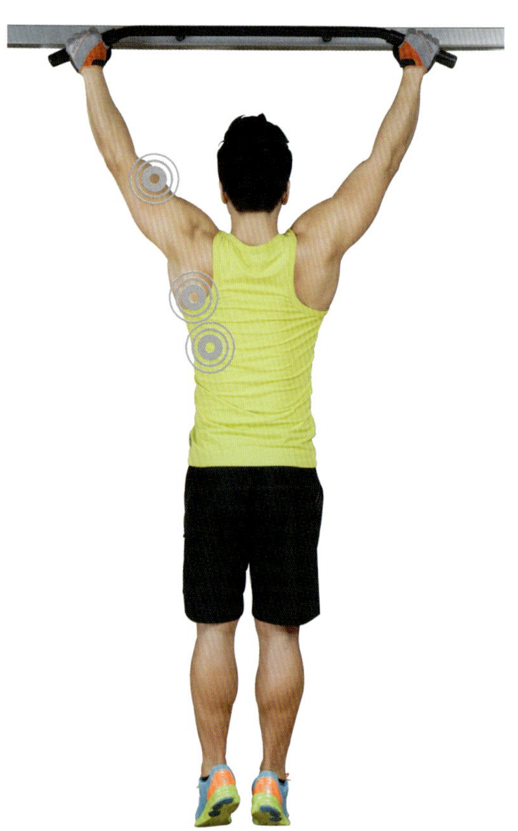

1

어깨너비보다 바를 넓게 잡고 등을 쭉 펴준다.

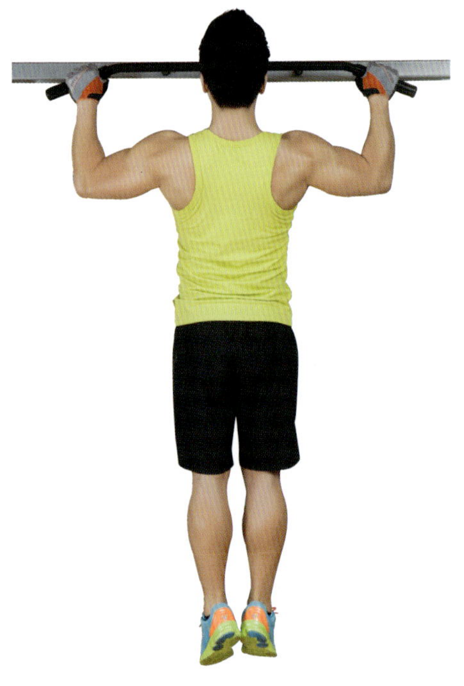

2

가슴을 내밀면서 양 팔꿈치가 등 뒤에서 마주한다는 느낌으로 팔을 끌어당기며 등 근육을 수축시켜준다. 호흡은 끌어당길 때 내쉰다.

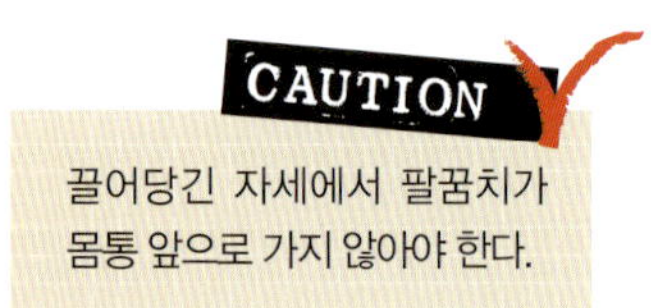

끌어당긴 자세에서 팔꿈치가 몸통 앞으로 가지 않아야 한다.

2 렛 풀다운

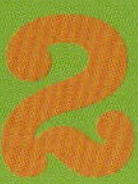

기구 운동에 처음 도전하는 사람도 손쉽게 할 수 있고 고수들은 무거운 무게로 등의 두께를 키울 때 하는 운동이기도 하다. 등이 많이 젖혀질수록 **등 하부와 팔 앞쪽**(이두근)에 더 큰 자극을 받는다.

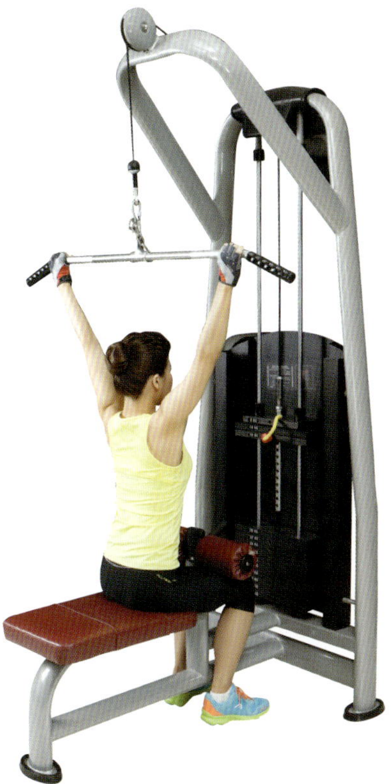

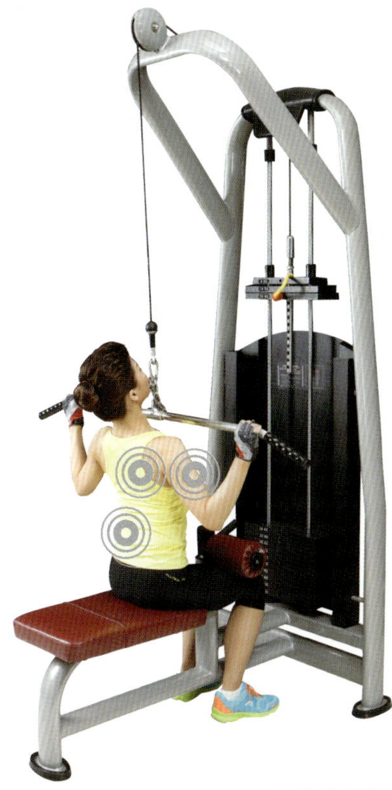

1

기구에 앉아서 허벅지를 앞쪽 패드에 고정시키고, 바(긴 봉)를 어깨너비보다 넓게 잡는다.

2

허리는 구부리지 않고, 등을 살짝 젖히면서 바를 가슴 부위까지 잡아당긴다. 호흡은 바를 잡아당길 때 내쉰다.

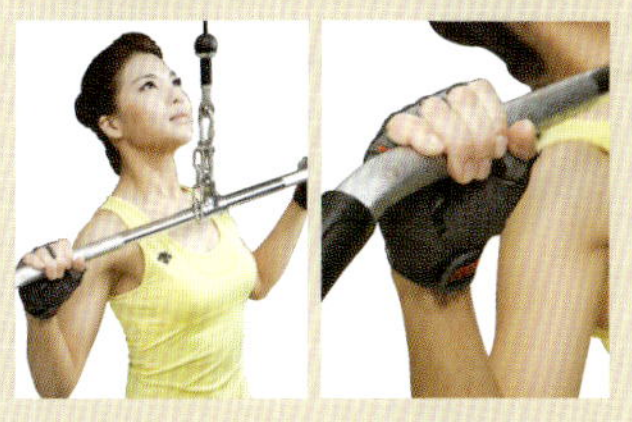

바(긴 봉)가 가슴 아래로 내려가지 않도록 하고, 바를 잡을 때는 손가락으로 전부 감싸 쥐면서 잡는다.

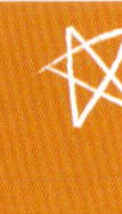

항상 똑같은 렛 풀다운만 해왔다면 정체기에 대비해서 변형동작을 알아보도록 하자! 운동 방법과 자극 받는 부위는 크게 다르지 않지만 약간의 변형동작으로 인해 **등(광배근)**에 새로운 자극을 줄 수 있다.

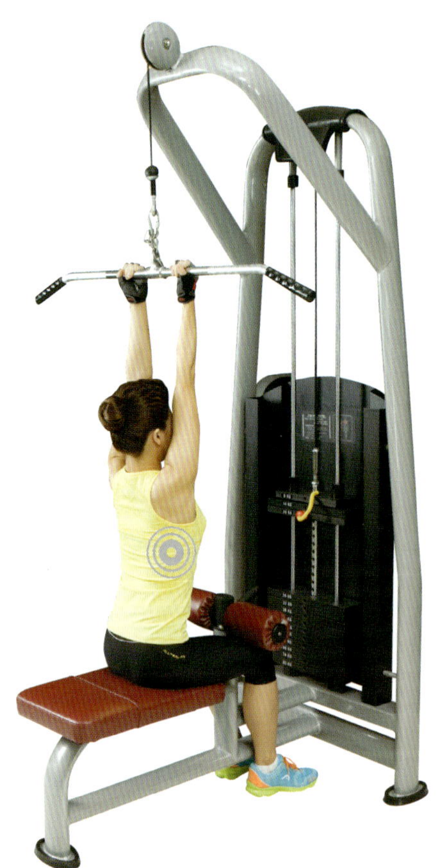

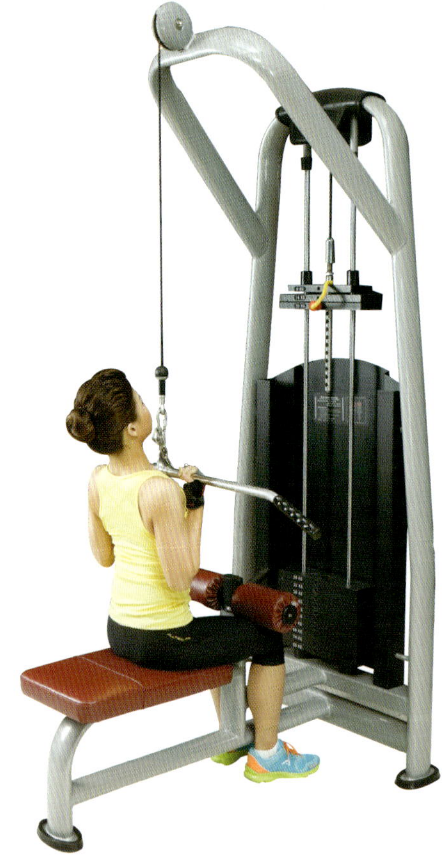

1

기구에 앉아서 허벅지를 앞쪽 패드에 고정시키고, 손등이 바깥을 향하도록 바(긴 봉)를 어깨너비만큼 잡는다.

2

팔꿈치가 옆구리를 스친다는 느낌으로 바를 가슴 부위까지 잡아 당긴다. 호흡은 바를 잡아 당길 때 내쉰다.

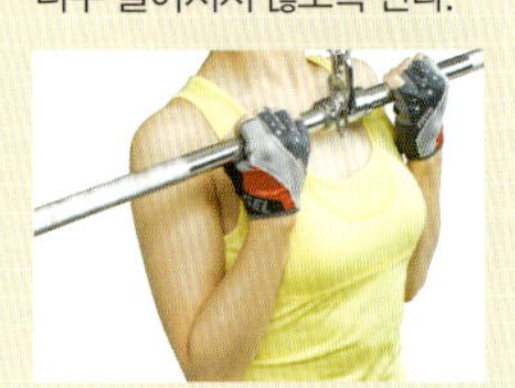

바를 잡아당길 때 팔꿈치가 너무 벌어지지 않도록 한다.

2-2 백 렛 풀다운

렛 풀다운이 등의 두께를 키우기 위한 운동이라면 백 렛 풀다운은 등의 면적을 넓히는 운동이다.

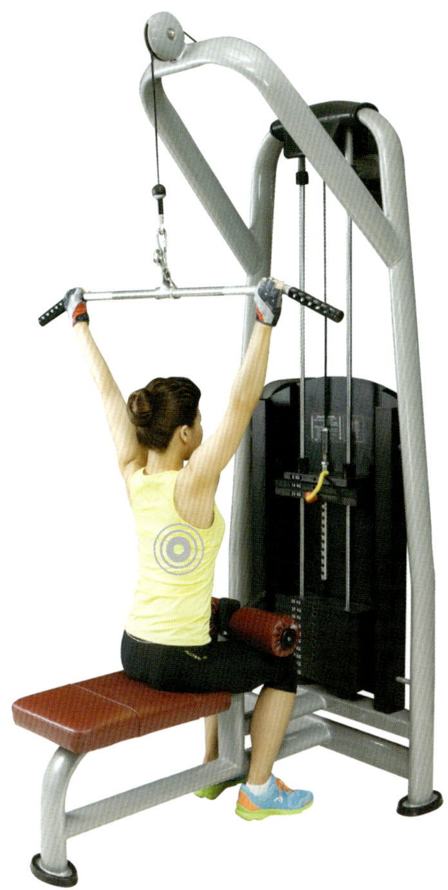

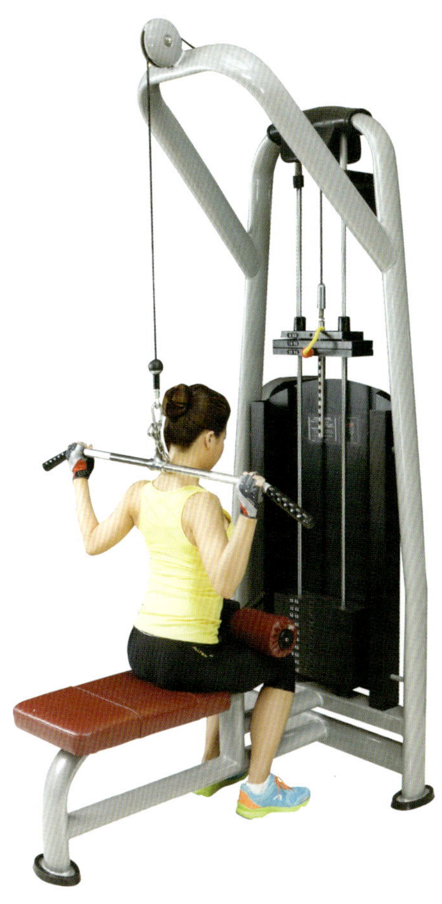

1

기구에 앉아서 허벅지를 앞쪽 패드에 고정시키고, 바(긴 봉)를 어깨너비보다 넓게 잡는다.

2

등 뒤쪽에서 팔꿈치끼리 만난다는 느낌으로 천천히 목 뒤로 바를 잡아 당긴다. 호흡은 바를 목 뒤로 당길 때 내쉰다.

CAUTION

팔꿈치를 과도하게 뒤로 빠지지 않도록 한다.

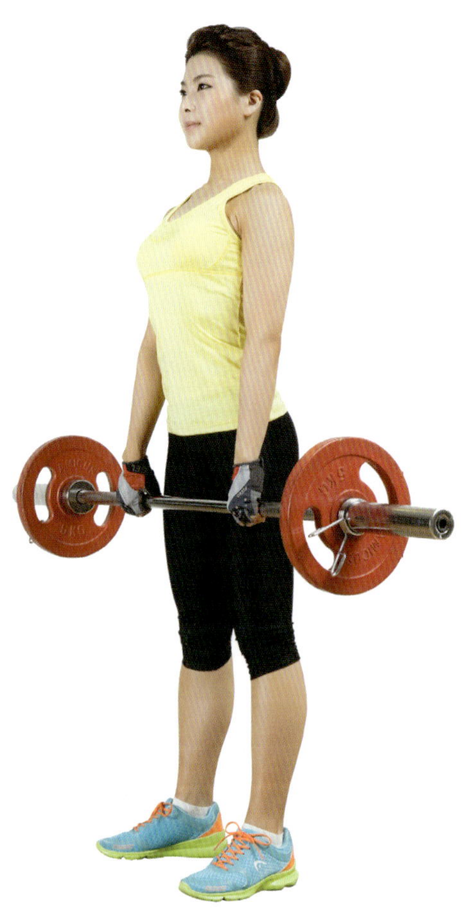

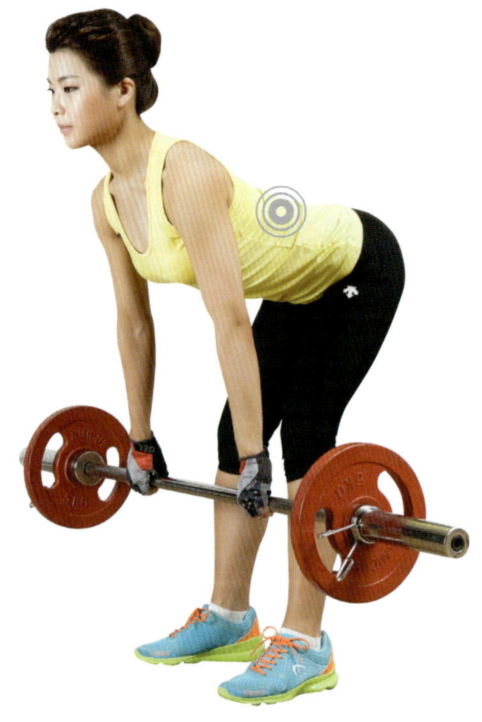

1

어깨너비로 발을 벌리고, 바벨을 어깨너비로 잡는다. 가슴을 살짝 내밀고 허리는 구부러지지 않게 펴준다.

2

허리를 곧게 편 채로 엉덩이를 뒤로 빼고 무릎은 살짝 구부린다. 복부 전체에 힘을 주어 중심을 잃지 않도록 한다.

전신의 근육을 발달시켜 주면서 특히 등 하부에 많은 자극을 받을 수 있는 운동이다. 정확한 자세를 요하는 운동이니만큼 상당한 집중력이 필요하다. 잘못된 자세로 운동했을 때 디스크를 유발할 수 있으니 자세를 숙지하고 가벼운 중량으로 시작해보자.

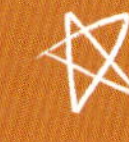

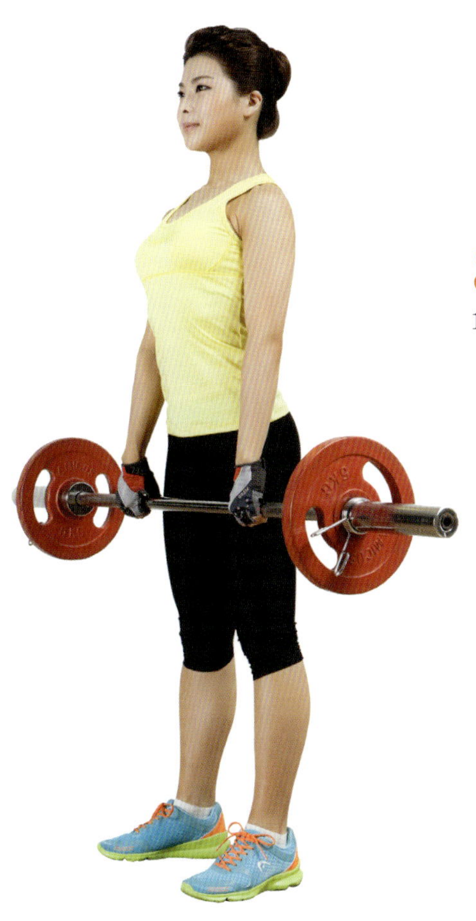

3

1번 자세로 돌아오면 1회다.

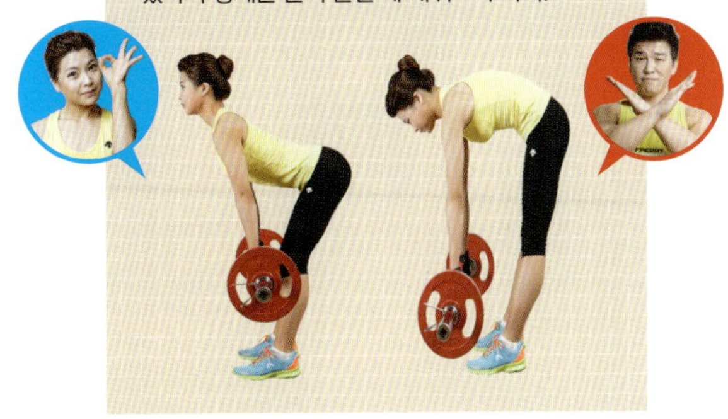

등 4 바벨 로우

횟수 ▼
15회-3세트

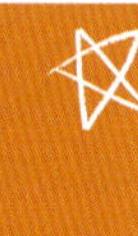

대표적인 등 운동으로 등 상부에 많은 자극을 줄 수 있다. 정확한 자세를 익힌 뒤에는 무거운 무게로 등 근육의 두께를 늘려보자.

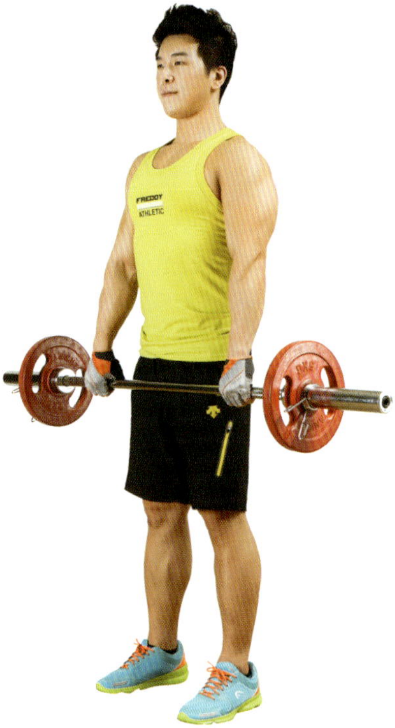

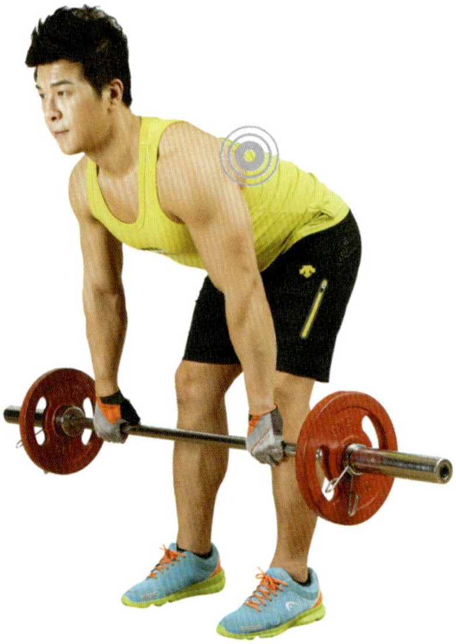

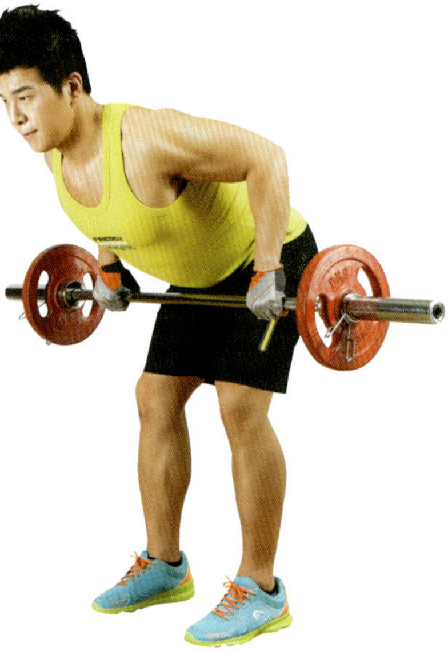

1
어깨너비로 발을 벌리고, 바벨은 어깨너비보다 조금 넓게 잡는다.

2
허리를 곧게 편 채로 엉덩이를 뒤로 빼고 무릎은 살짝 구부린다.

3
가슴을 내밀면서 바벨을 하복부 쪽으로 끌어당긴다. 이때 양 팔꿈치가 등 뒤에서 마주한다는 느낌으로 수축시켜준다. 호흡은 바벨을 끌어당길 때 내쉰다.

CAUTION

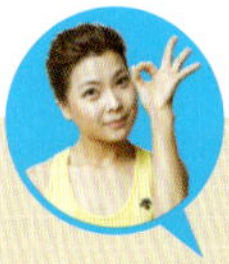

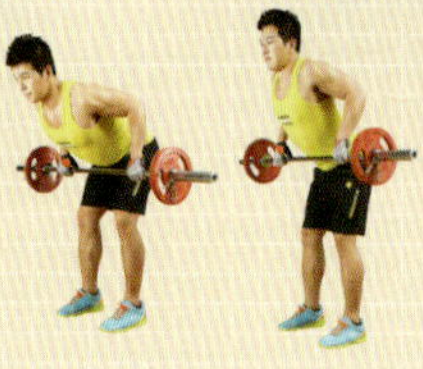

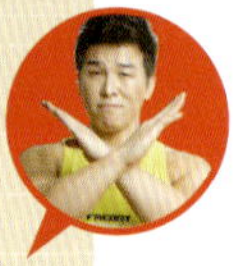

상체가 너무 세워지지 않게 하며, 목(승모근)을 너무 끌어당기지 않도록 한다.

등 운동 중에서 어려운 동작 중 하나다. 잘못된 자세로 한다면 쓸데없이 승모근에 많은 자극이 가서 목에 담이 걸린 기분이 든다. 한손으로 자유롭게 하는 동작이라 올바른 자세를 익힌다면 어느 운동보다 많은 효과를 볼 수 있다.

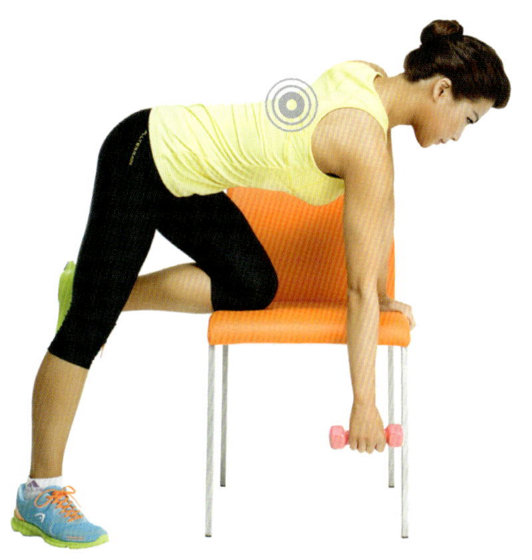

1

왼손과 왼쪽 무릎을 의자 위에 올리고,
허리는 곧게 펴준다.

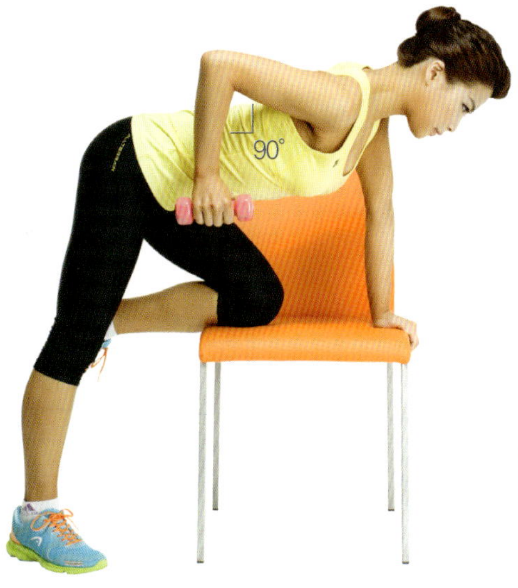

2

덤벨을 든 팔꿈치가 옆구리를 스치면서
등 뒤로 90도가 되게 당겨준다. 이때 등
은 최대한 수축시켜 준다. 호흡은 팔꿈
치를 당길 때 내쉰다.

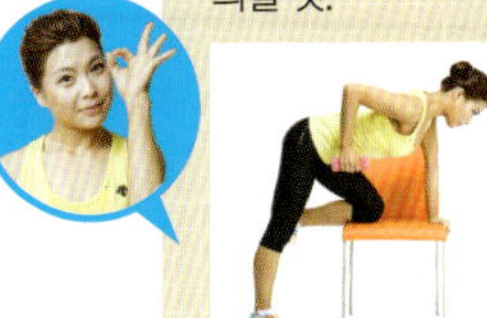

어깨를 들어 무리하게 팔을 뒤로 빼지 않도록 주
의할 것.

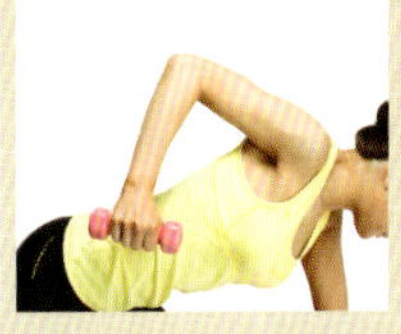

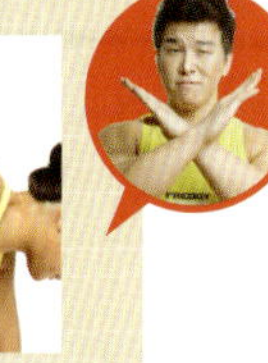

6 스트레이트-암 렛 풀 다운

횟수 ▼
10회-3세트

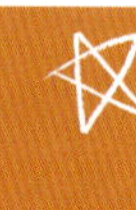

등 근육의 양쪽 전체를 키우는 동시에 팔 뒤쪽(삼두근)도 같이 자극되는 운동이다. 광배근이 집중적으로 운동되기 때문에 풀업이 힘든 초보들에게 좋은 운동이다.

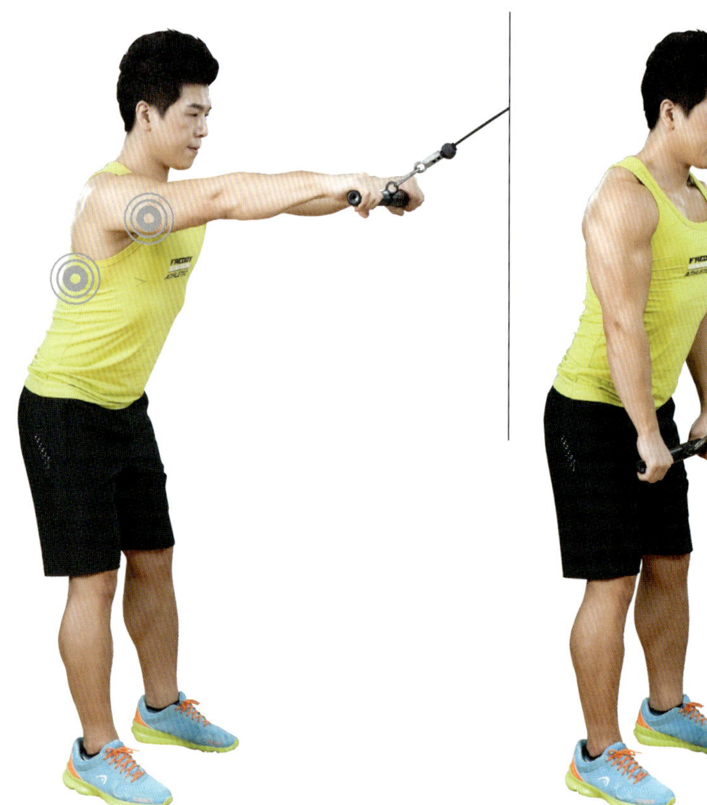

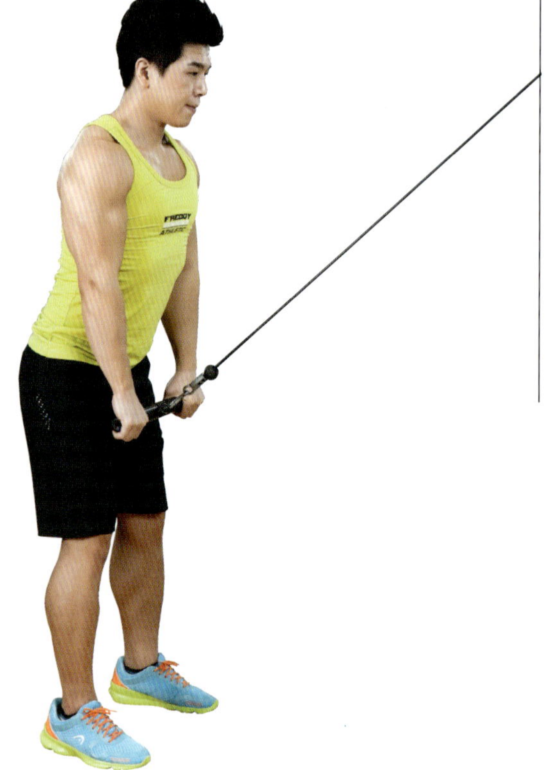

1

어깨너비로 발을 벌린 후 팔을 곧게 펴서 케이블 바를 잡는다.

2

허리는 구부러지지 않게 하고 팔을 곧게 편 상태에서 바를 허벅지 앞쪽으로 끌어 내린다. 호흡은 팔을 허벅지 쪽으로 끌어 내릴 때 내쉰다.

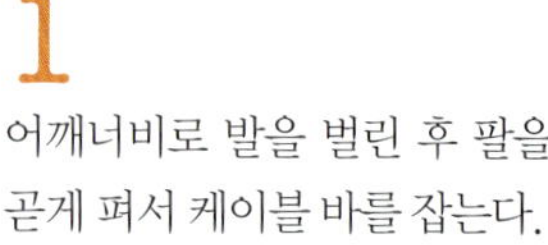

팔은 살짝 구부러져도 괜찮으나 어깨 힘으로 바를 내리지 않도록 한다.

7 백 익스텐션

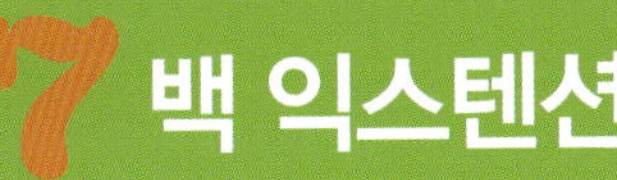

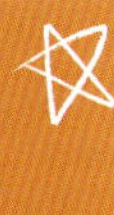

헬스장 한 쪽에 있는 작은 기구지만 여러 가지 코어 운동이 가능한 기구다. **허리**(척추 기립근) 라인을 살려주기에 안성맞춤으로 허리를 뒤로 더 젖힌다면 **엉덩이**(둔근)와 **허벅지 뒤쪽**(대퇴 이두근)도 자극을 받을 수 있다.

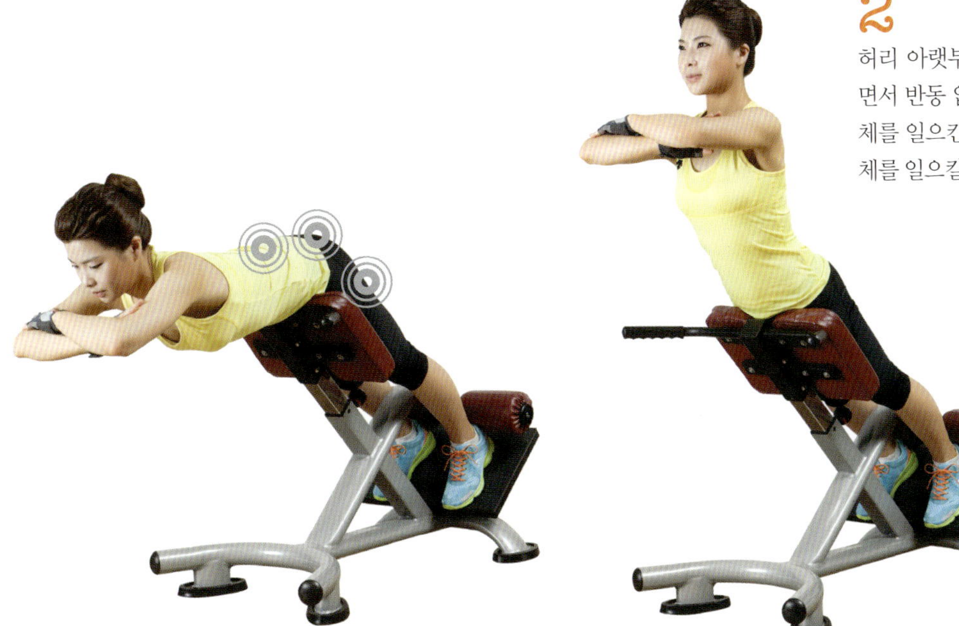

2

허리 아랫부분에 힘을 주면서 반동 없이 천천히 상체를 일으킨다. 호흡은 상체를 일으킬 때 내쉰다.

1

발뒤꿈치를 패드에 고정시키고, 자신의 하복부 쪽에 위쪽 패드 높이를 조정한다. 양팔을 포개고, 허리는 살짝 안쪽으로 아치형을 만들어서 상체를 바닥과 수평이 되게 한다.

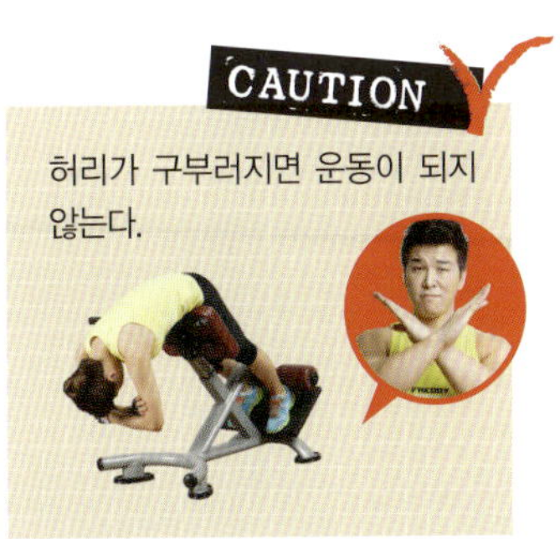

허리가 구부러지면 운동이 되지 않는다.

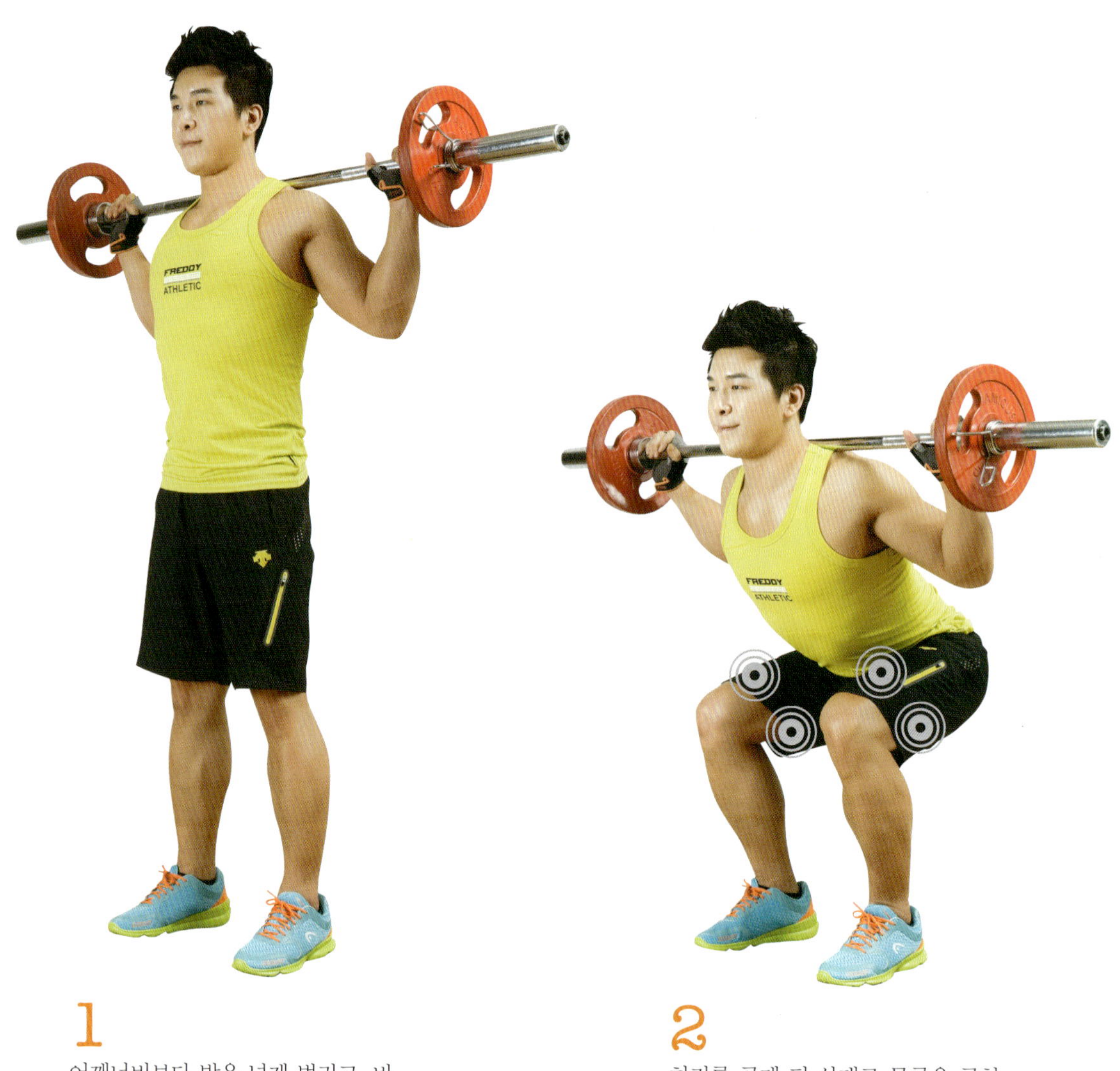

1

어깨너비보다 발을 넓게 벌리고, 바
벨을 목(승모근)과 어깨(삼각근) 사
이에 고정시킨다.

2

허리를 곧게 편 상태로 무릎을 굽힌
다. 이때 엉덩이는 뒤쪽으로 충분히
빼주고 허벅지(대퇴부)가 바닥과 수
평을 이뤄야 한다.

허벅지(대퇴 사두근,대퇴 이두근)의 크기를 키우기 위해서는 꼭 필요한 운동이며, 남자들이 가장 즐겨 하는 운동이기도 하다. 하지만 맨손 스쿼트를 정확하게 숙지하지 못한 상태에서 이 운동을 하게 되면 허리 부상의 위험이 있다.

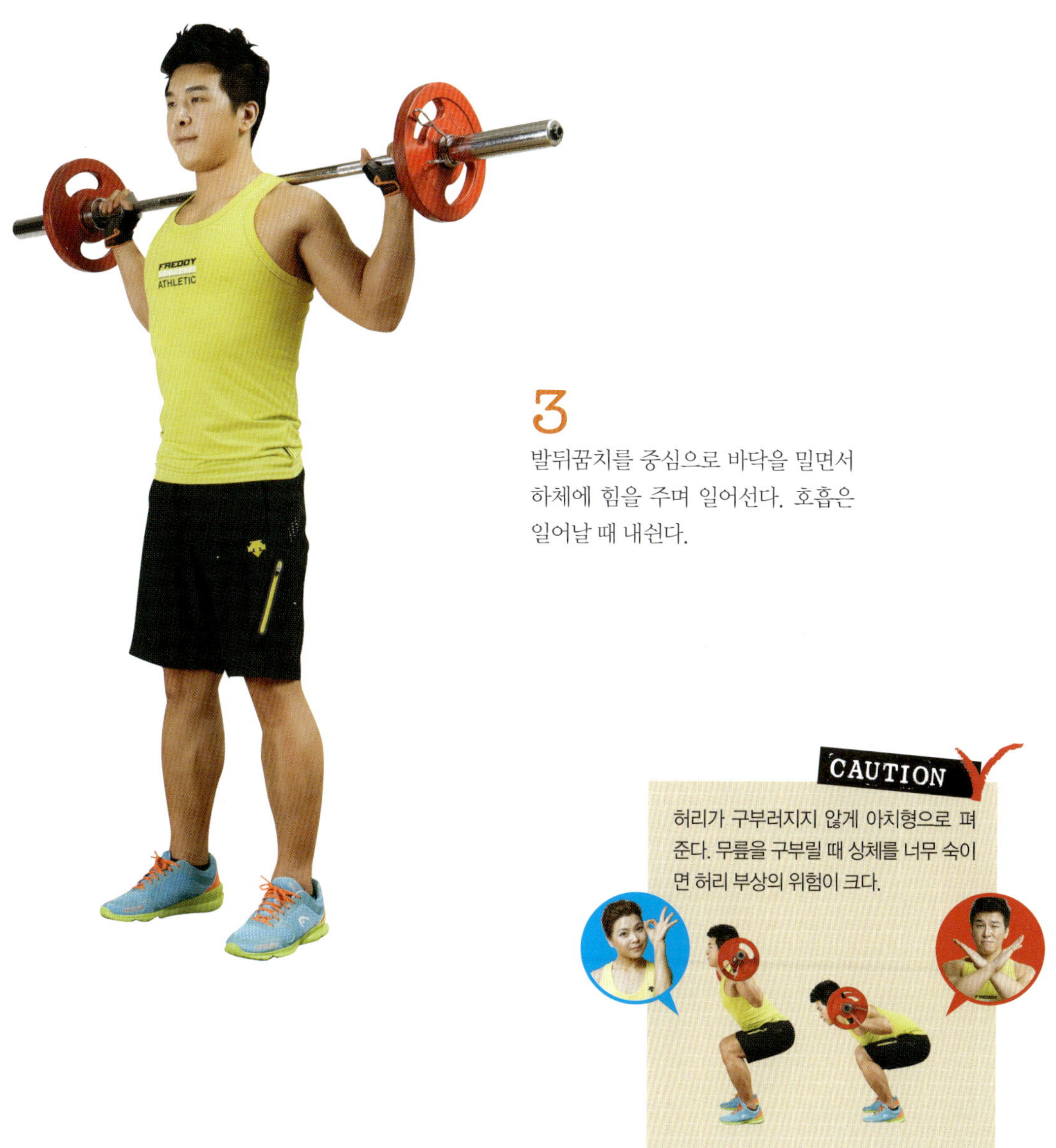

3

발뒤꿈치를 중심으로 바닥을 밀면서 하체에 힘을 주며 일어선다. 호흡은 일어날 때 내쉰다.

1

어깨너비로 발을 벌리고, 양
손에 덤벨을 쥔다. 덤벨의 위
치는 허벅지 바깥쪽에 둔다.

2

덤벨을 쥔 양팔을 아래로 늘어뜨
리고, 허리를 곧게 편 상태로 무릎
을 굽힌다. 이때 엉덩이는 뒤쪽으
로 충분히 빼주고 허벅지가 바닥
과 수평을 이뤄야 한다.

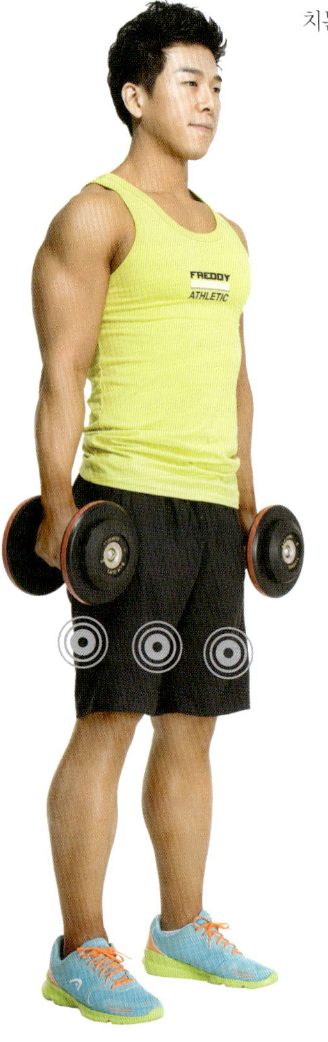

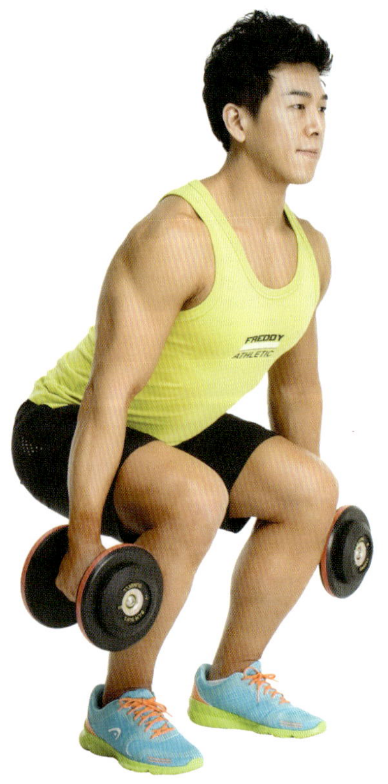

바벨 스쿼트에 지루함을 느낄 때 덤벨 스쿼트로 동작을 바꿔 새로운 자극점을 찾아보자. 바벨 스쿼트와는 다르게 양손이 자유로워 허벅지 운동의 강도가 조금 쉽게 느껴질 수 있다. 무거운 덤벨을 이용하지 않아도 정확한 동작을 구사한다면 효과가 꽤 큰 운동이다.

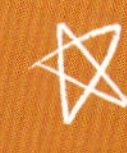

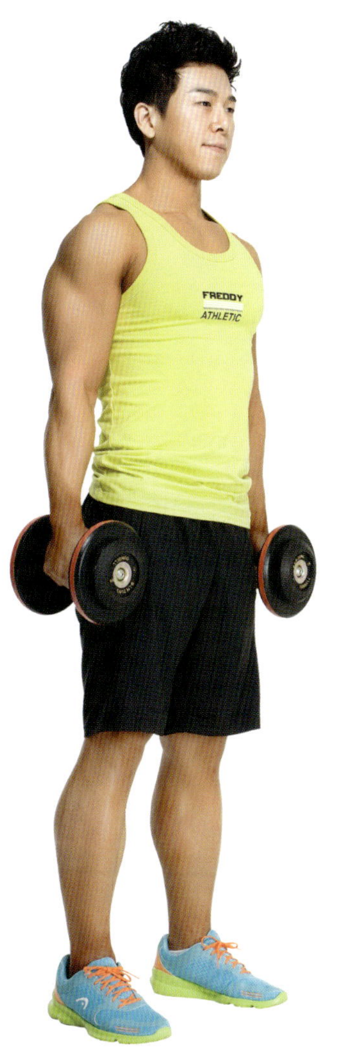

3

발뒤꿈치를 중심으로 바닥을 밀면서 하체에 힘을 주며 일어선다. 호흡은 일어설 때 내쉰다.

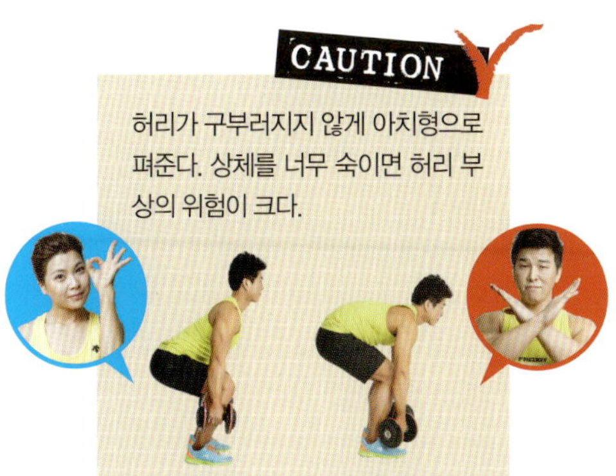

허리가 구부러지지 않게 아치형으로 펴준다. 상체를 너무 숙이면 허리 부상의 위험이 크다.

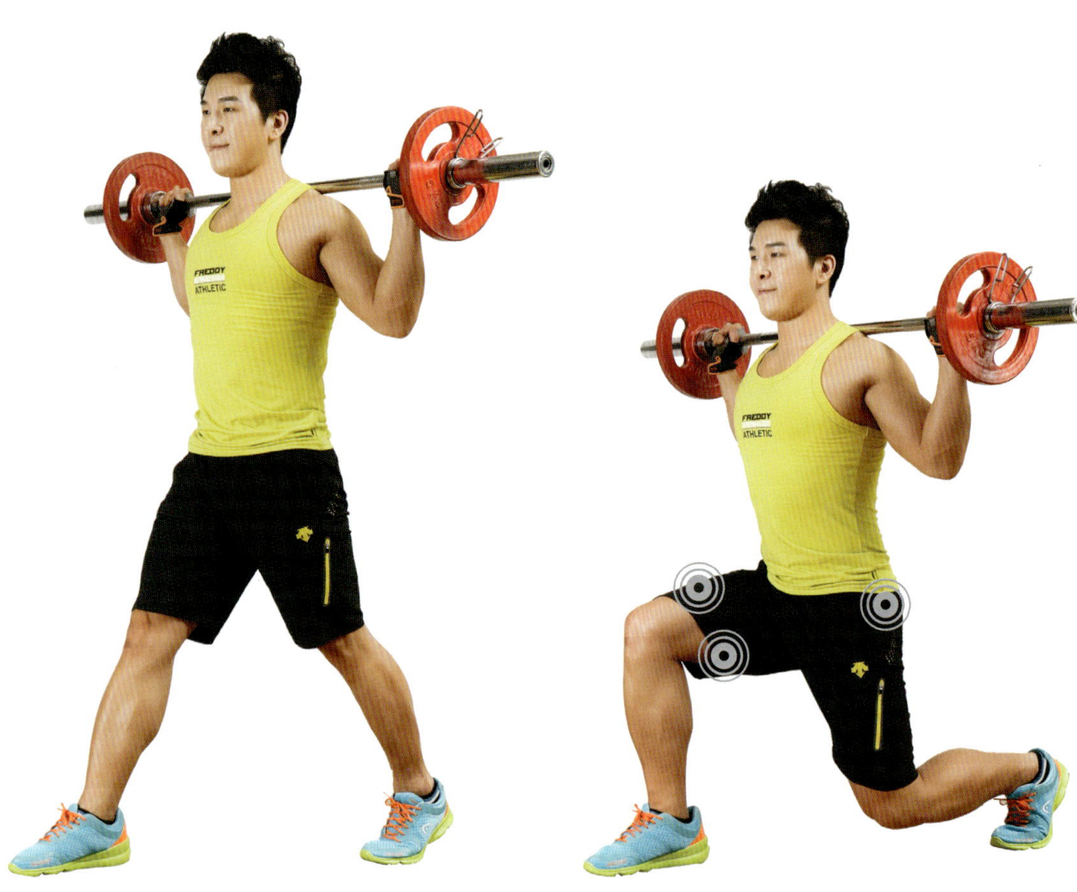

1

바벨을 목(승모근)과 어깨(삼각근) 사이에 고
정시키고, 손은 어깨에서 양 옆으로 20cm 가
량 떨어진 곳을 잡는다. 어깨너비의 두배 정
도 앞뒤로 발을 벌린다.

2

양발을 90도로 구부리며, 앞으로 내민 발에
무게를 실어준다. 상체가 앞이나 뒤로 움직이
지 않게 균형을 잡는다.

런지 운동을 제대로 하는 사람은 많지 않다. 균형잡기가 쉽지 않기 때문이다. 거기다 바벨까지 짊어지고 런지를 하려면 상당한 균형감각과 **허벅지**(대퇴 이두근, 대퇴 사두근)의 근력이 필요하기 때문에 난이도가 높다. **엉덩이**(둔근)도 많이 쓰이기 때문에 힙업에 신경쓴다면 이 동작을 꼭 마스터 하도록 하자.

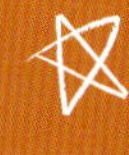

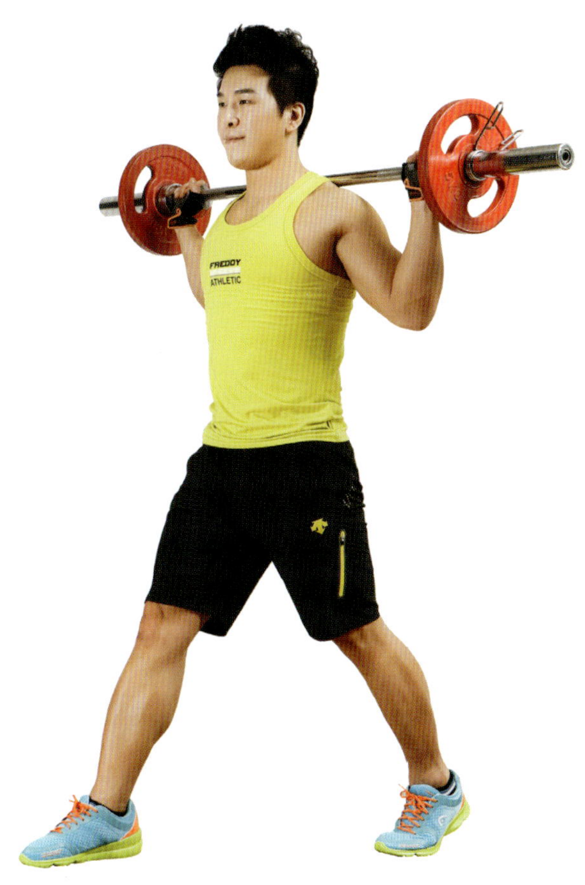

3

앞으로 내민 발로 바닥을 밀면서 두 다리를 쭉 뻗으며 일어선다. 호흡은 일어설 때 내쉰다.

CAUTION

상체가 앞으로 숙여지거나 뒤로 젖혀지지 않도록 균형잡기에 주의하자.

4 레그 프레스

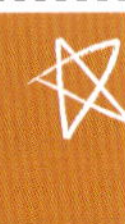

기구로 할 수 있는 기본적인 하체 운동이다. **허벅지 앞쪽**(대퇴 사두근)에 많은 자극을 받을 수 있고 **엉덩이**(둔근), **허벅지 뒤쪽**(대퇴 이두근)도 운동이 된다. 기초 근력만 있다면 왠만큼의 무게는 거뜬하다. 허리가 아픈 사람이 하기에 적당하다.

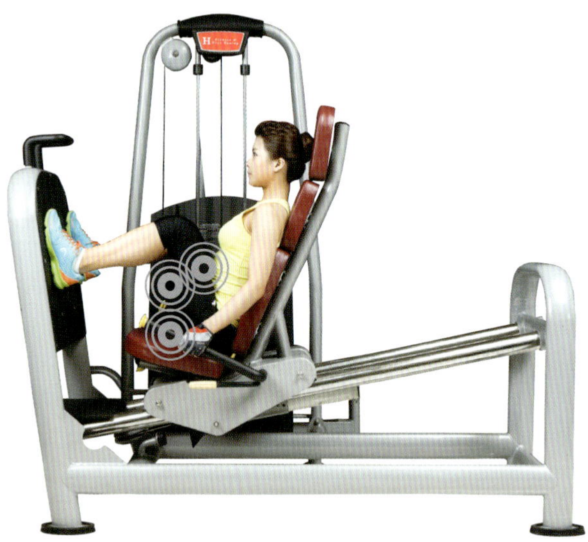

1
의자에 엉덩이부터 어깨까지 밀착시킨 후 무릎을 가슴 쪽까지 오게 구부려준다.

2
의자에 엉덩이와 상체가 밀착된 상태에서 허벅지 앞쪽에 힘을 주면서 발을 쭉 뻗는다. 호흡은 발을 뻗을 때 내쉰다.

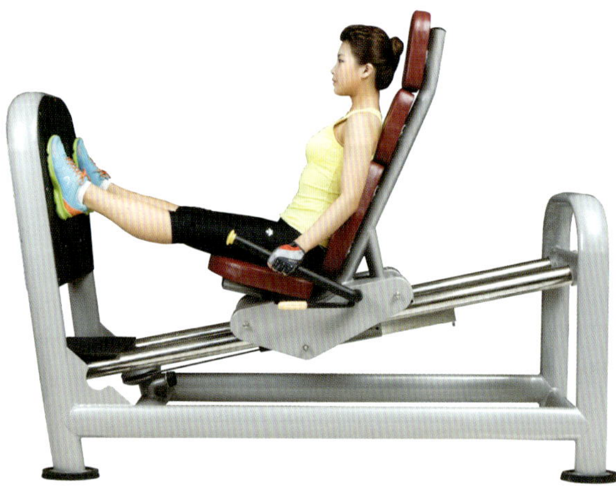

발의 위치에 따라 달라지는 자극 부위
등과 엉덩이를 받침대에 밀착해서 고정시켜야 한다. 하체는 허리와 직결되기 때문에 너무 무거운 무게로 운동을 시작하지 않도록 하자. 발 위치에 따라서 자극 받는 부위가 조금씩 틀려진다.

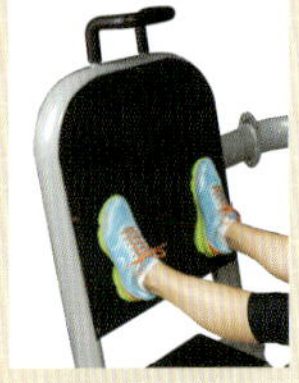

발판 아래쪽
(대퇴 사두근)

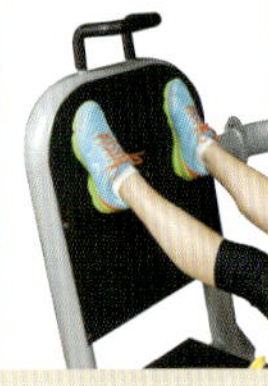

발판 위쪽
(대퇴 이두근, 둔근)

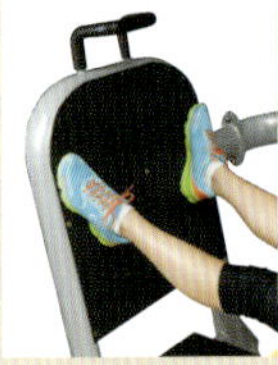

발판을 넓게
(내전근)

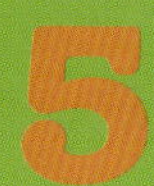
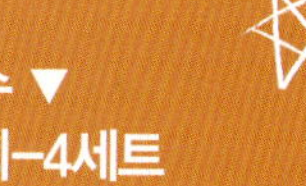

허벅지 앞쪽(대퇴 이두근)을 집중적으로 자극하는 운동이다. 허벅지의 근력을 키워주기 때문에 기구 운동이 처음인 사람에게 좋다. 허벅지 근육을 선명하게 해주는 운동으로, 허벅지가 우락부락하게 커질까 봐 운동을 꺼리는 여자들에게 좋다.

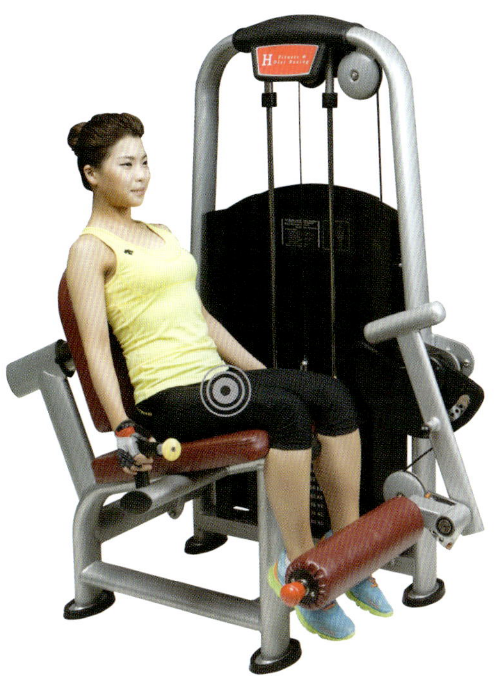
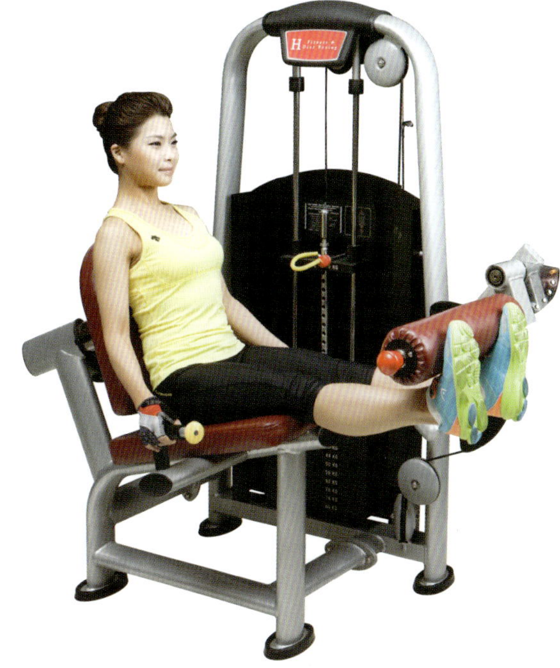

1

의자에 엉덩이부터 등까지 밀착시킨 후 패드를 발목과 발등 사이에 고정시켜준다.

2

의자에 엉덩이와 등이 밀착된 상태에서 허벅지 앞쪽에 힘을 주면서 무릎이 쭉 펴질 때까지 패드를 들어 올린다. 호흡은 들어 올릴 때 내쉰다.

CAUTION

등과 엉덩이가 떠 있으면 안 된다.

6 레그컬

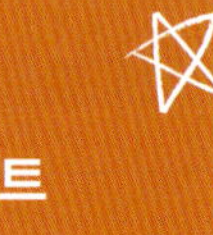

허벅지 뒤쪽(대퇴 이두근) 라인을 살려주는 대표적인 운동으로 여자들이 가장 많이 하는 하체 운동 중 하나다. 이 기구는 정확히 허벅지 뒤쪽만 자극하기 때문에 빼놓지 말아야 한다.

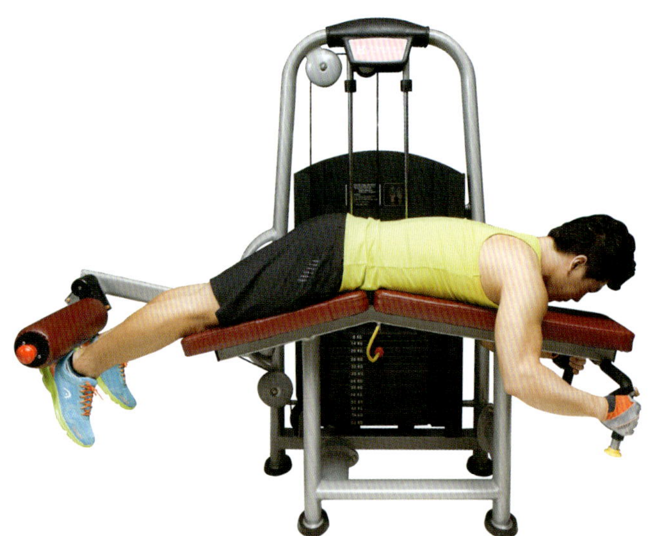

1

받침대의 구부러진 쪽에 하복부를 중심으로 상체와 하체를 밀착시켜서 엎드리고, 어깨너비로 발을 벌려서 발목 쪽에 패드를 고정시킨다.

2

허벅지 뒤쪽(대퇴 이두근)에 힘을 주며 기구를 엉덩이 쪽으로 최대한 높이 들어 올린다. 호흡은 패드를 들어 올릴 때 내쉰다.

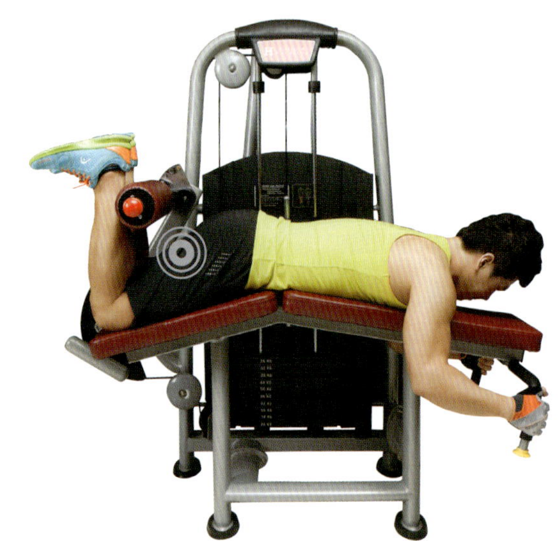

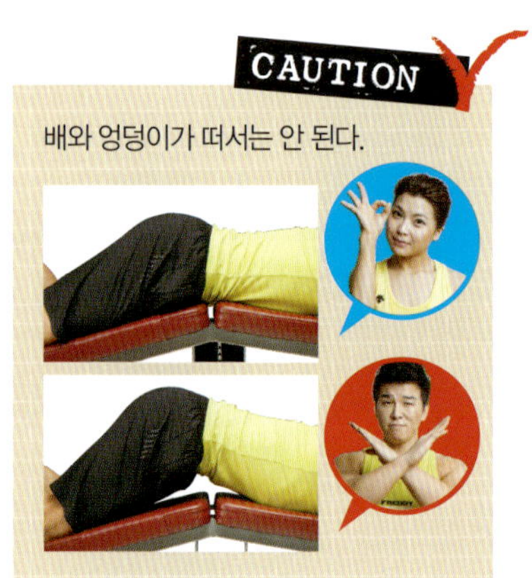

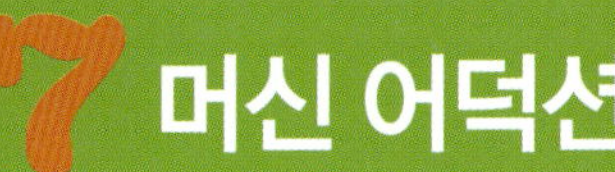

여자들이 선호하는 하체 운동으로 **허벅지 안쪽**(내전근)을 자극해서 라인을 살려준다. 하지만 너무 무겁게 하면 주변 근육들이 다치기 쉬우니 가볍게 여러 번 하는 것이 좋다. 단계별로 무게를 올리도록 하자.

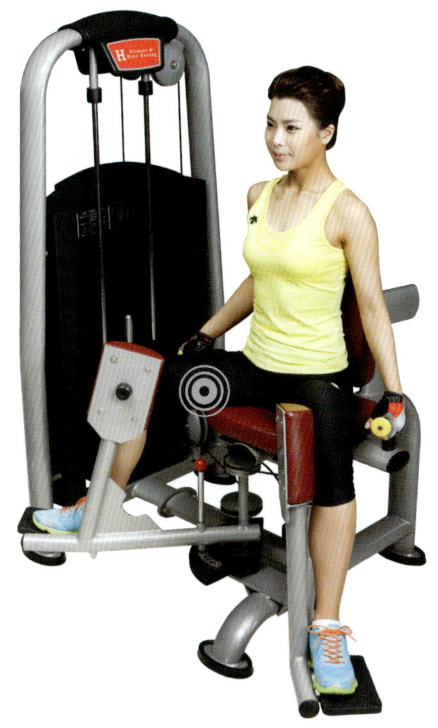

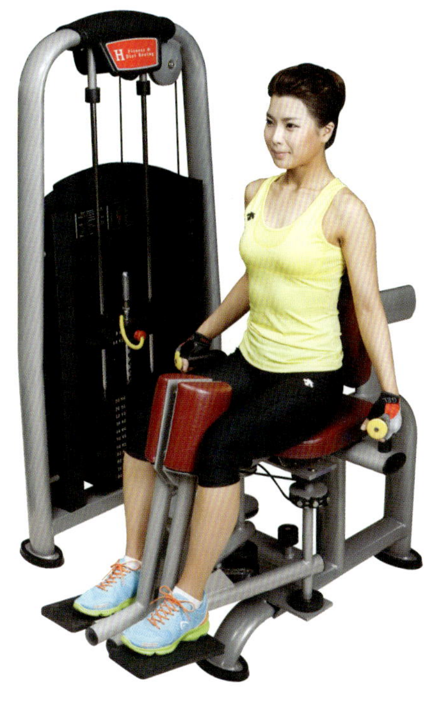

1

의자에 엉덩이부터 등까지 밀착시킨 후 허리는 곧게 펴준다. 양 무릎을 패드에 고정시키고, 자신의 가동범위까지 다리를 벌려준다.

2

허벅지 안쪽(내전근)에 힘을 주며 대퇴부를 안쪽으로 당긴다. 호흡은 당길 때 내쉰다.

CAUTION

너무 넓게 벌리거나 너무 무거운 무게는 허벅지 안쪽(내전근) 근육의 부상 위험이 있다.

8 머신 힙 익스텐션

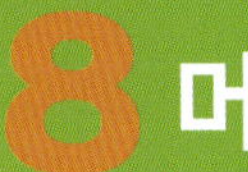
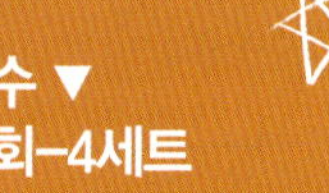

엉덩이(둔근) 라인을 살리는 대표적인 운동이다. 런지나 스쿼트에 비해 초보들도 큰 부담 없이 할 수 있기에 엉덩이 라인이 강조되는 요즘 딱 알맞은 운동이다.

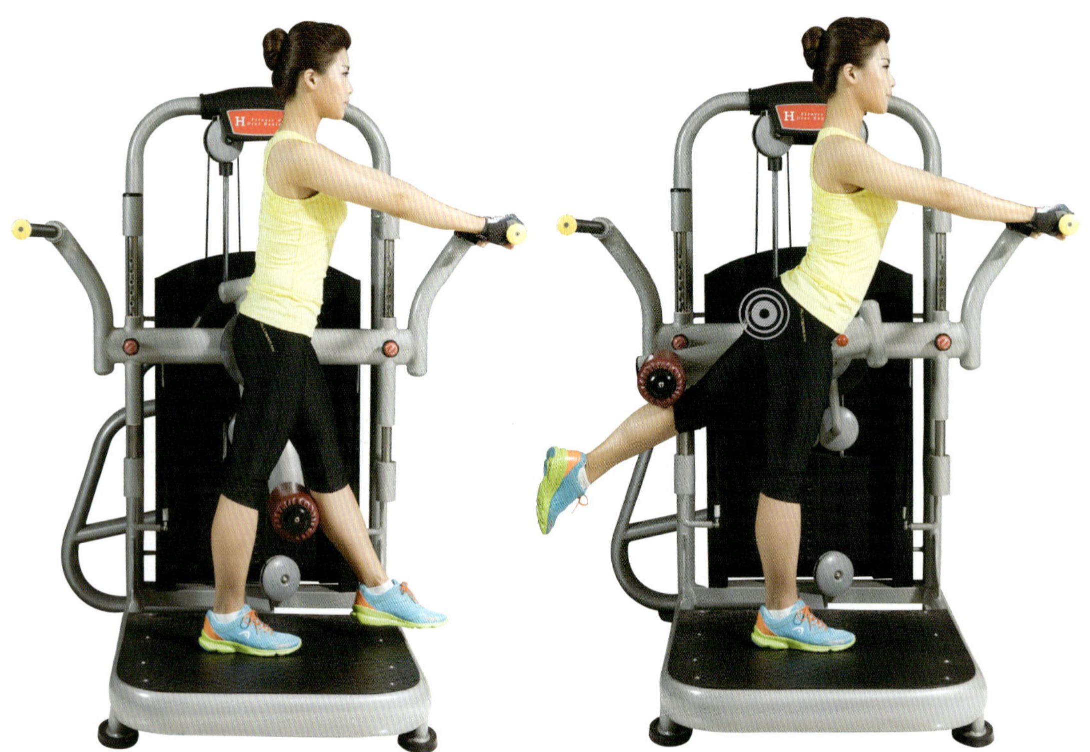

1

팔은 앞쪽 지지대를 잡고, 몸통은 일자로 곧게 펴준다. 앞쪽으로 내민 다리를 패드에 고정시킨다.

2

상체는 꼿꼿이 편 채로 엉덩이(둔근)의 힘으로 패드를 뒤로 들어올린다. 끝부분에서 5초 정도 버틴 후 내린다. 호흡은 패드를 들어 올릴 때 내쉰다.

CAUTION

상체를 앞으로 구부리지 않으며 반동을 주지 않고 엉덩이의 힘으로 들어 올리는 게 포인트다.

9 머신 힙 어브덕션

머신 힙 익스텐션처럼 엉덩이(둔근) 라인을 살리는 대표적인 운동이다. 런지나 스쿼트에 비해 초보들도 큰 부담 없이 할 수 있기 때문에 빼놓지 말고 동작하도록 하자.

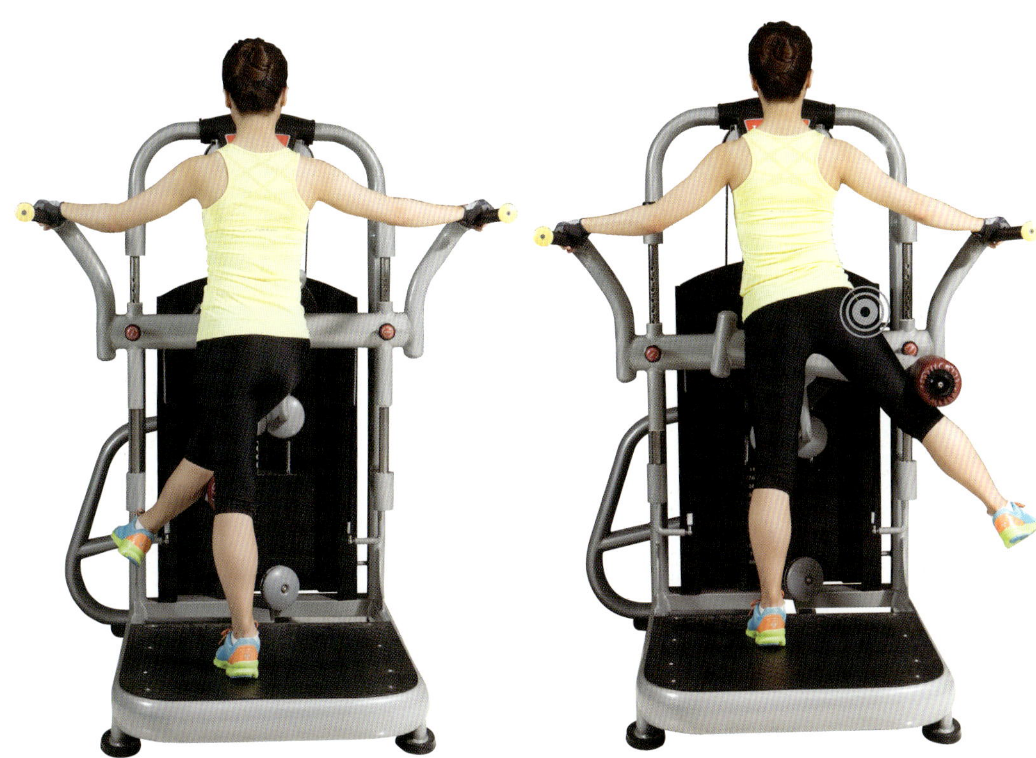

1
지지대를 양팔로 잡고, 오른쪽 다리를 앞쪽으로 내밀어 패드에 고정시킨다.

CAUTION

관절의 가동범위를 무시하고 다리를 옆으로 들어 올리면 상체가 틀어지기 때문에 엉뚱한 부위가 자극 받게 된다.

2
엉덩이 바깥(중둔근, 소둔근)의 힘으로 패드를 옆으로 천천히 들어 올린다. 이때 무릎은 구부리지 않는다. 호흡은 패드를 옆으로 들어 올릴 때 내쉰다.

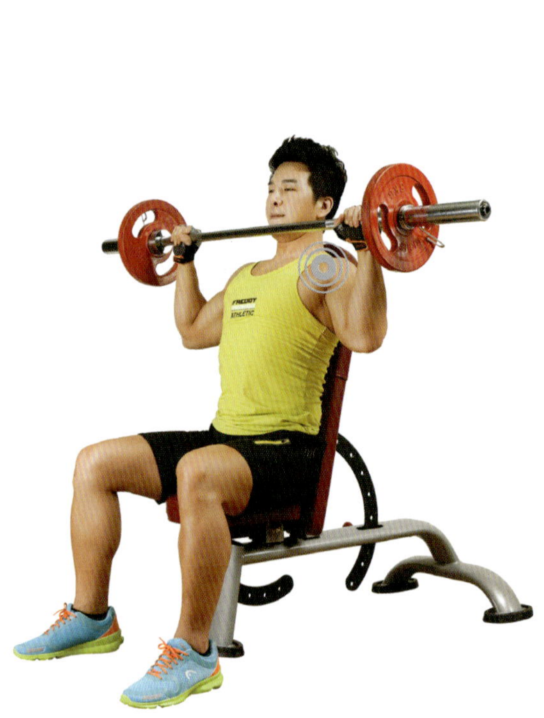

1

바(긴 봉)를 어깨너비보다 넓게 벌려서 잡는다. 벤치 등받이에 등을 밀착시키고 엉덩이를 고정시킨다.

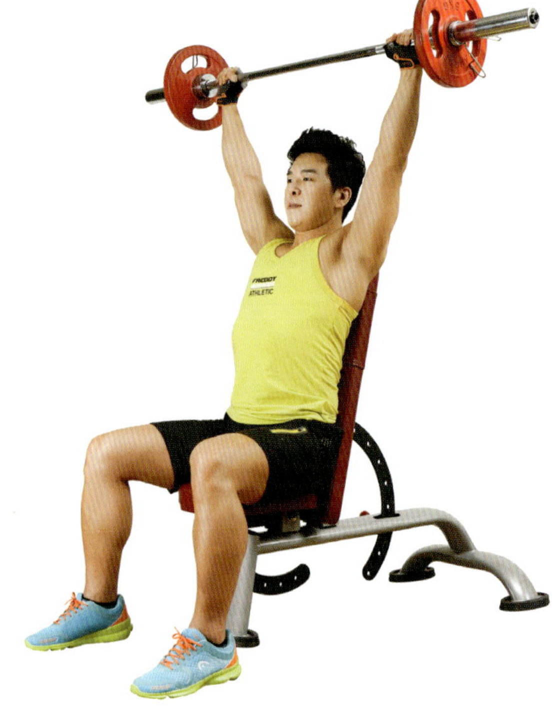

2

손목을 구부리지 않고, 팔을 쭉 펴서 바벨을 들어 올린다. 이때 어깨가 앞이나 뒤로 넘어가지 않게 머리 위쪽으로 들어야 한다. 호흡은 바를 들어 올릴 때 내쉰다.

어깨 앞쪽(전면 삼각근)의 크기를 키우는 대표적인 어깨 운동이다. 남자들은 무게를 무겁게 해서 크기를 키우고, 여자들은 가벼운 무게로 보다 봉긋한 어깨 라인을 만들 수 있다.

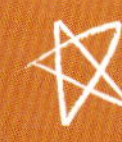

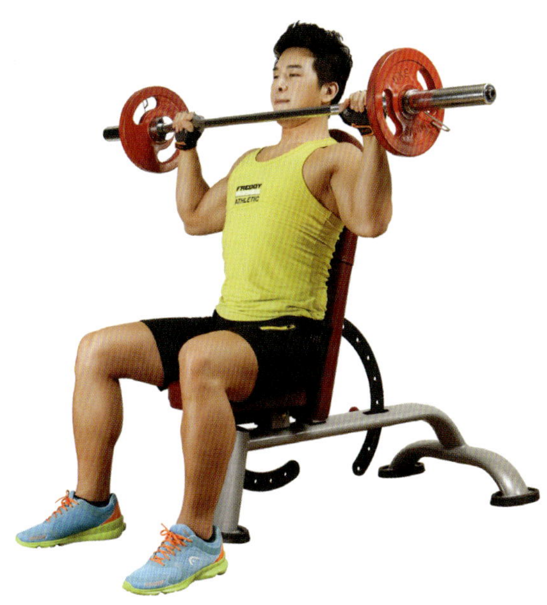

3

바벨을 쇄골 가까이 천천히 내리면서 1번 자세로 돌아온다.

동작할 때 가슴을 너무 내밀면 가슴 상부(대흉근)가 자극된다. 바를 너무 밑으로 내리지 않도록 하고, 들어 올린 어깨가 앞쪽이나 뒤쪽으로 기울지 않도록 한다.

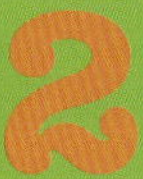 2 비하인드 넥 프레스

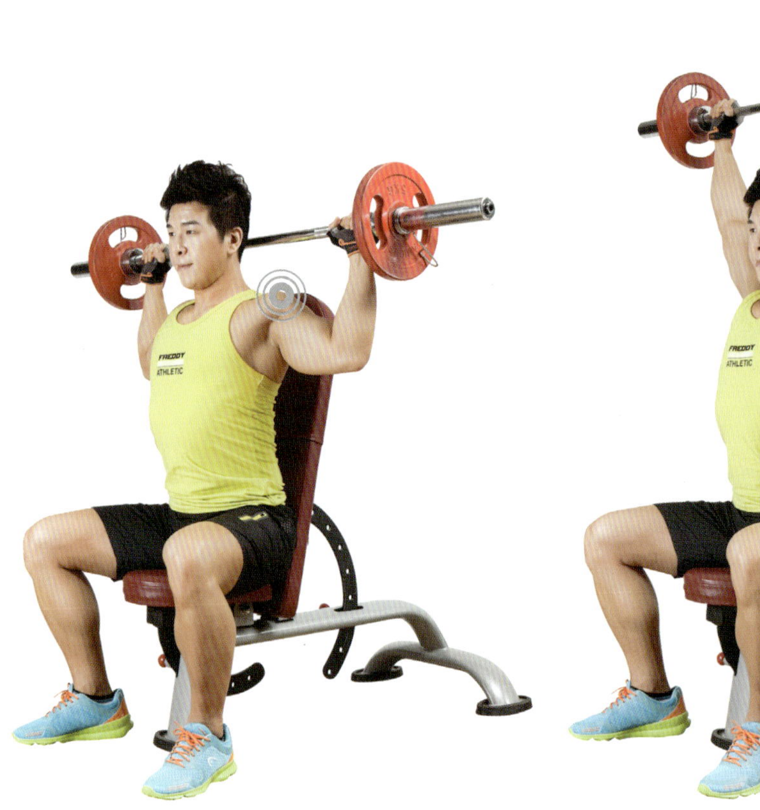

1

목 뒤로 보낸 바를 어깨너비보다 넓게 벌려서 잡고, 벤치에 앉아서 허리는 곧게 펴준다.

2

손목을 구부리지 않고, 팔을 쭉 펴서 바벨을 들어 올린다. 이때 어깨가 앞이나 뒤로 넘어가지 않게 머리 위쪽으로 들어야 한다. 호흡은 바를 들어 올릴 때 내쉰다.

밀리터리 프레스와 같이 대표적인 어깨(측면 삼각근, 후면 삼각근) 운동이지만 부상도가 높은 편이다. 하지만 정확한 자세와 가벼운 중량으로 무리 없이 한다면 우람한 어깨와 봉긋한 어깨를 만드는 데 더없이 좋은 운동이다.

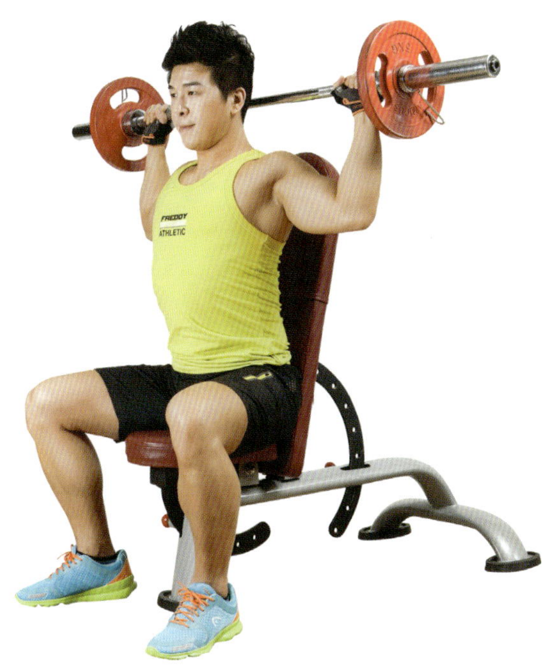

3

바벨을 천천히 목 뒤로 내리면서 1번 자세로 돌아온다. 이때도 어깨가 앞이나 뒤로 넘어가지 않도록 한다.

CAUTION

서서 해도 되는 운동이지만 허리에 큰 무리가 올 수 있기 때문에 앉아서 하는 걸 추천한다. 바를 들어 올릴 때 어깨가 너무 뒤로 기울어지지 않게 한다.

3 덤벨 숄더 프레스

횟수 ▼
10회–4세트

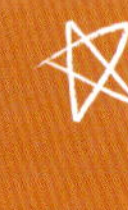

어깨 전체(삼각근)를 자극하는 덤벨 운동으로 밀리터리 프레스보다 간편하다. 가벼운 무게로 할 수 있어 여자들도 많이 한다.

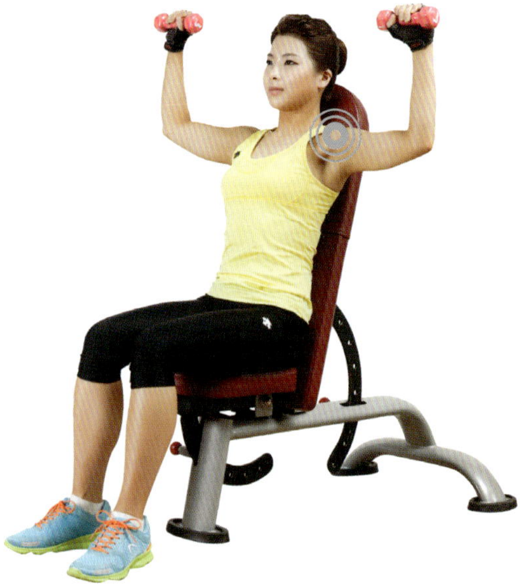

1
등과 엉덩이를 밀착해 고정시킨 후 팔꿈치가 수직이 되게 만들어준다.

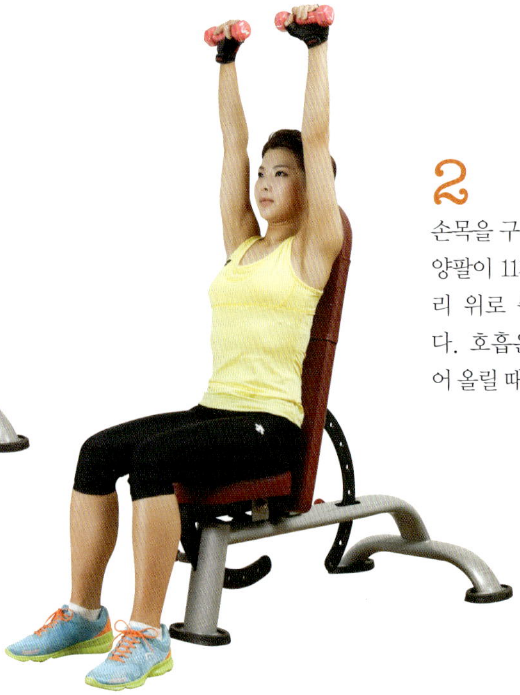

2
손목을 구부리지 않고, 양팔이 11자가 되게 머리 위로 쭉 들어올린다. 호흡은 덤벨을 들어 올릴 때 내쉰다.

CAUTION

어깨가 너무 뒤로 넘어가거나 앞으로 기울게 되면 어깨에 무리가 간다.

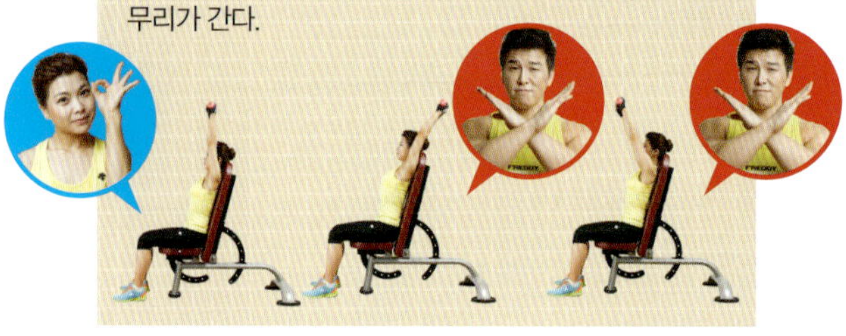

4 펙 덱 리어 델트 레터럴

어깨 뒤쪽(후면 삼각근) 근육의 선명도를 높이면서 동시에 매끈한 어깨 라인을 잡아주는 운동이다. 고정되어 있는 기구를 사용하기 때문에 초보에게 적합하다.

CAUTION

후면 어깨를 수축시킬 때 승모근을 쓰지 않도록 주의할 것.

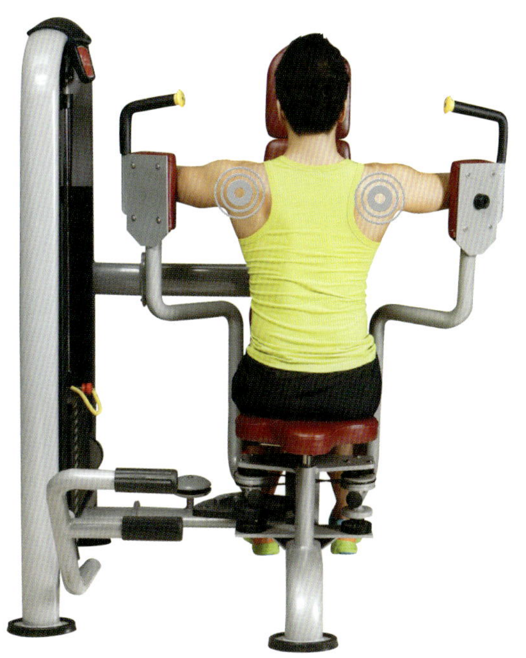

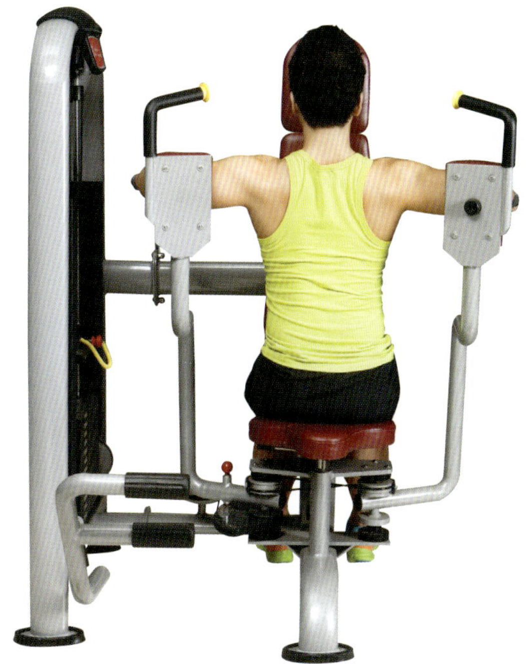

1

기구를 바라보고 앉아서 가슴을 등받이에 밀착시킨다. 어깨를 수평으로 벌리고 팔꿈치를 90도로 구부려 패드에 고정시킨다.

2

양 팔꿈치가 등 뒤에서 마주한다는 느낌으로 후면 어깨를 수축시켜 준다. 호흡은 수축시킬 때 내쉰다.

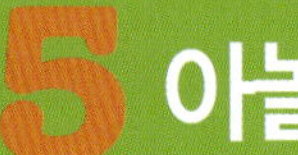

5 아놀드 프레스

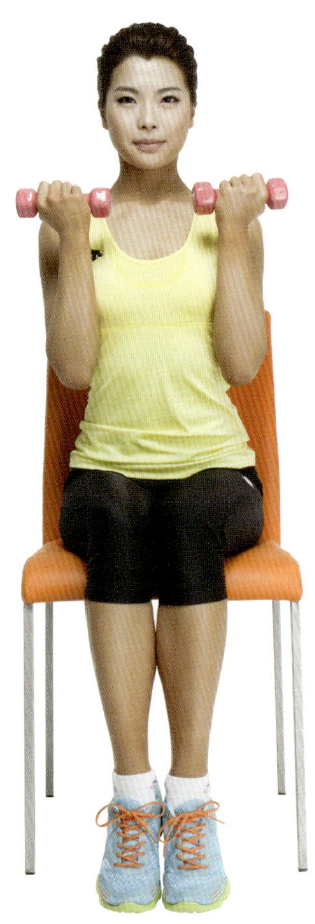

1

의자나 벤치에 허리를 꼿꼿하게 펴서
앉는다. 덤벨은 쇄골 높이에서 손등
이 앞쪽을 바라보게 잡는다.

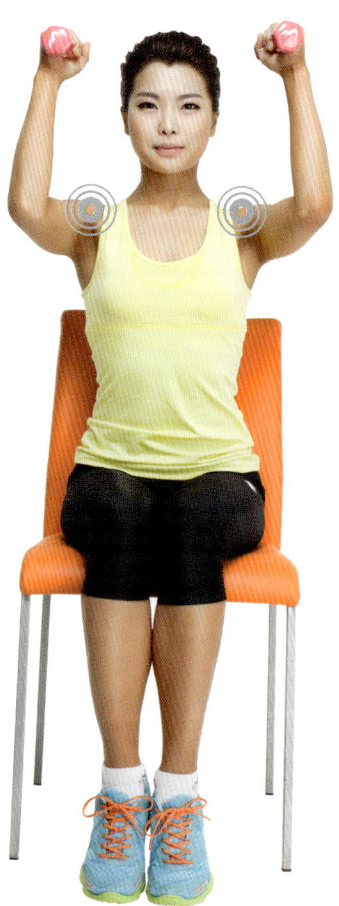

2

팔을 서서히 들면서 팔꿈치가 앞
쪽을 향하게 손목을 회전시키며
덤벨을 밀어준다.

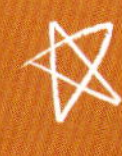

어깨의 앞쪽(전면 삼각근)을 집중적으로 자극하는 덤벨 운동이다. 어깨가 약한 사람에게 좋다. 초보도 손쉽게 할 수 있고, 손목을 회전하는 동작이 있어서 기본적인 덤벨 숄더 프레스보다 재미를 느끼면서 운동 할 수 있다.

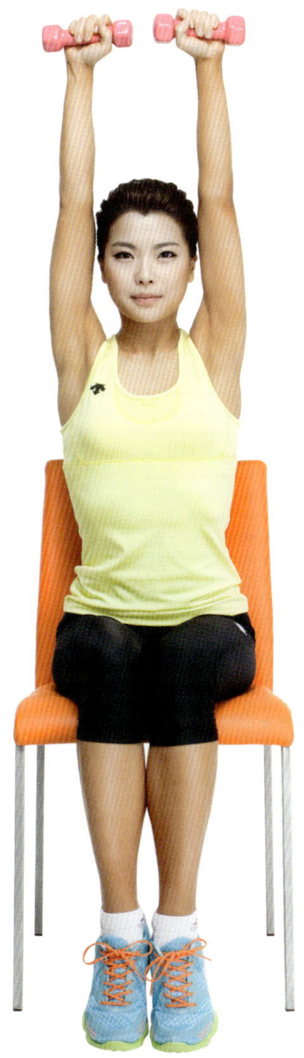

3

양팔이 11자가 되게 덤벨을 머리 위로 쭉 들어 올린다. 호흡은 손목 을 회전시키며 덤벨을 들어 올릴 때 내쉰다.

CAUTION

손목을 회전시킬 때 팔꿈치가 양쪽 으로 벌어지지 않게 한다.

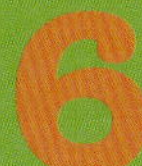

어깨 6 사이드 레터럴레이즈

횟수 ▼
10회-4세트

프레스 동작이 근육의 크기를 키워주는 운동이라면 레터럴레이즈는 선명도를 높이는 동작이다. 사이드 레터럴레이즈는 어깨의 바깥쪽(측면 삼각근)의 선명도를 높여주는 운동이니 잘 보고 따라해보자.

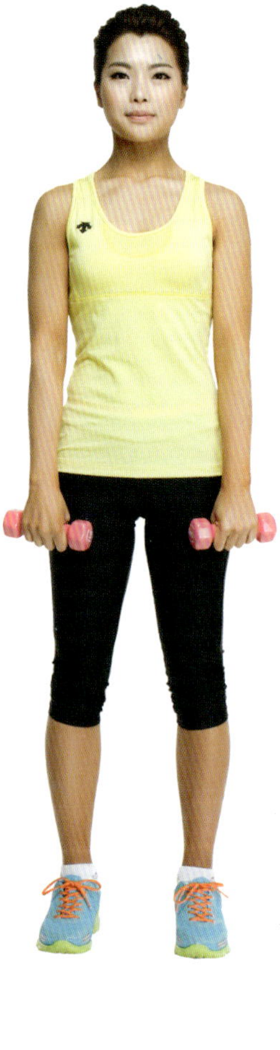

1

어깨너비로 발을 벌리고 허리는 곧게 펴준다. 손은 덤벨을 가볍게 쥐고 허벅지 앞쪽에 둔다.

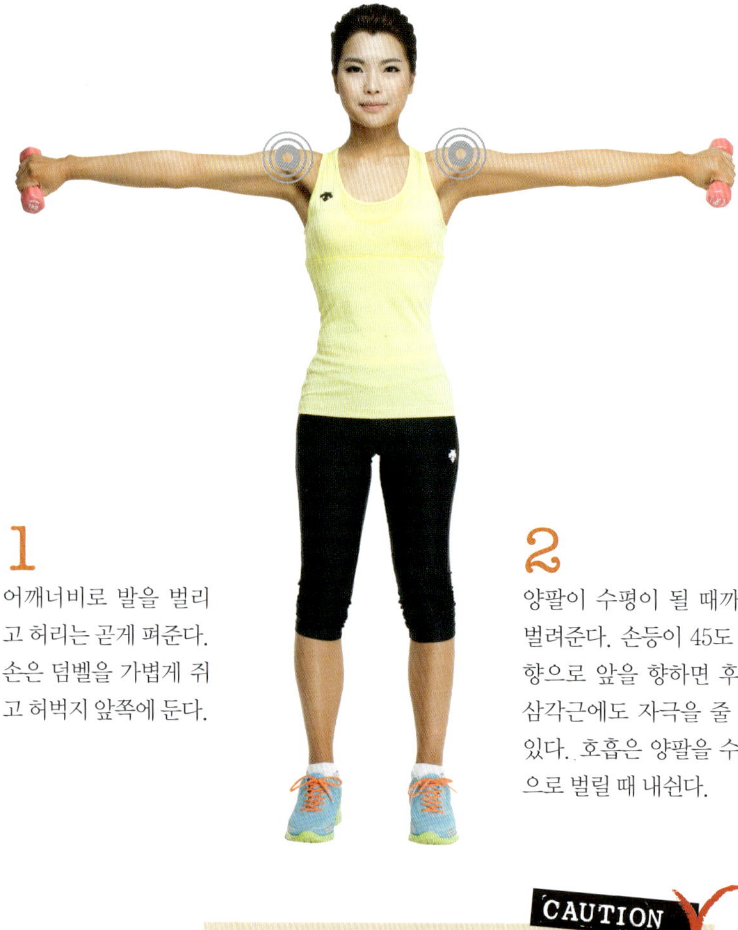

2

양팔이 수평이 될 때까지 벌려준다. 손등이 45도 방향으로 앞을 향하면 후면 삼각근에도 자극을 줄 수 있다. 호흡은 양팔을 수평으로 벌릴 때 내쉰다.

CAUTION

양팔이 수평보다 높게 올라가게 되면 승모근이 자극 받는다.

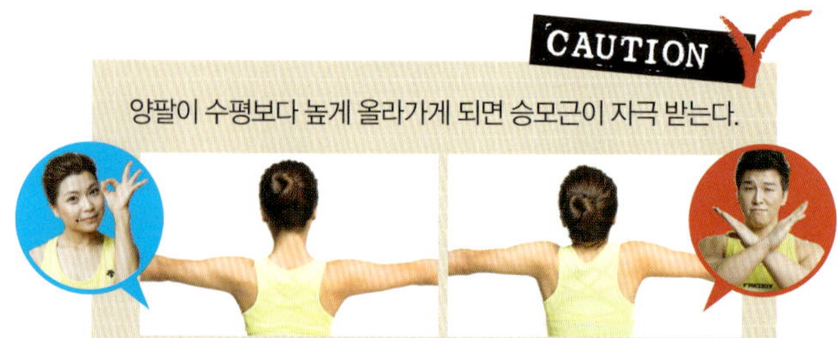

6-1 사이드 레터럴레이즈 응용동작

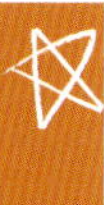

보다 무거운 무게로 동작해서 어깨 바깥쪽에 많은 효과를 주기 위한 운동이다. 응용동작이니만큼 본인한테 가장 많은 자극이 가는 부위를 찾는 게 중요하다.

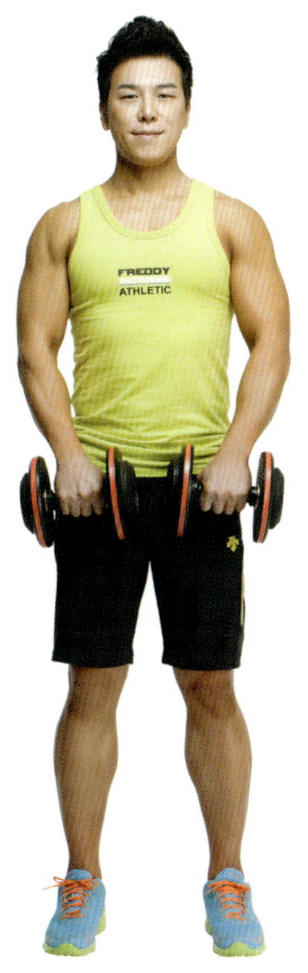

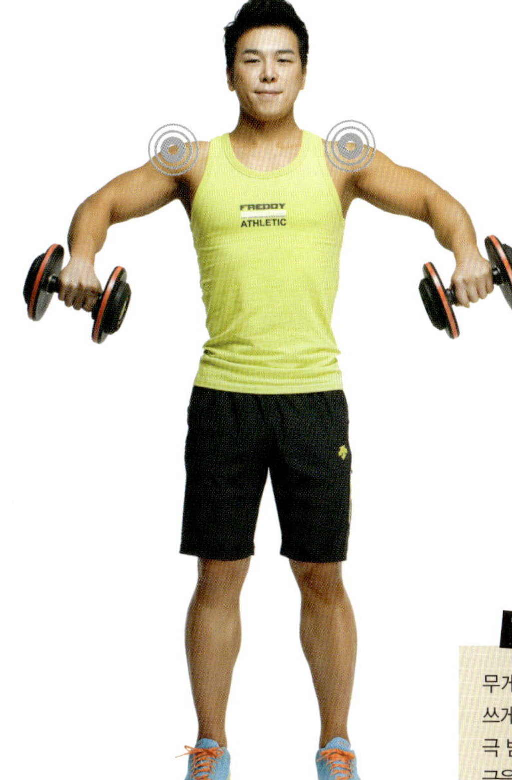

CAUTION

무게가 무거워 반동을 쓰게 되면 승모근이 자극 받는다. 승모근의 자극을 최소화 하자.

1

어깨너비로 발을 벌리고 허리는 곧게 펴준다. 손등이 앞을 향하게 덤벨을 쥐고, 팔꿈치를 살짝 구부린다.

2

팔꿈치를 살짝 구부린 채로 양 어깨를 벌려 덤벨을 끌어 올린다는 느낌으로 들어준다. 손등은 45도 정면으로 향한다.

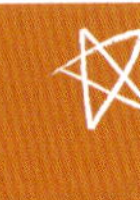

어깨의 앞쪽(전면삼각근) 근육의 선명도를 높이기 위한 운동이다. 밀리터리 프레스나 비하인드 넥 프레스 같은 미는 운동으로 어깨 근육의 크기를 키웠다면 레터럴레이즈로 어깨 근육을 섬세하게 나눠보자.

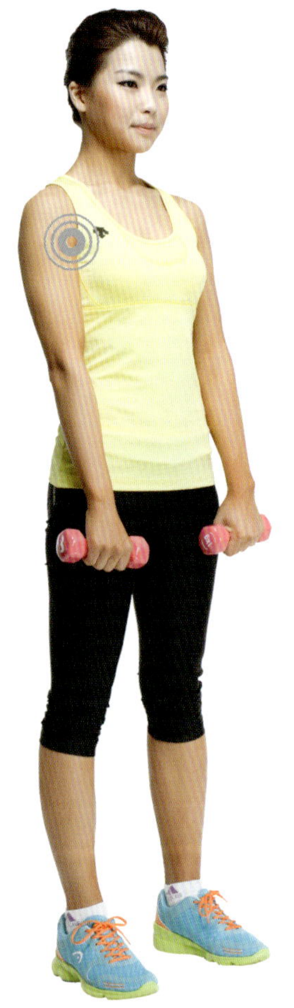

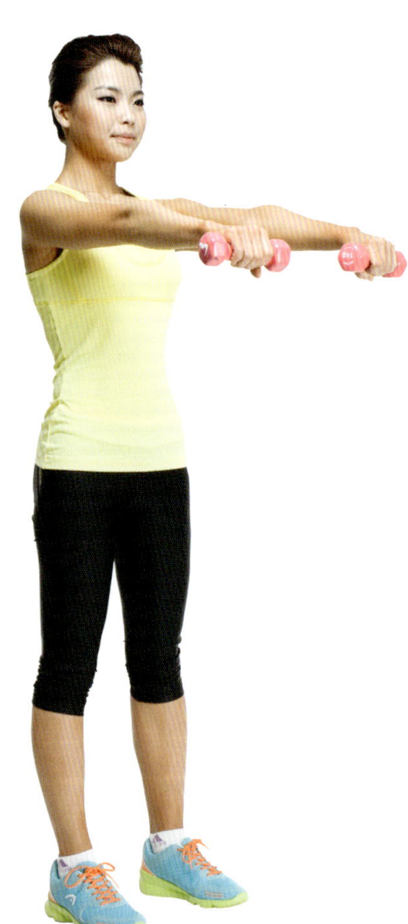

1

어깨너비로 발을 벌리고 허리는 곧게 펴준다. 손등이 정면을 보게 덤벨을 가볍게 쥐고 허벅지 앞쪽에 둔다.

2

양팔을 바닥과 수평이 될 때까지 들어올린다. 이때 허리는 곧게 펴고, 손등은 위로 한다. 호흡은 양팔을 들어 올릴 때 내쉰다.

CAUTION ✓

양팔이 수평보다 높게 올라가게 되면 승모근이 자극받는다.

응용동작은 덤벨을 들어 올리는 법을 달리하고 무게를 늘려 **어깨 앞쪽**을 자극하자. 팔 앞쪽(이두근) 근육의 개입을 최대한 줄여야 한다.

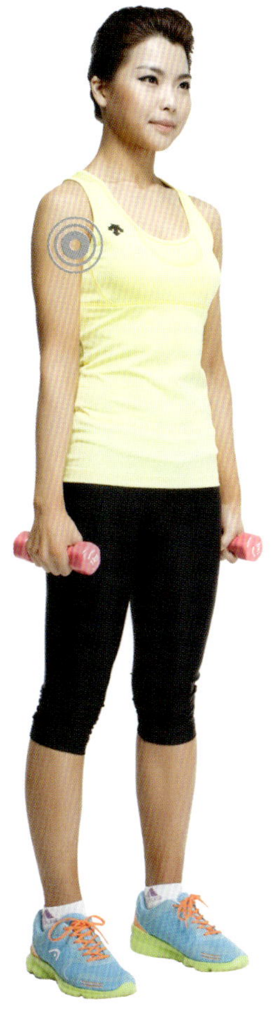

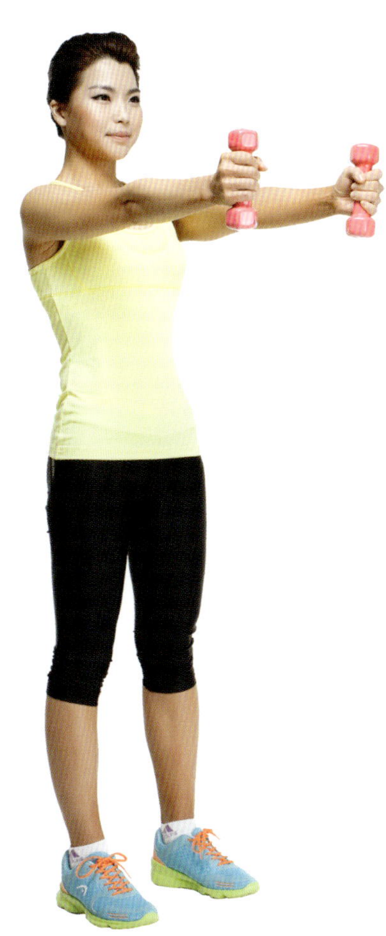

1

어깨너비로 발을 벌리고 허리는 곧게 펴준다. 손등이 바깥을 보게 덤벨을 가볍게 쥐고 허벅지 옆쪽에 둔다.

2

1번의 상태에서 양팔이 바닥과 수평이 될 때까지 들어 올린다.

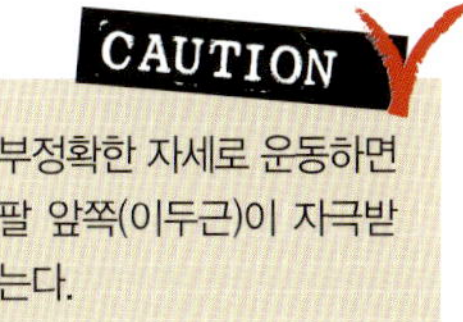

부정확한 자세로 운동하면 팔 앞쪽(이두근)이 자극받는다.

8 인클라인 리어 레터럴레이즈

횟수 ▼
10회-4세트

인클라인 벤치에 가슴을 밀착시켜 몸통을 고정시킨 후 덤벨을 이용한 운동이다. 몸통을 고정시켜서 어깨 뒤쪽(후면 삼각근)에 집중적인 자극을 줄 수 있다.

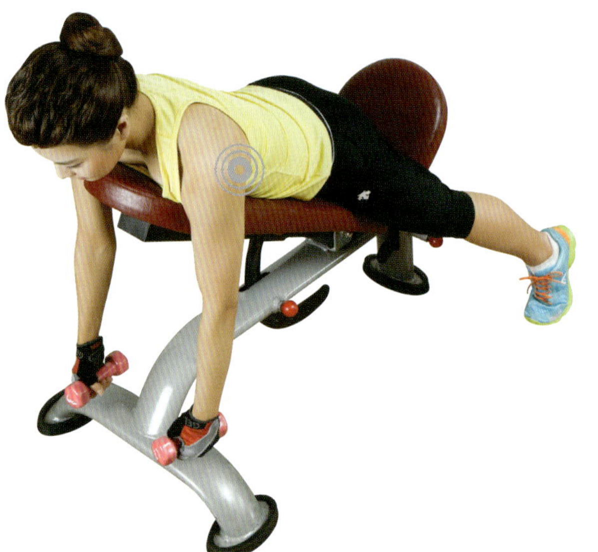

1

인클라인 벤치에 가슴부터 하복부까지 밀착시켜 고정하고, 발은 뒤꿈치를 들어서 앞으로 밀어준다. 덤벨은 손등이 바깥쪽으로 향하게 잡고 아래로 늘어뜨린다.

CAUTION

덤벨을 쥔 손이 어깨 위치보다 높게 올라가면 승모근이 자극 받는다.

2

몸통은 고정시키고, 후면 삼각근을 최대한 수축시키면서 양팔은 수평으로 뻗어준다. 호흡은 양팔을 벌릴 때 내쉰다.

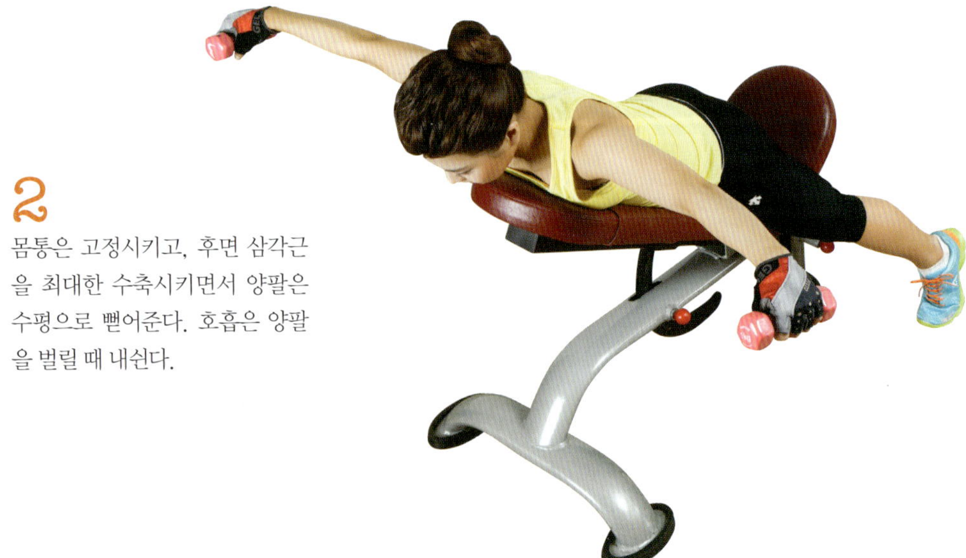

9 업라이트 로우

횟수 ▼
15회–3세트

어깨(삼각근)와 목 뒤쪽(승모근)을 집중적으로 자극하는 운동이다. 많은 사람들이 걱정하는 볼록한 승모근을 만들지 않으려면 가벼운 중량으로 여러 번 운동하는 게 포인트!

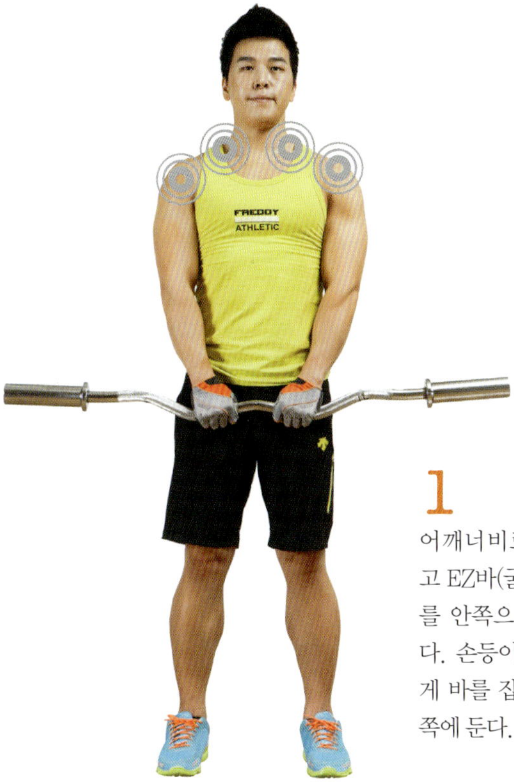

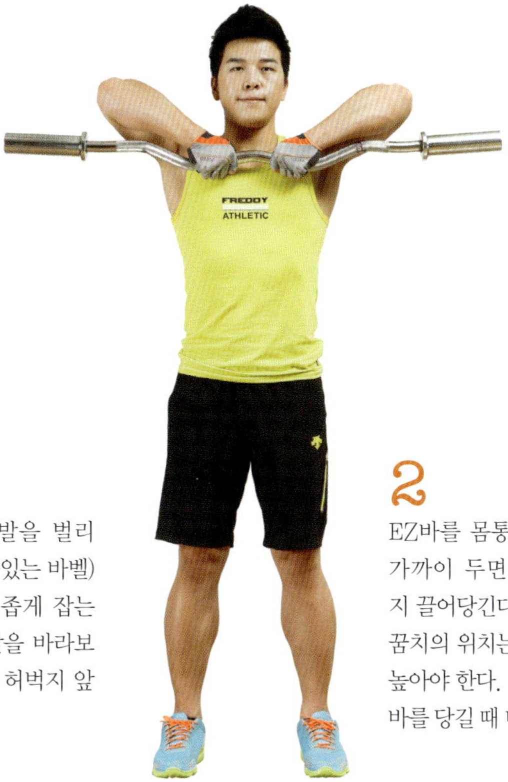

1

어깨너비로 발을 벌리고 EZ바(굴곡있는 바벨)를 안쪽으로 좁게 잡는다. 손등이 앞을 바라보게 바를 잡고 허벅지 앞쪽에 둔다.

2

EZ바를 몸통에 최대한 가까이 두면서 쇄골까지 끌어당긴다. 이 때 팔꿈치의 위치는 어깨보다 높아야 한다. 호흡은 EZ바를 당길 때 내쉰다.

CAUTION

손목이 꺾여서도 안되고, 팔꿈치가 어깨라인보다 내려와서도 안된다. 팔꿈치로 손목을 들어 올린다는 느낌으로 운동하면 수월하다.

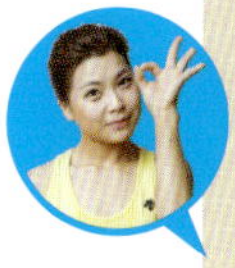

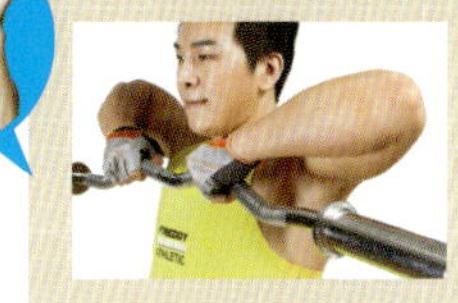
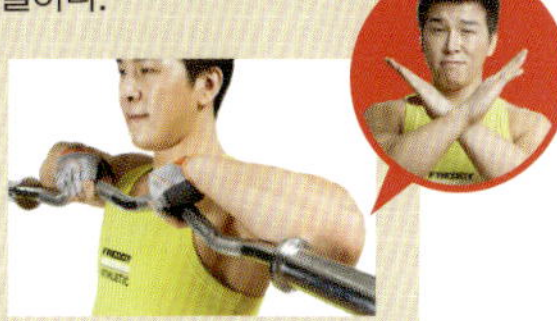

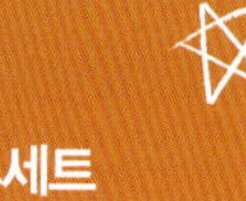

팔 앞쪽(이두근)을 자극하는 기본적인 덤벨 운동이다. 집에 덤벨이 있는 사람이라면 한번쯤은 해봤을 운동이지만 대부분 덤벨만 들었다 놨다만 했지 정확한 동작은 숙지하지 못했을 것이다. 이번에 제대로 된 동작을 배워보자.

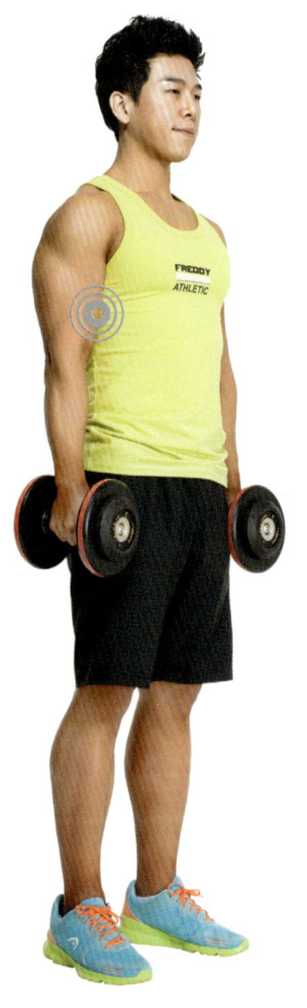

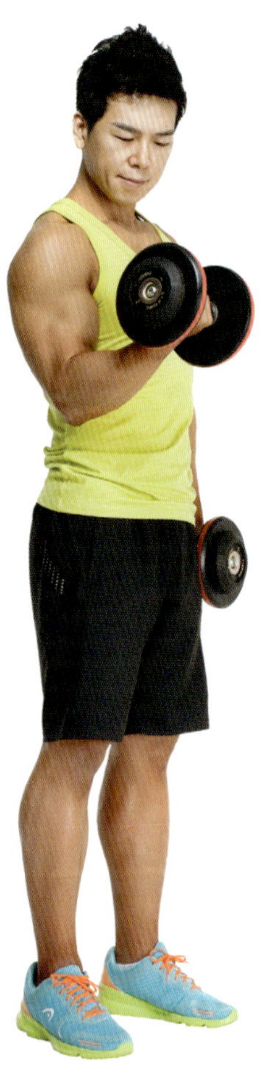

CAUTION

앞뒤로 몸의 반동을 이용하게 되면 허리 쪽에 무리가 갈 수 있고 운동효과도 떨어진다.

1 어깨너비로 발을 벌리고 손등이 바깥쪽을 향하게 덤벨을 쥔다.

2 손등이 아래로 향하게 손목을 회전시키면서 팔꿈치를 구부려 이두근을 수축시킨다. 호흡은 손목을 회전시킬 때 내쉰다.

2 인클라인 얼터네이트 덤벨컬

횟수 ▼
10회-4세트

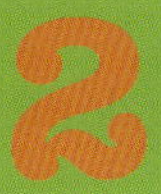

팔 앞쪽(이두근)의 크기를 키워주는 운동이지만 초보에게는 난이도가 있는 동작이다. 컬(들어 올리는) 동작에 익숙하지 않은 상태에서 이두근을 늘리는 운동은 부상의 우려가 있다. 중급자지만 이두근의 크기가 커지지 않는 사람들에게 추천한다.

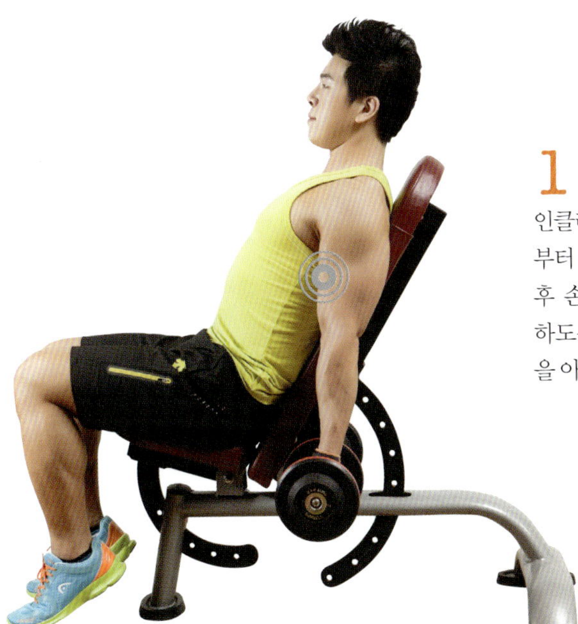

1

인클라인 벤치에 엉덩이 부터 어깨까지 밀착시킨 후 손등이 뒤쪽으로 향 하도록 덤벨을 쥐고 팔 을 아래로 쭉 뻗는다.

CAUTION

앞뒤로 몸의 반동을 이용 하게 되면 허리 쪽에 무리 가 갈 수 있고 운동효과도 떨어진다.

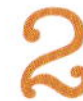

2

이두근을 움직이지 않게 고정시키고, 최 대한 수축시키면서 천천히 들어 올렸다 가 내린다. 천천히 한쪽씩 번갈아 가며 얼터네이트 컬을 한다. 호흡은 덤벨을 들어 올릴 때 내쉰다.

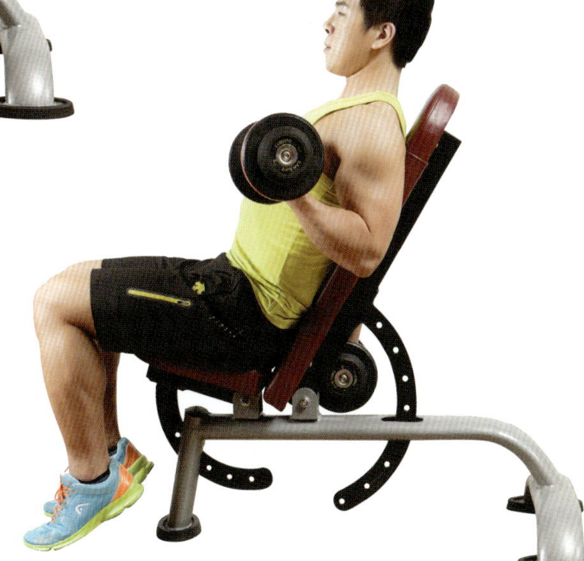

3 덤벨 해머컬

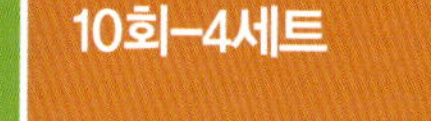

망치질을 하는 것 같은 이 운동은 덤벨컬과 비슷해 보이지만 **팔 앞쪽**(이두근)과 **팔뚝**(전완근)으로 자극이 분산되기 때문에 더 무거운 무게로 운동할 수 있다. 초보들은 따로 전완근 운동을 하기보다는 해머컬로 전완근을 같이 자극해주자.

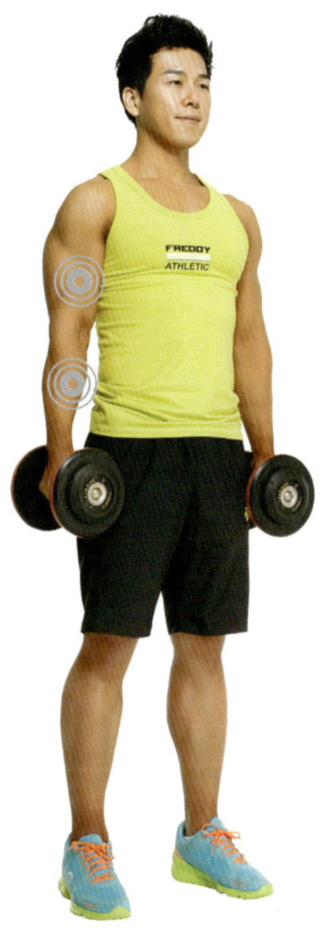

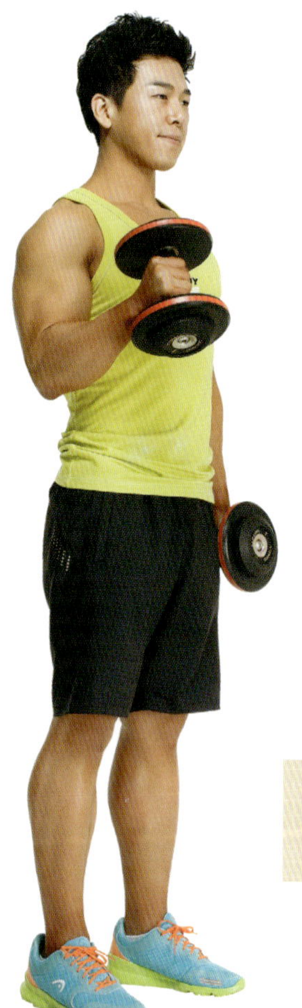

1

어깨너비로 발을 벌리고 손등이 바깥쪽을 향하게 덤벨을 쥐어준다.

2

이두근을 움직이지 않게 고정시키고, 최대한 수축시키면서 천천히 들어 올렸다가 내린다. 천천히 한쪽씩 번갈아 가며 얼터네이트 컬을 한다. 호흡은 덤벨을 들어 올릴 때 내쉰다.

4 케이블 해머컬

횟수 ▼
15회−3세트

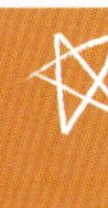

케이블 머신에서 할 수 있는 해머컬 **팔 운동**이다. 양팔을 쓰기 때문에 덤벨 해머컬보다 근육 집중도는 떨어지지만 좀 더 무거운 무게로 운동할 수 있는 장점이 있다.

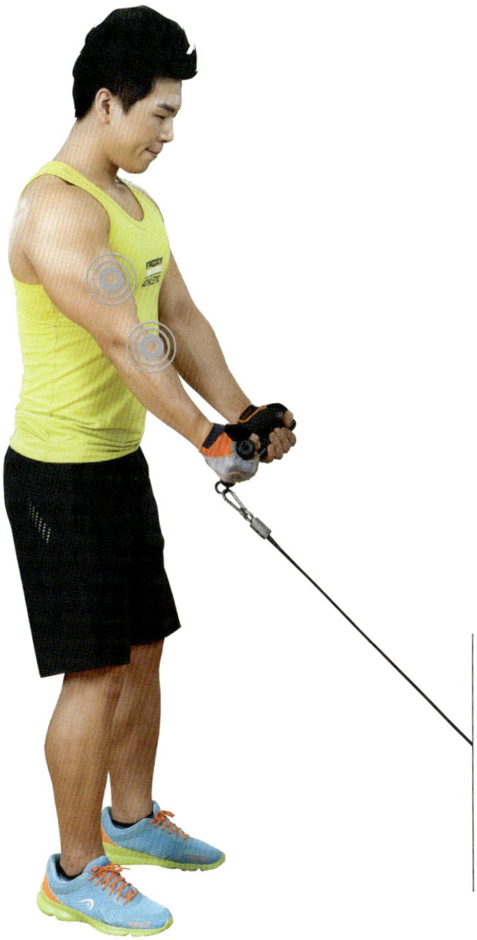

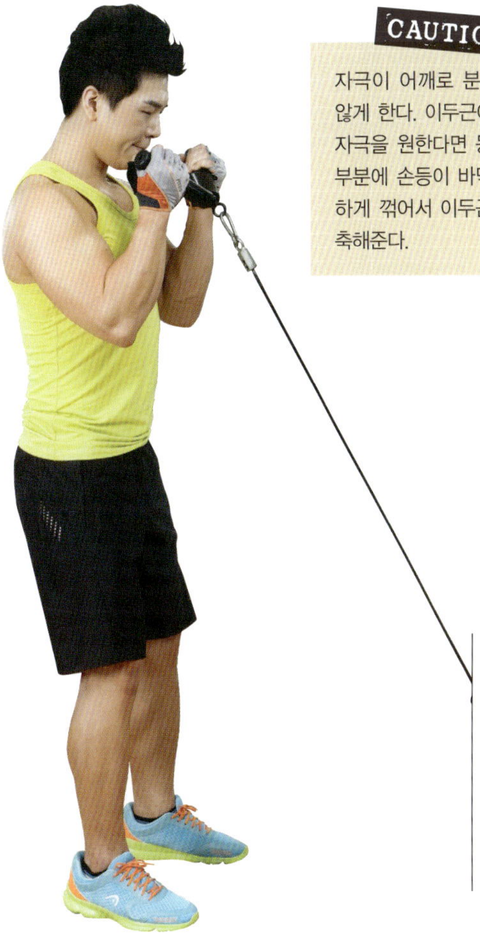

CAUTION

자극이 어깨로 분산되지 않게 한다. 이두근에 강한 자극을 원한다면 동작 끝 부분에 손등이 바닥을 향하게 꺾어서 이두근을 수축해준다.

1

어깨너비로 발을 벌리고 허리는 곧게 펴 준다. 엉덩이를 살짝 뒤로 빼주고 팔을 쭉 뻗은 채로 케이블을 잡는다.

2

1번 자세를 유지한 채로 팔꿈치만 구부려 케이블을 최대한 몸통 쪽까지 당긴다. 이 때 팔꿈치가 뒤로 빠지지 않도록 한다. 호흡은 케이블을 당길 때 내쉰다.

팔

5 내로우 그립 바벨컬

횟수 ▼
10회-4세트

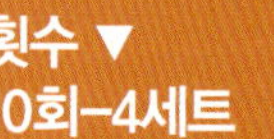

양손의 폭을 좁게 잡는 방법으로 장두(이두근의 바깥쪽)를 단련할 수 있다. 흔히들 팔 운동이라 하면 무작정 이두근이라 생각하는데 크게 안쪽과 바깥쪽으로 나눌 수 있다.

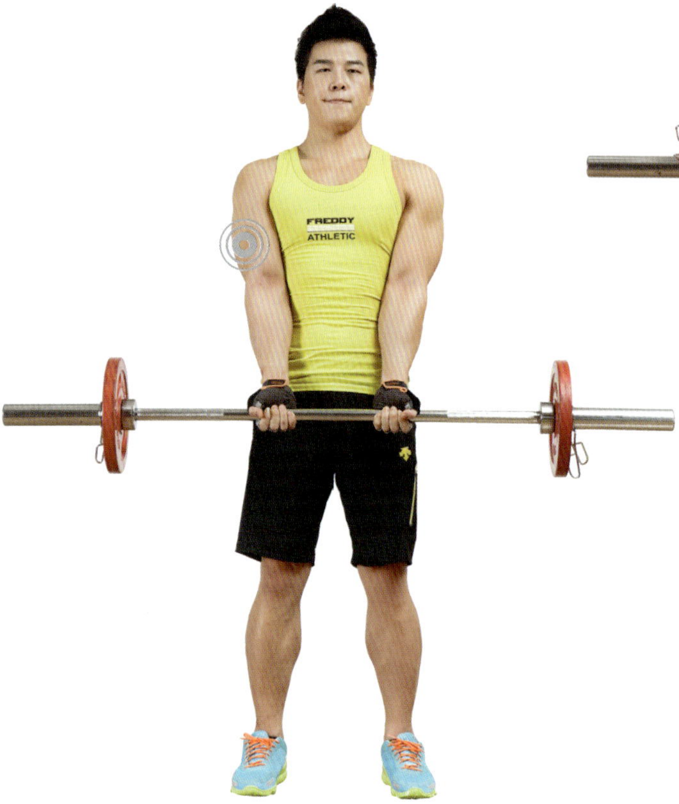

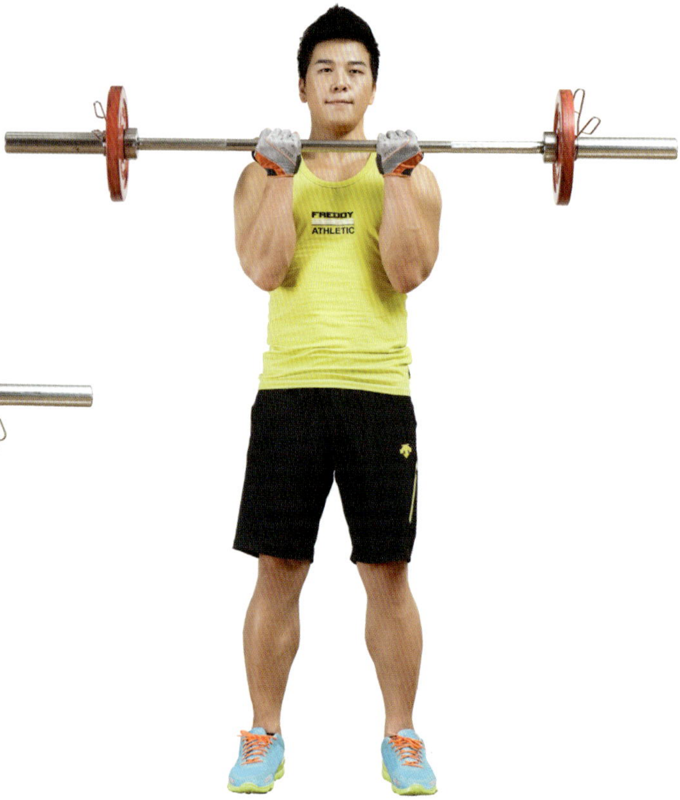

1

어깨너비보다 좁게 바벨(긴 봉)을 잡고 팔꿈치는 옆구리에 단단히 고정시킨다. 손바닥은 앞을 바라본다.

2

팔꿈치가 벌어지지 않게 천천히 바벨을 들어 올린다. 호흡은 바벨을 들어 올릴 때 내쉰다.

CAUTION

팔꿈치는 늑골 부근에 고정시키고, 몸의 반동을 쓰지 않는다.

팔

6 와이드그립 바벨컬

횟수 ▼
10회-4세트

양손의 폭을 넓게 잡는 방법으로 단두(이두근의 안쪽)를 단련할 수 있다. 와이드 그립으로 운동 할 때는 EZ바를 적극 활용해 보자. 손목으로 가는 부담을 줄일 수 있다.

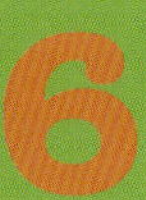

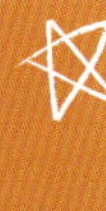

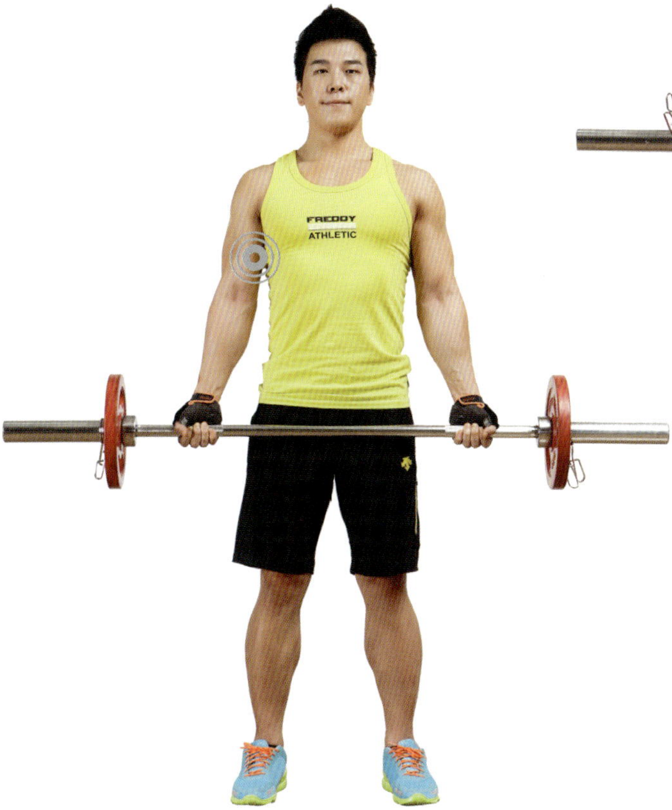

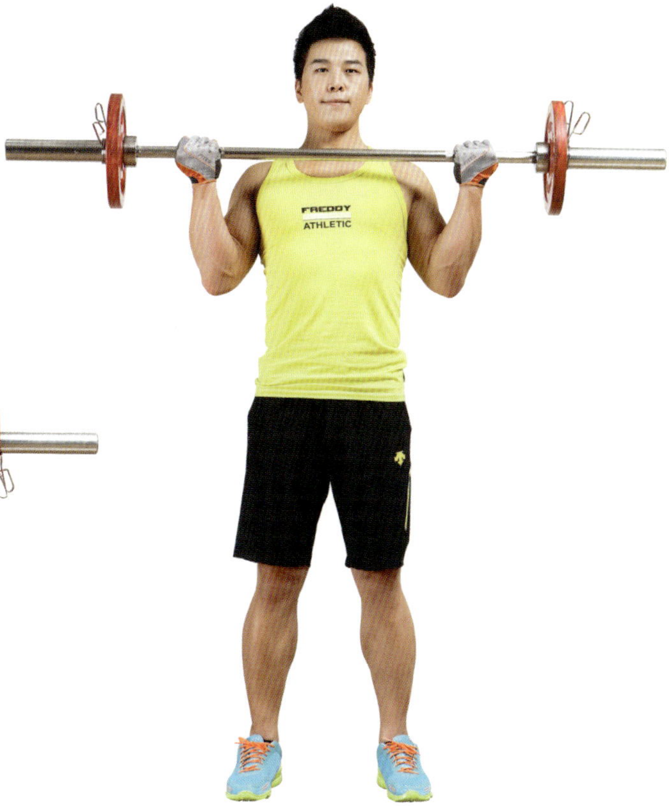

1

어깨너비보다 넓게 바벨을 잡는다. 이때 시선은 정면을 향한다.

2

어깨(삼각근)의 도움 없이 이두근만의 힘으로 바벨을 천천히 들어올린다. 호흡은 바벨을 들어올릴 때 내쉰다.

CAUTION

어깨가 개입되면 삼각근에도 자극을 받는다. 이두근만 쓰도록 주의하자.

7 EZ바 라잉 트라이셉스 익스텐션

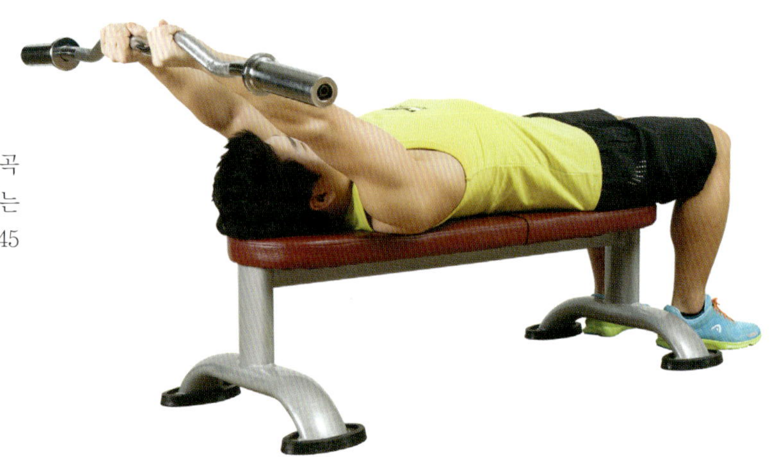

1

평평한 벤치에 누워 EZ바(굴곡 있는 봉)를 좁게 잡고, 팔을 뻗는다. 이때 벤치와 팔의 각도는 45도 정도가 적당하다.

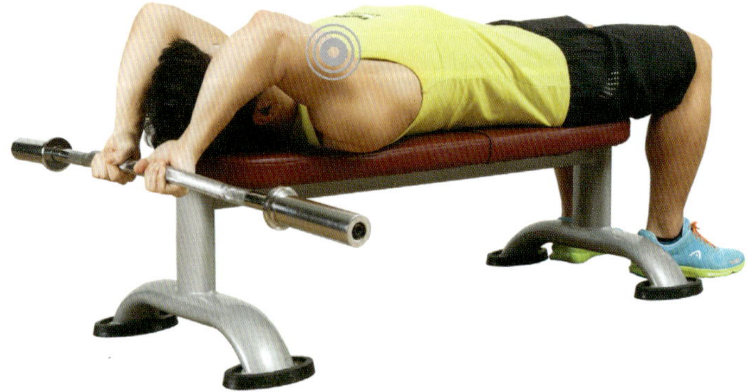

2

팔꿈치를 구부려 EZ바를 머리 뒤로 넘긴다.

팔에는 이두근만 있는 게 아니다. 많은 사람들이 팔 뒤쪽(삼두근) 근육은 만들기 힘들다고 하는데 사실은 전혀 그렇지 않다. 삼두근 운동은 자세도 불편하고, 안 쓰던 근육을 쓰기 때문에 더 힘이 든다고 느낄 뿐이다. 하지만 좀 더 효과적으로 팔 라인을 만들기 위해서는 꼭 필요한 운동이다.

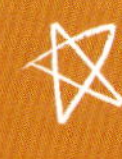

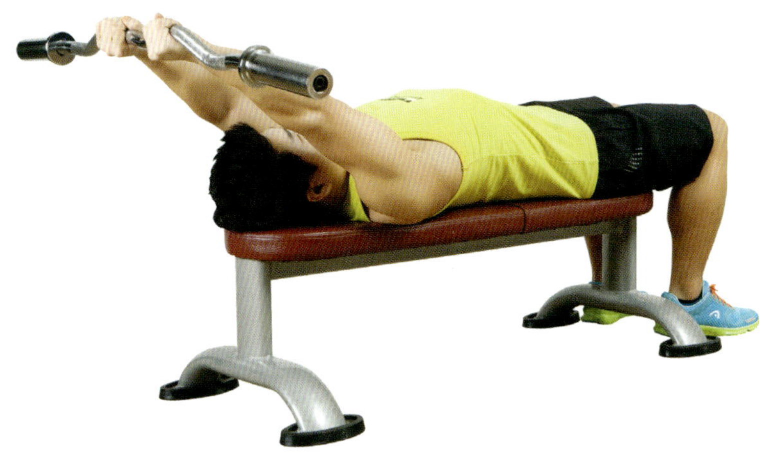

3

천천히 팔을 펴면서 삼두근을 최대한 수축시켜 1번 자세로 돌아간다. 호흡은 팔을 펴면서 내쉰다.

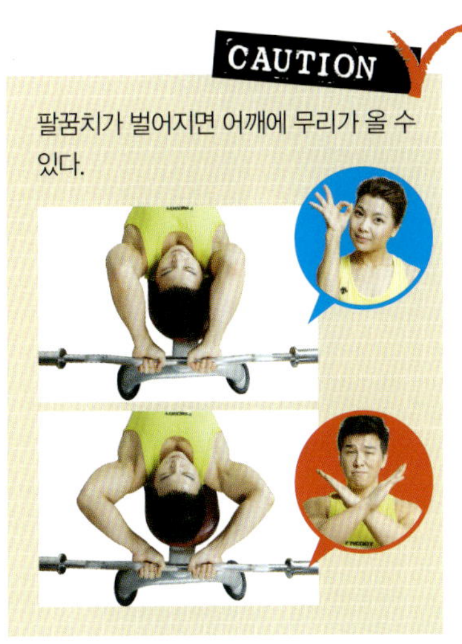

팔꿈치가 벌어지면 어깨에 무리가 올 수 있다.

8 원암 오버헤드 덤벨 트라이셉스 익스텐션

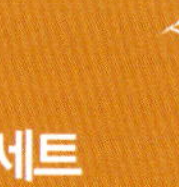

헬스장에서 가장 많이 하는 **팔 뒤쪽**(삼두근) 운동이다. 하지만 올바른 자세를 잡기가 쉽지 않은 운동 중 하나다. 처음부터 무리한 무게로 도전하지 말고 조금 가볍다 싶은 무게로 여러 번 운동하자.

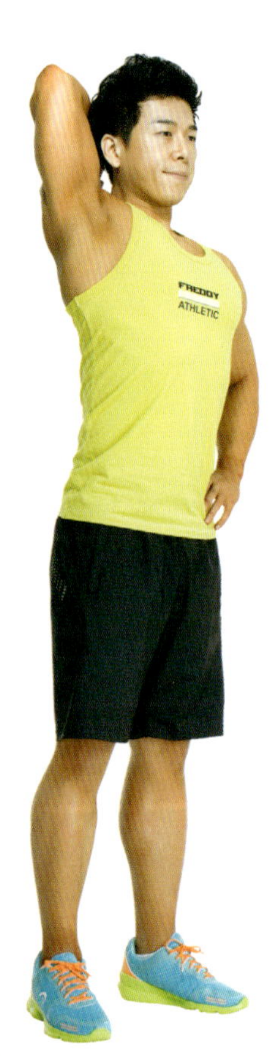

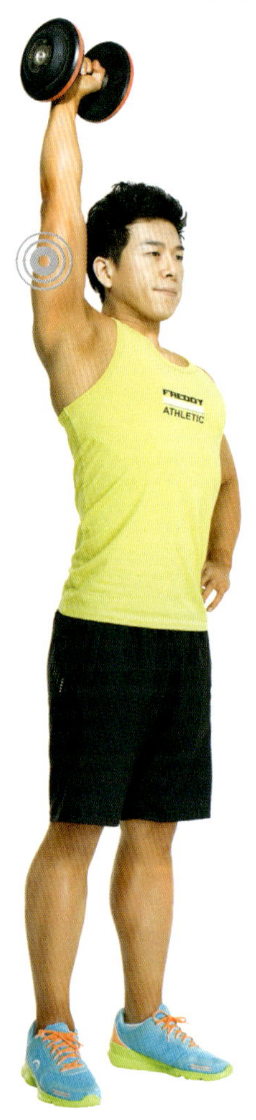

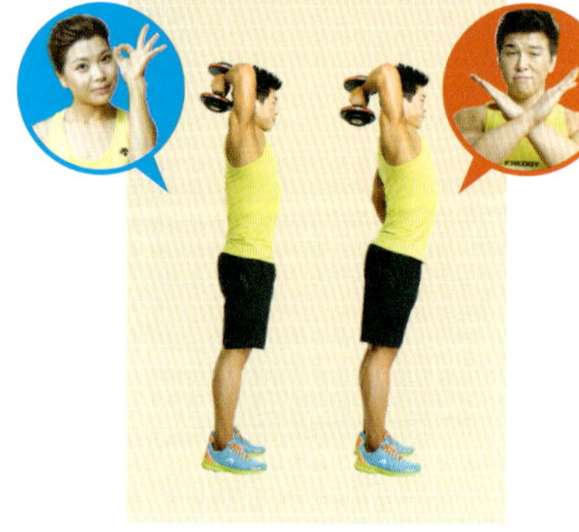

CAUTION

허리가 너무 과도하게 꺾이지 않도록 복부에 힘을 준다. 덤벨을 당겨 올릴 때 팔꿈치는 움직이지 않아야 한다.

1

한 손은 허리에 두고, 덤벨을 쥔 손은 머리 뒤에서 팔꿈치를 구부려 삼두근을 늘려준다.

2

덤벨을 천천히 머리 위로 당겨 올려준다. 호흡은 덤벨을 올릴 때 내쉰다.

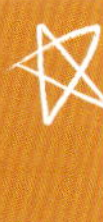

한쪽 팔로만 운동하기 때문에 양팔을 사용하는 운동보다 근육의 집중도가 높아 **팔 뒤쪽**(삼두근)근육에 보다 큰 자극을 줄 수 있다. 여자들은 가벼운 무게로 횟수를 여러 번 하는 것이 라인을 잡기에 좋다.

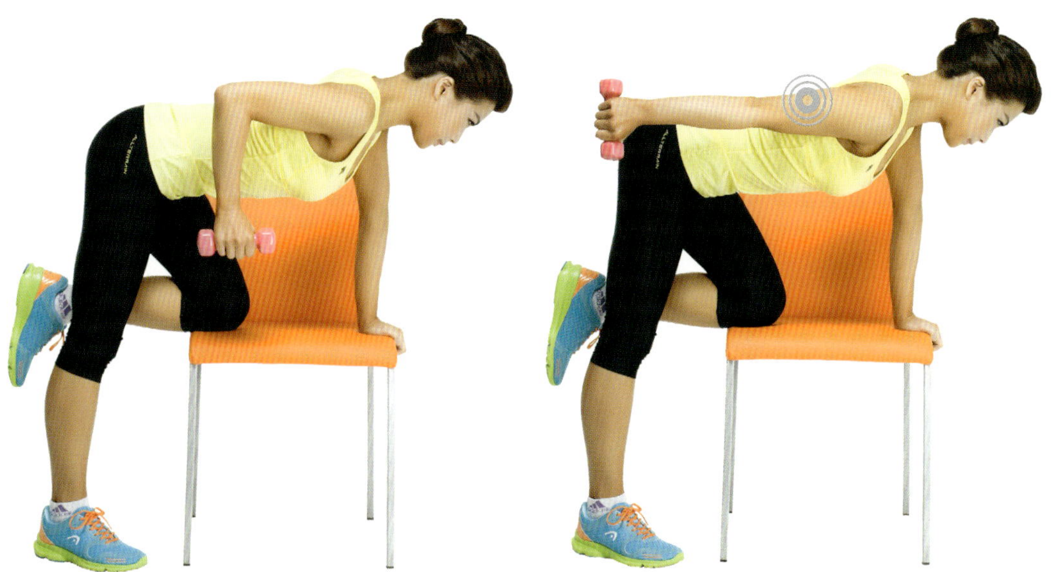

1

왼손과 왼쪽 무릎을 의자 위에 올리고, 허리는 구부러지지 않게 펴준다. 오른손으로 덤벨을 쥐고 팔꿈치를 구부려 90도로 만든다.

2

팔꿈치를 옆구리에 붙인 상태에서 팔이 바닥과 수평이 되게 덤벨을 쭉 펴준다. 호흡은 팔을 펴줄 때 내쉰다.

10 트라이셉스 딥

어디에서든 할 수 있는 팔 뒤쪽(삼두근) 근육 운동이다. 자신의 체중을 이용해서 삼두근에 큰 자극을 줄 수 있는 운동으로 의자나 탁자만 있어도 가능하니 수시로 해주도록 하자.

1

의자를 등 뒤에 두고 팔을 뒤로 보내 어깨너비로 짚는다. 이때 팔은 꼿꼿이 편 상태로 둔다.

2

상체가 기울지 않게 팔꿈치를 구부려 내려간다. 1번 동작으로 돌아가면 1회다. 호흡은 1번 자세로 돌아갈 때 내쉰다.

CAUTION

가동범위 내에서 어깨의 각도를 조절하지 않으면 부상의 우려가 있다. 강도를 높이려면 발의 위치를 멀리해 주거나, 발의 높이를 높여 준다.

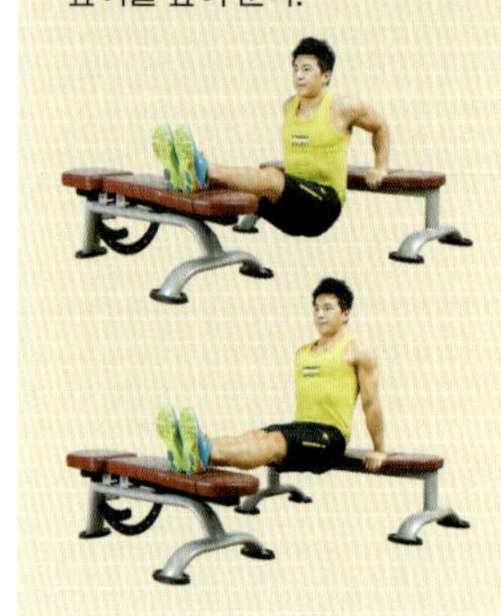

팔 **11** 케이블 프레스다운

횟수 ▼ 10회-4세트

팔 뒤쪽(삼두근)의 수축을 많이 느낄 수 있고, 삼두근 전체에 큰 효과를 볼 수 있다.

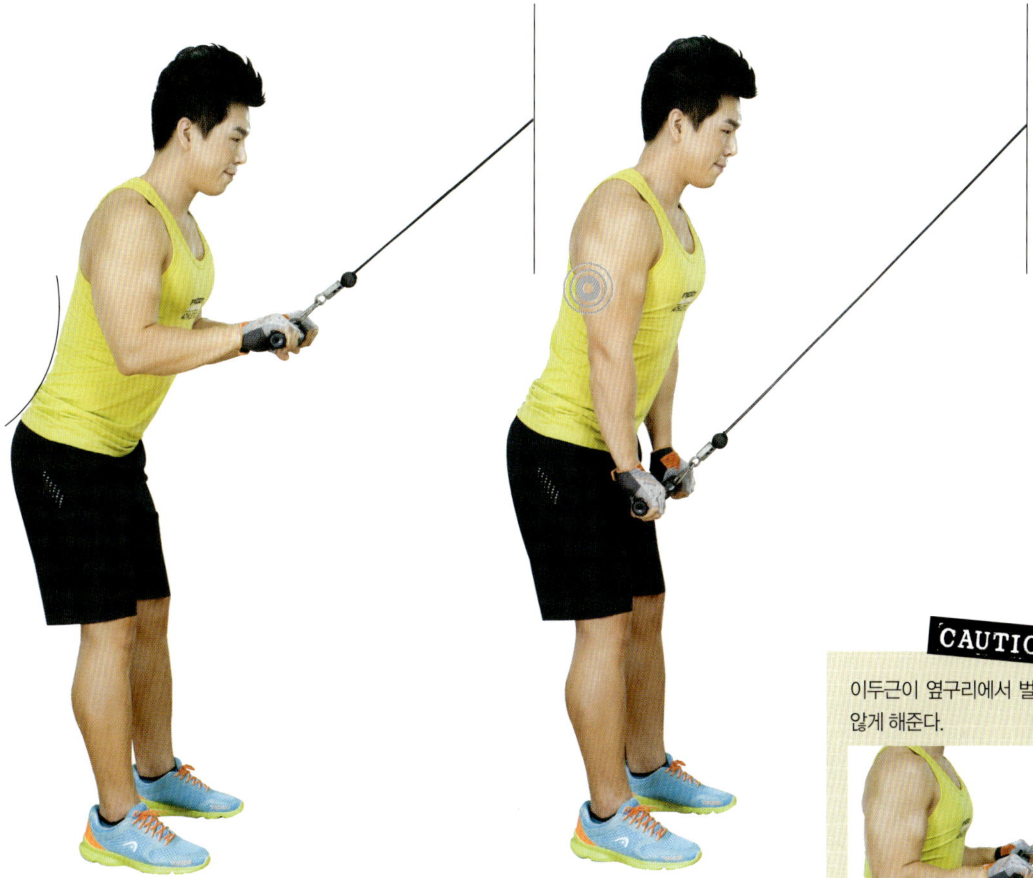

1

어깨너비로 발을 벌리고, 엉덩이를 뒤로 살짝 빼준다. 팔(이두근)을 옆구리에 고정시킨 후 허리는 아치형으로 펴준다.

2

이두근을 고정시킨 상태에서 케이블을 허벅지 앞쪽으로 쭉 끌어당긴다. 호흡은 케이블을 당길 때 내쉰다.

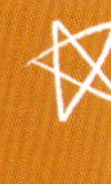

CAUTION

이두근이 옆구리에서 벌어지지 않게 해준다.

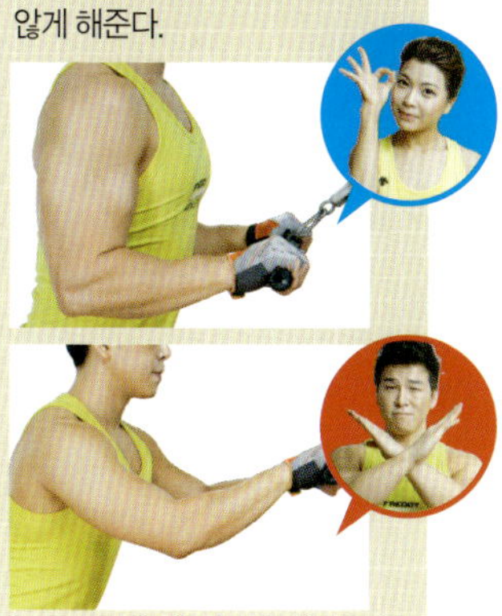

1 크런치

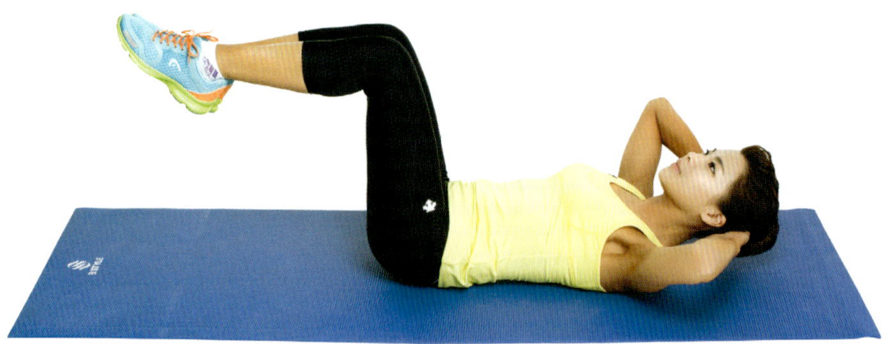

1

바닥에 등을 밀착시키고 무릎을 90도로 구부려 고정시켜준다. 양손은 머리 뒤쪽에 살짝 갖다대고, 바닥에서 뒤통수를 들어준다.

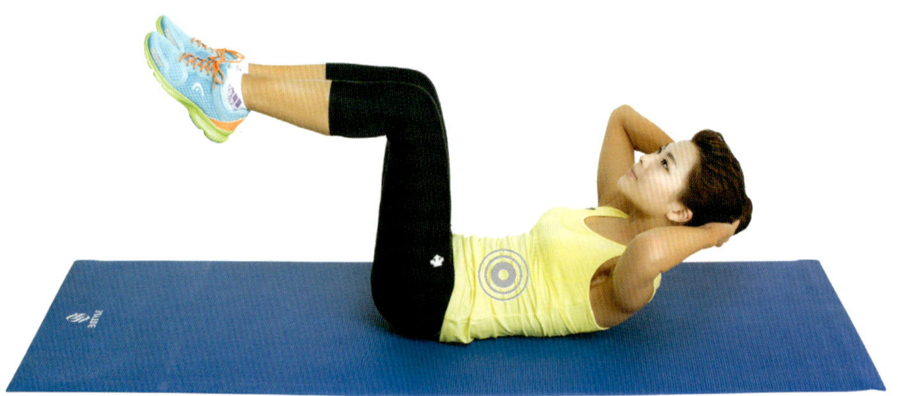

2

턱을 아래로 당겨주면서 복근의 힘으로 상체를 들어준다. 이때 허리는 절대 바닥에서 떨어지면 안 된다. 호흡은 상체를 들 때 내쉰다.

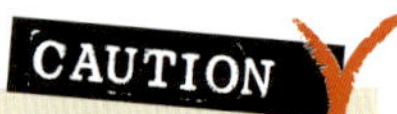

머리가 바닥에 닿으면 복부의 긴장이 풀리니 바닥에 닿지 않도록 주의해야 한다.

 중 가장 기본적인 운동이다. 학창 시절 체력장 때 하던 윗몸 일으키기와 달리 허리가 바닥에서 떨어지지 않는다는 점이 포인트다. 복근 상부를 단련시키는 운동으로 수시로 실시해주자.

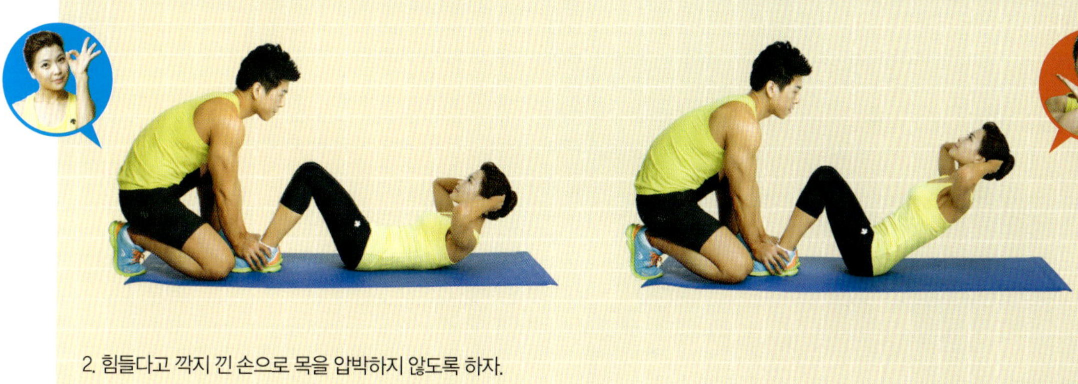

복근 운동을 하기 전에

복근 운동을 할 때 허리를 꼿꼿하게 세우거나 깍지를 낀 손으로 자신의 목을 꺾지 않도록 주의해야 한다. 경추 디스크, 척추 디스크의 원인이 된다. 바른 자세로 운동해야만 초콜렛 복근을 가질 수 있다. 여기 나와있는 바른 자세와 잘못된 자세를 보고 복근 운동을 할 때 마다 신경을 쓰자.

1. 크런치의 경우 허리를 꼿꼿이 펴지 않도록 주의한다.

2. 힘들다고 깍지 낀 손으로 목을 압박하지 않도록 하자.

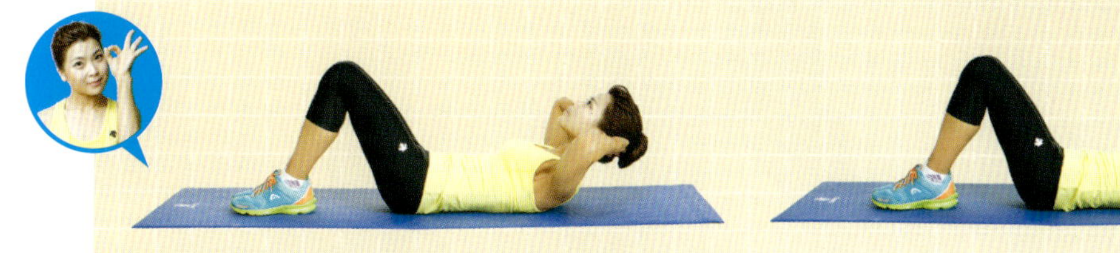

복근 2 레그레이즈

횟수 ▼
15회-4세트

하복부 운동의 기본동작이다. 크런치로 상복부를 다졌다면 레그레이즈로 하복부 근력을 키워보자. 이 운동을 하면 허벅지가 아프다고들 하는데. 하복부는 물론 허벅지도 함께 자극되니 1석 2조의 운동이라고 할 수 있겠다.

1

바닥에 등을 밀착시키고, 양손은 허리와
엉덩이 사이에 둔다. 이때 양발은 바닥에
서 살짝 띄워준다.

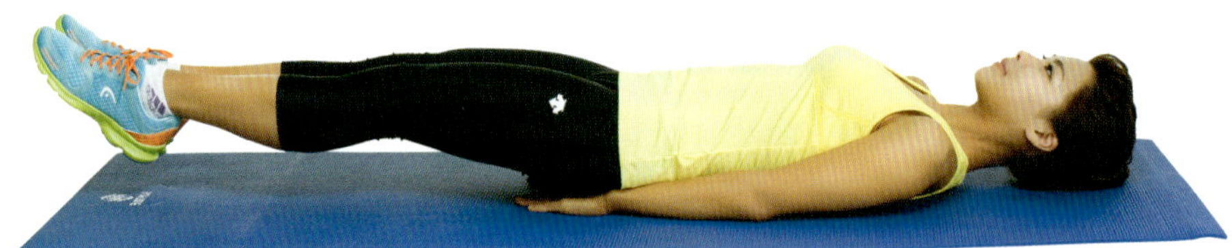

2

허리가 뜨지 않게 하면서 다리를 바닥과
수직이 되도록 들어 올린다. 무릎은 가능
하면 구부리지 않는다. 호흡은 다리를 들
어 올릴 때 내쉰다.

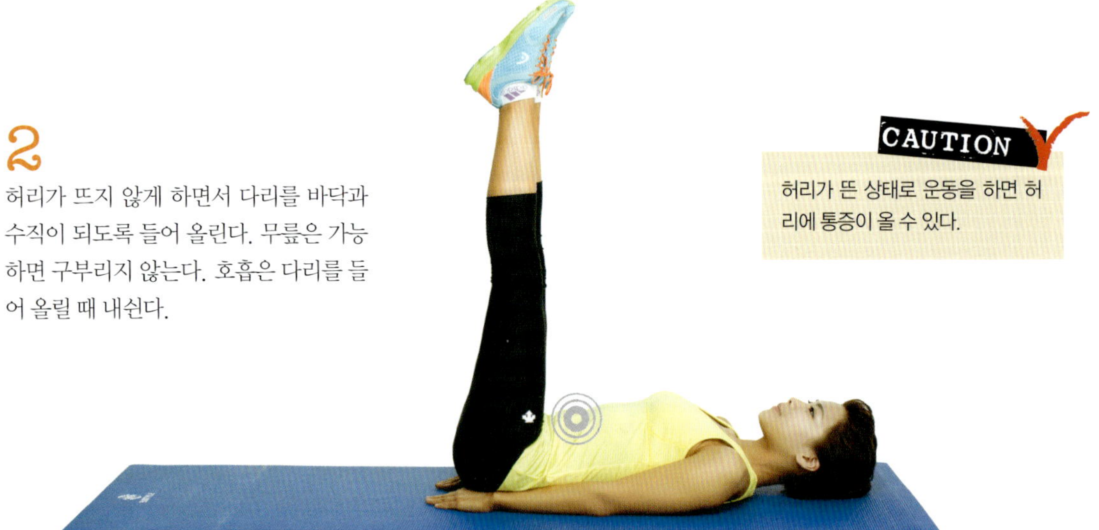

CAUTION

허리가 뜬 상태로 운동을 하면 허
리에 통증이 올 수 있다.

얼핏 보면 레그레이즈와 비슷하지만 동작의 끝부분에서 엉덩이를 들어줌으로써 ==하복부==에 더 큰 자극을 받을 수 있다.

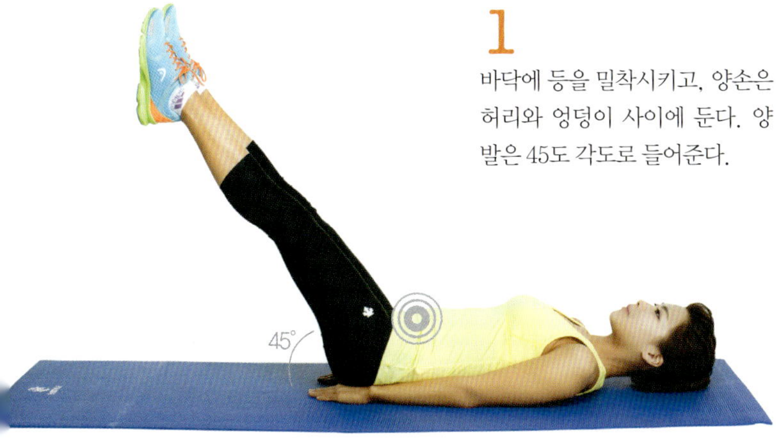

1

바닥에 등을 밀착시키고, 양손은 허리와 엉덩이 사이에 둔다. 양 발은 45도 각도로 들어준다.

45°

2

허리가 뜨지 않게 하면서 다리를 바닥과 수직이 되도록 들어 올린다.

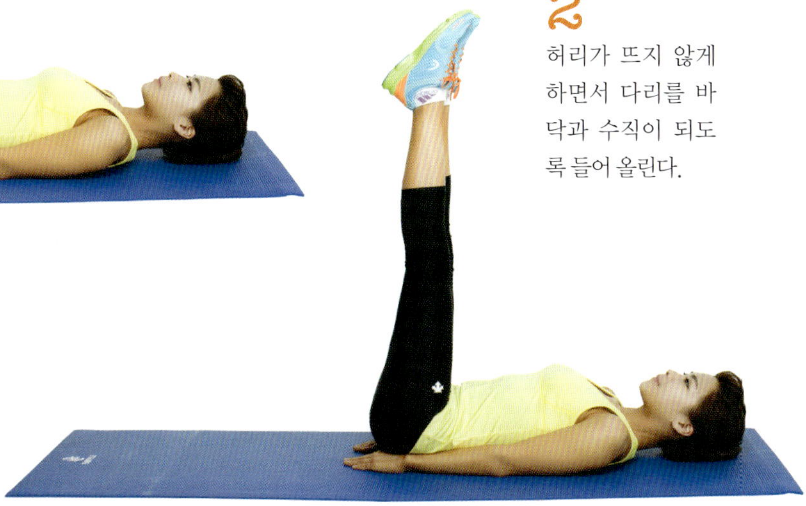

3

2번 동작에서 무릎을 살짝 구부리고 허리를 들어 올려 무릎과 얼굴이 가까워지게 복근을 수축한다. 호흡은 허리를 들어 올릴 때 내쉰다.

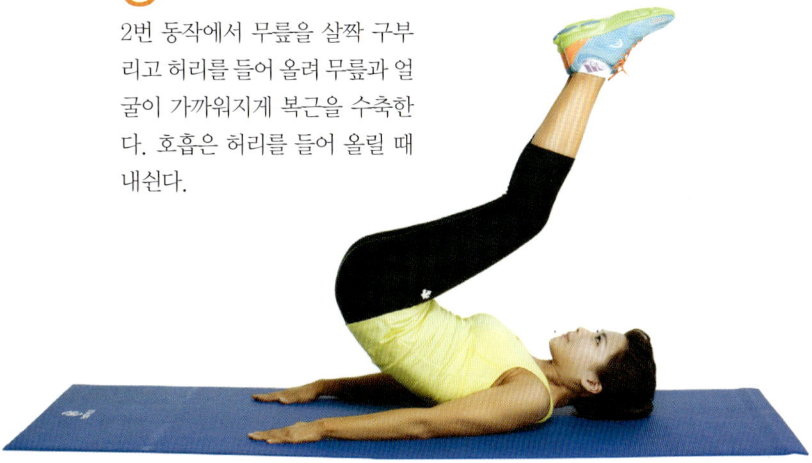

CAUTION

허리를 과도하게 들어 올리지 않도록 주의하자.

4 레이즈드 레그 크런치

손끝이 발끝에 가깝게 가야 한다는 목표치가 있어서 흥미를 높여 운동을 할 수가 있다. 마지막 동작에서 몇 초간 고정 자세를 취하면 **복근**에 더 큰 자극을 줄 수 있다.

1

바닥에 등을 밀착시키고, 뒤통수는 닿지 않게 한다. 팔과 다리는 위쪽으로 들어올려 바닥과 수직이 되게 한다.

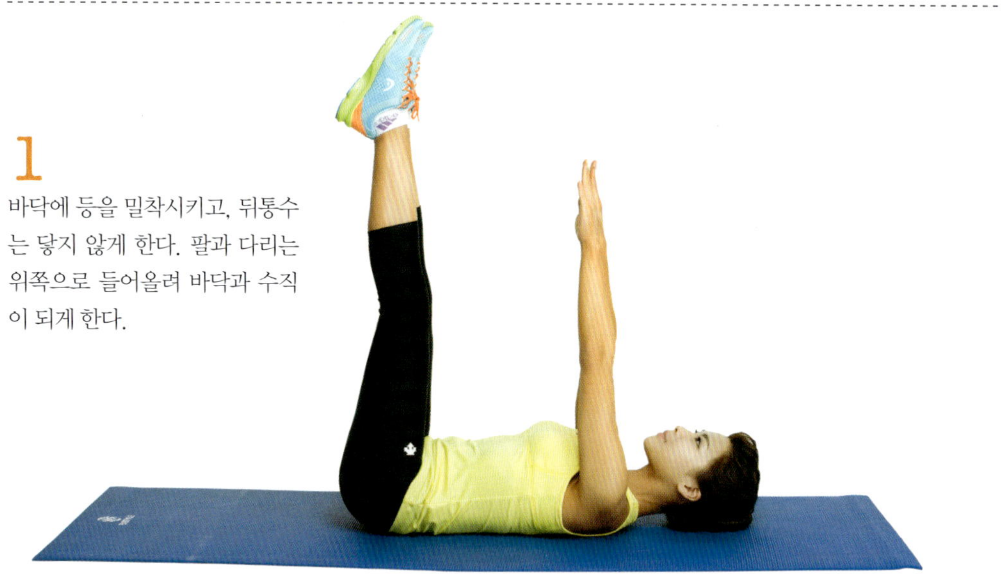

2

다리와 팔을 움직이지 않은 채로 복근의 힘을 이용해 상체를 천천히 일으킨다. 손끝은 발끝으로 향한다. 호흡은 손끝이 발끝으로 향할 때 내쉰다.

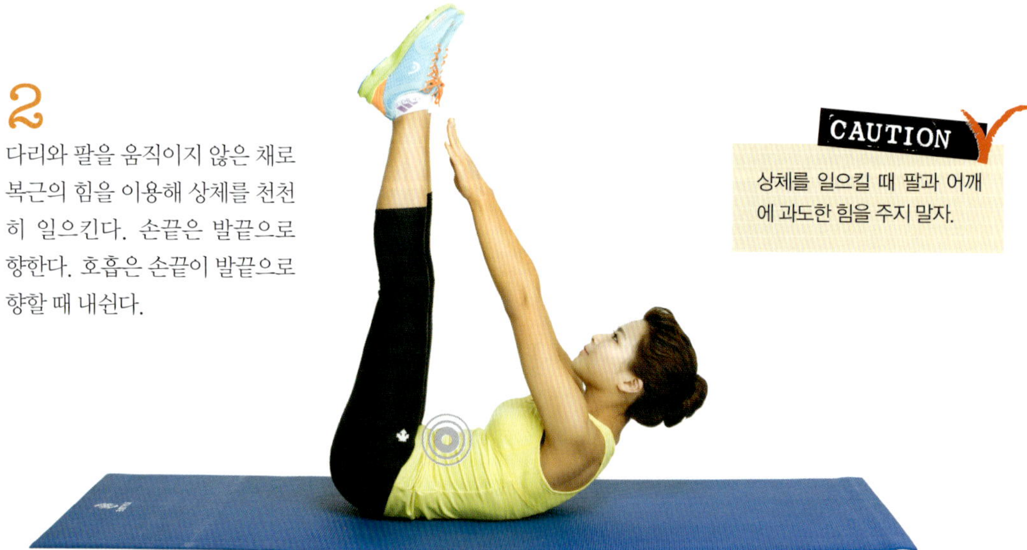

CAUTION

상체를 일으킬 때 팔과 어깨에 과도한 힘을 주지 말자.

5 크로스 보디 크런치

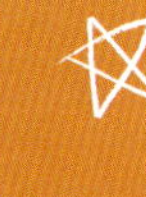

머핀처럼 바지 밖으로 튀어나온 살들을 없앨 수 있는 옆구리(복사근) 운동이다. 속도 조절이 가능한 운동이다. 천천히 하다가 속도를 높여 빠르게 해주기를 반복하면 조금 더 효과적으로 자극을 받을 수 있다.

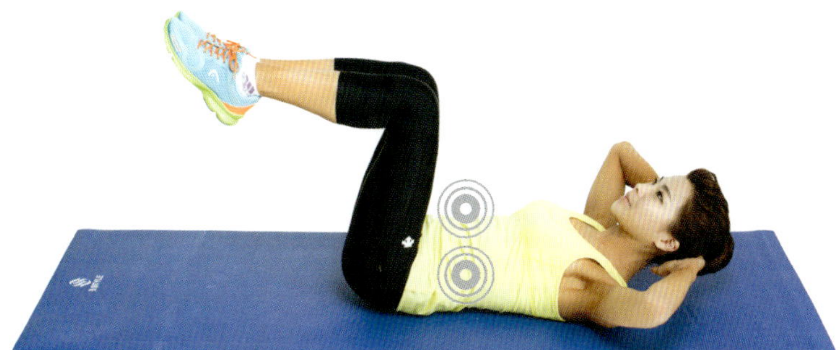

1

바닥에 등을 밀착시키고, 무릎을 90도로 구부려 다리를 들어준다. 양손은 머리 뒤쪽에 갖다 대고, 바닥에서 뒤통수를 들어준다.

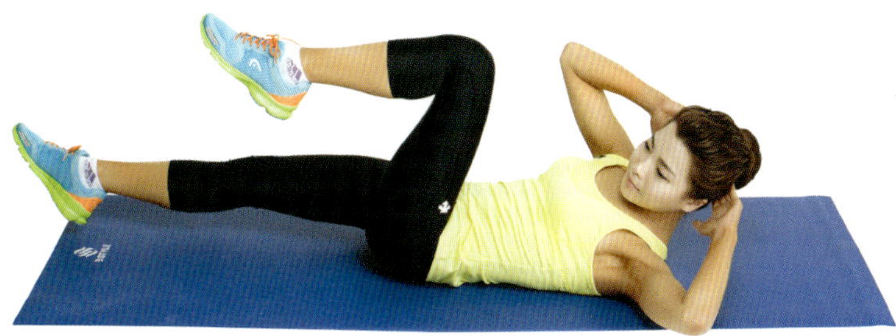

2

오른쪽 어깨를 들어 왼쪽 무릎에 가깝게 팔꿈치를 천천히 끌어당긴다. 이때 복근의 힘을 이용하도록 하자.

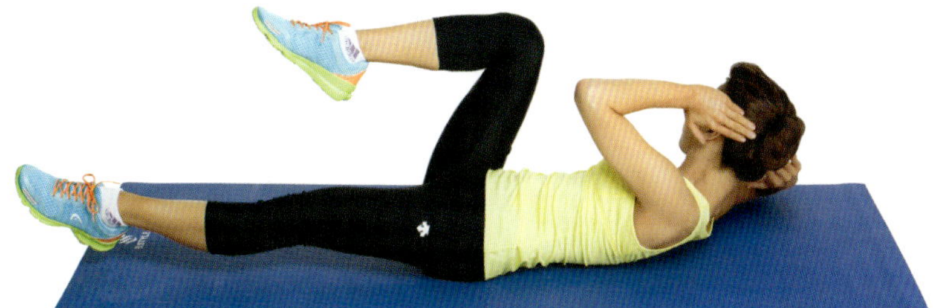

3

반대 방향으로도 동작하면 1회다.

CAUTION

발뒤꿈치와 머리는 바닥에 닿지 않도록 한다. 호흡은 양쪽 팔꿈치와 무릎을 끌어당길 때 내쉬도록 하자.

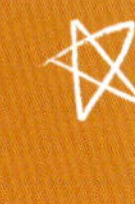

짐볼을 이용한 고난이도의 운동이다. **복근**이 주로 자극되는 운동이지만 허리(기립근)에도 도움을 받을 수 있다.

1

짐볼 위에 무릎을 갖다 대고, 양팔은 바닥과 수직이 되게 고정시킨다. 이때 허리는 휘지 않게 곧게 펴준다.

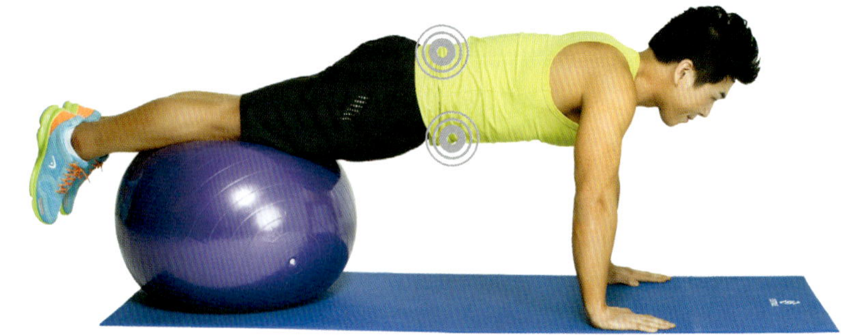

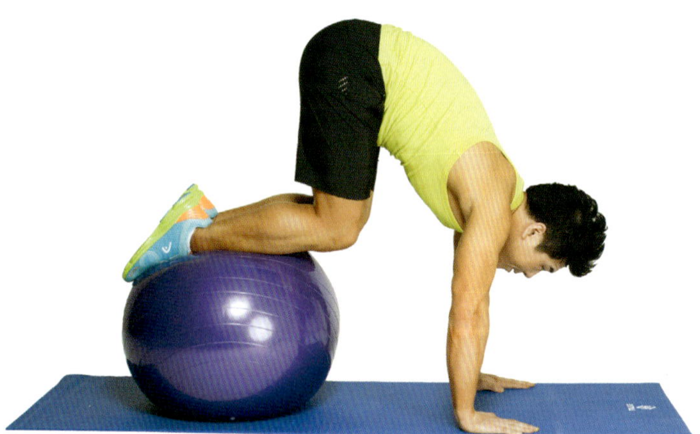

2

짐볼을 정강이 쪽으로 굴리며, 무릎을 가슴 쪽으로 끌어당긴다. 엉덩이를 위로 향하게 하면서 천천히 복근을 수축시킨다. 양팔은 바닥과 수직이 되게 한다. 호흡은 무릎을 가슴 쪽으로 당길 때 내쉰다.

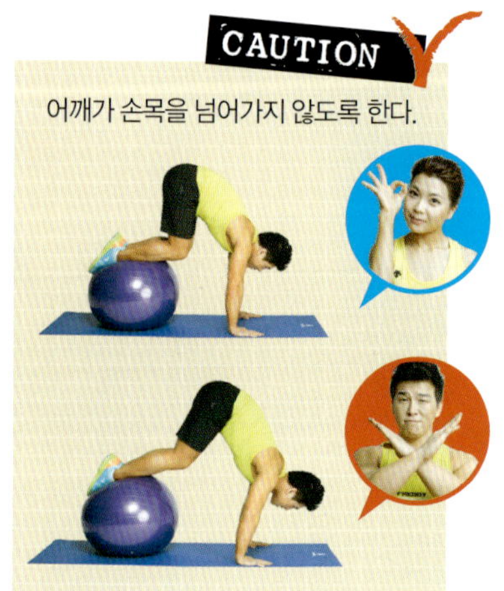

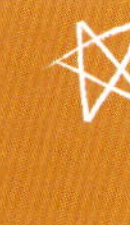

플랭크 투 니 턱과 흡사한 동작이지만 무릎을 곧게 편 상태로 하는 운동이다. **허리**(기립근)와 **허벅지**(대퇴부)에도 자극을 받을 수 있다.

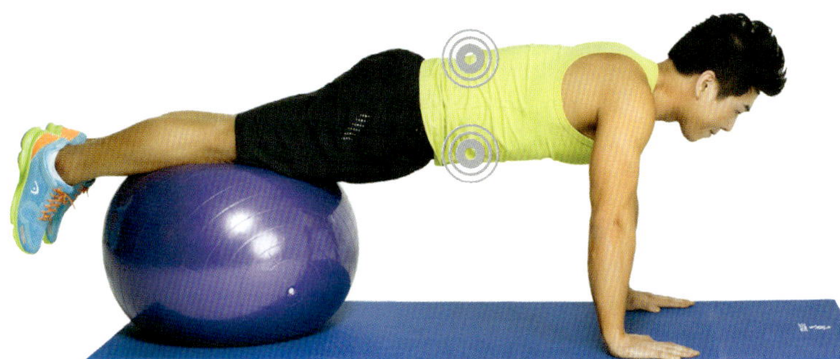

1

엎드려서 짐볼 위에 무릎을 대고, 양팔은 바닥과 수직이 되게 고정시킨다. 허리는 휘지 않게 곧게 펴준다.

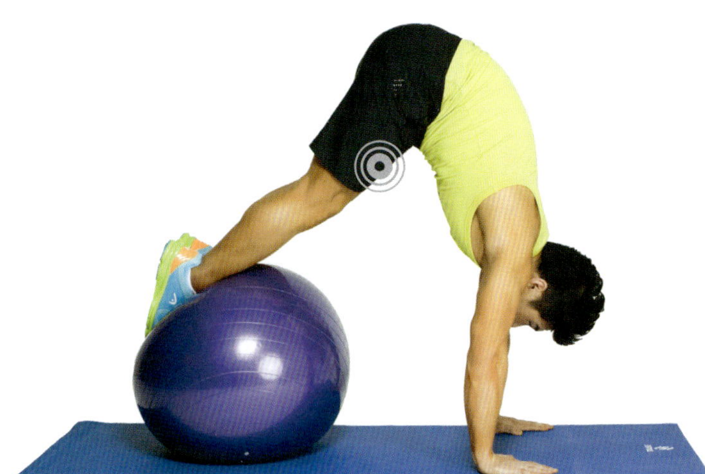

2

짐볼을 발목 쪽으로 굴리며, 무릎은 구부리지 않는다. 엉덩이를 위로 향하게 하면서 천천히 복근을 수축시킨다. 양팔은 바닥과 수직이 되게 한다. 호흡은 엉덩이가 위로 향할 때 내쉰다.

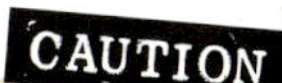

어깨가 손목을 넘어가지 않도록 한다.

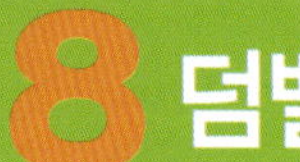
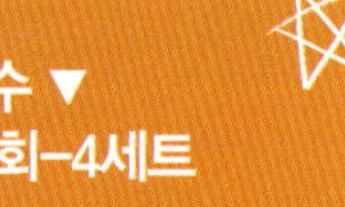

옆구리(복사근)를 집중적으로 자극할 수 있는 운동 중 하나다. 덤벨 무게를 무겁게 하는 것보다 가벼운 무게로 여러 번 하는 게 좋다.

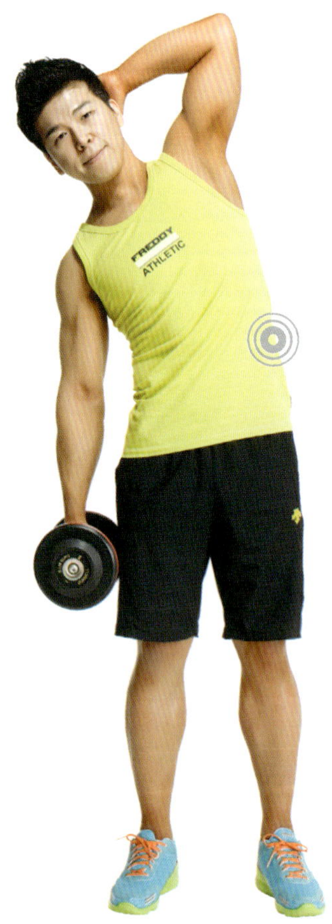

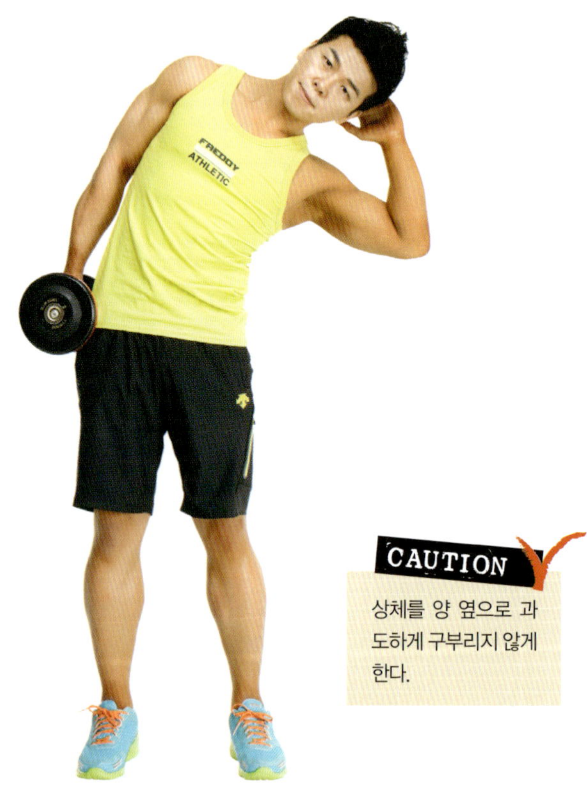

1

오른손으로 덤벨을 잡고, 왼손은 머리 뒤에 갖다 댄다. 덤벨을 잡은 손을 아래로 늘어뜨리고, 옆구리를 오른쪽으로 살짝 구부린다.

2

왼쪽 팔꿈치를 멀리 찍어준다는 느낌으로 덤벨을 끌어올리며 복사근을 수축시켜준다. 1번 자세로 돌아오면 1회다. 호흡은 덤벨을 끌어 올릴 때 내쉰다.

9 사이드 익스텐션

등 운동(백 익스텐션)을 할 때 소개된 기구인데 옆구리(복사근) 운동에도 아주 유용하게 쓰인다. 개인차가 있지만 덤벨 사이드 밴드보다 더 큰 효과를 볼 수 있다.

1

양손은 머리 뒤에 갖다 대고, 허리는 곧게 펴준다. 골반 쪽에 패드를 고정시키고, 아래에 깔린 다리가 앞으로 나오게 한다. 양 발은 아래 패드에 고정시킨다.

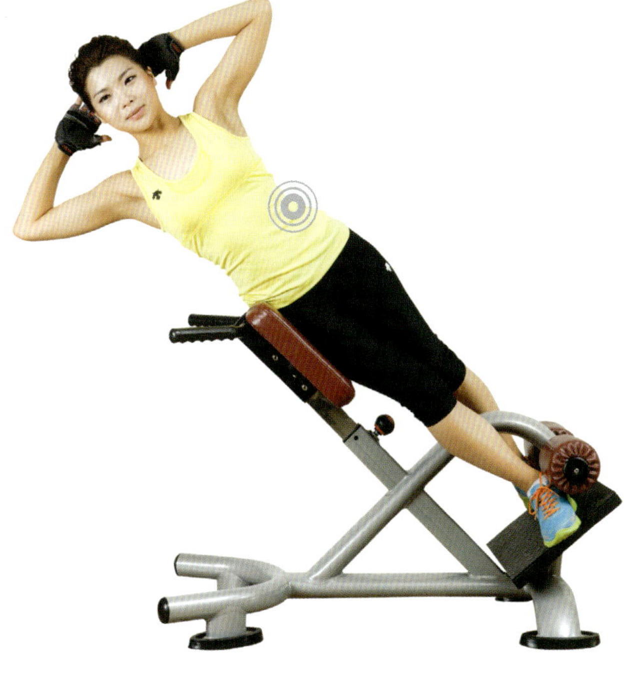

2

허리는 곧게 편 상태로 복사근을 수축하며 상체를 천천히 끌어 올린다.

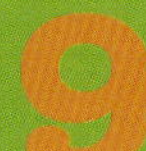

상체를 양 옆으로 과도하게 구부리지 않고, 반동을 쓰지 않는다.

10 행잉 레그레이즈

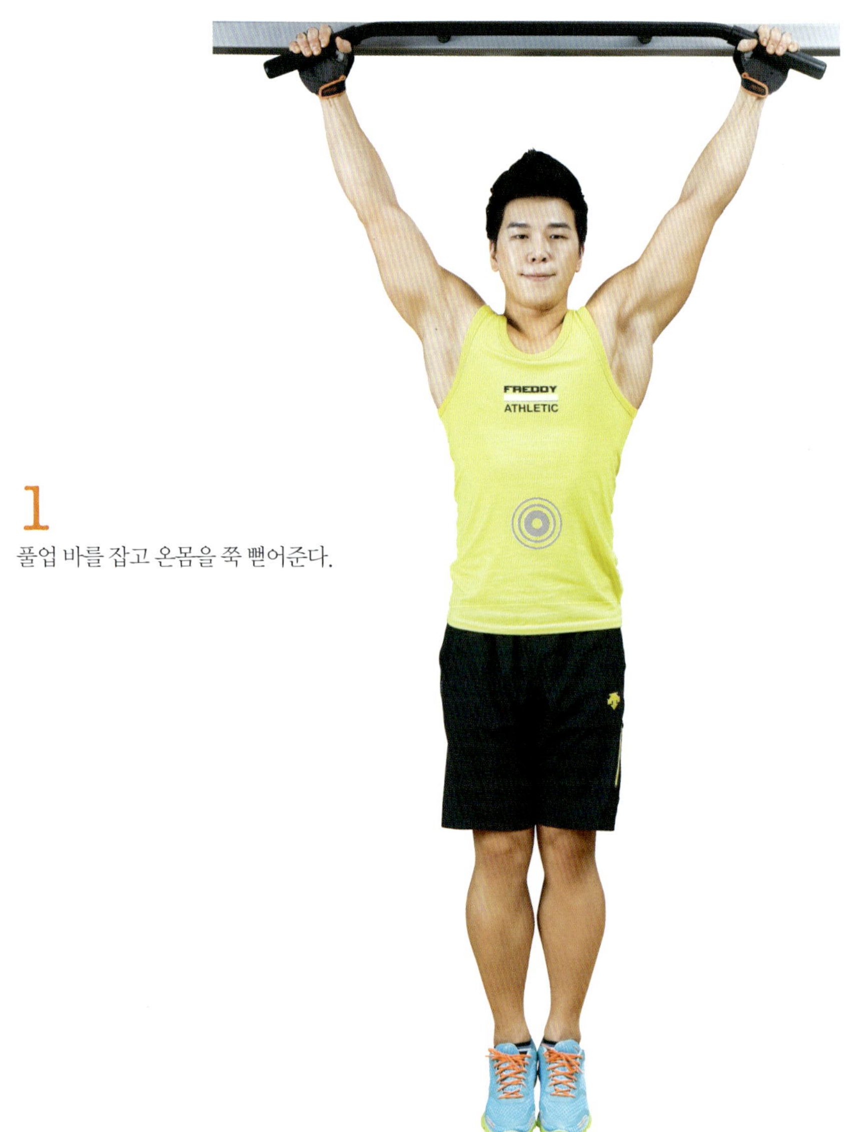

1

풀업 바를 잡고 온몸을 쭉 뻗어준다.

큰 효과를 볼 수 있지만 매달려 있어야 하기 때문에 생각보다 팔의 근력을 많이 요하는 운동이다. 복근에 더 큰 효과를 받길 원하면 무릎을 가슴 쪽으로 더 끌어 올리자.

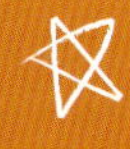

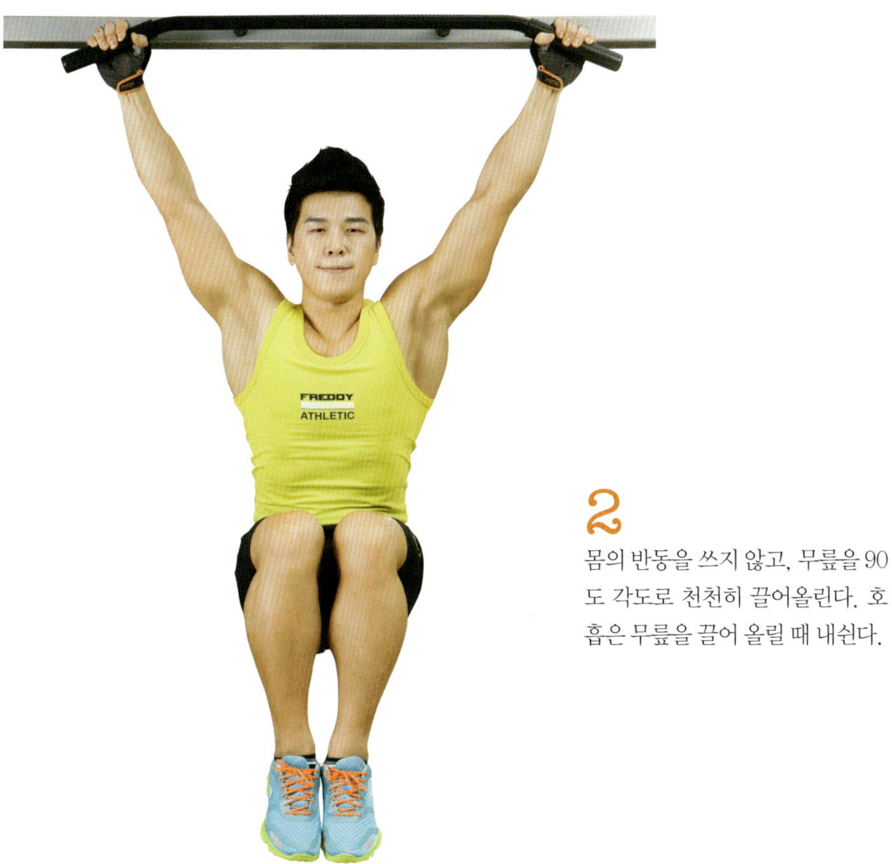

2

몸의 반동을 쓰지 않고, 무릎을 90도 각도로 천천히 끌어올린다. 호흡은 무릎을 끌어 올릴 때 내쉰다.

CAUTION

디스크가 있거나 허리 통증이 있는 사람은 자제하는 게 좋다.

10-1 트위스트 행 잉 레그레이즈

1

풀업 바를 잡고 온몸을 쭉 뻗어준다.

2

골반을 살짝 비틀며 무릎을 왼쪽 45도 각도로 끌어올린다. 호흡은 무릎을 끌어 올릴 때 내쉬도록 하자.

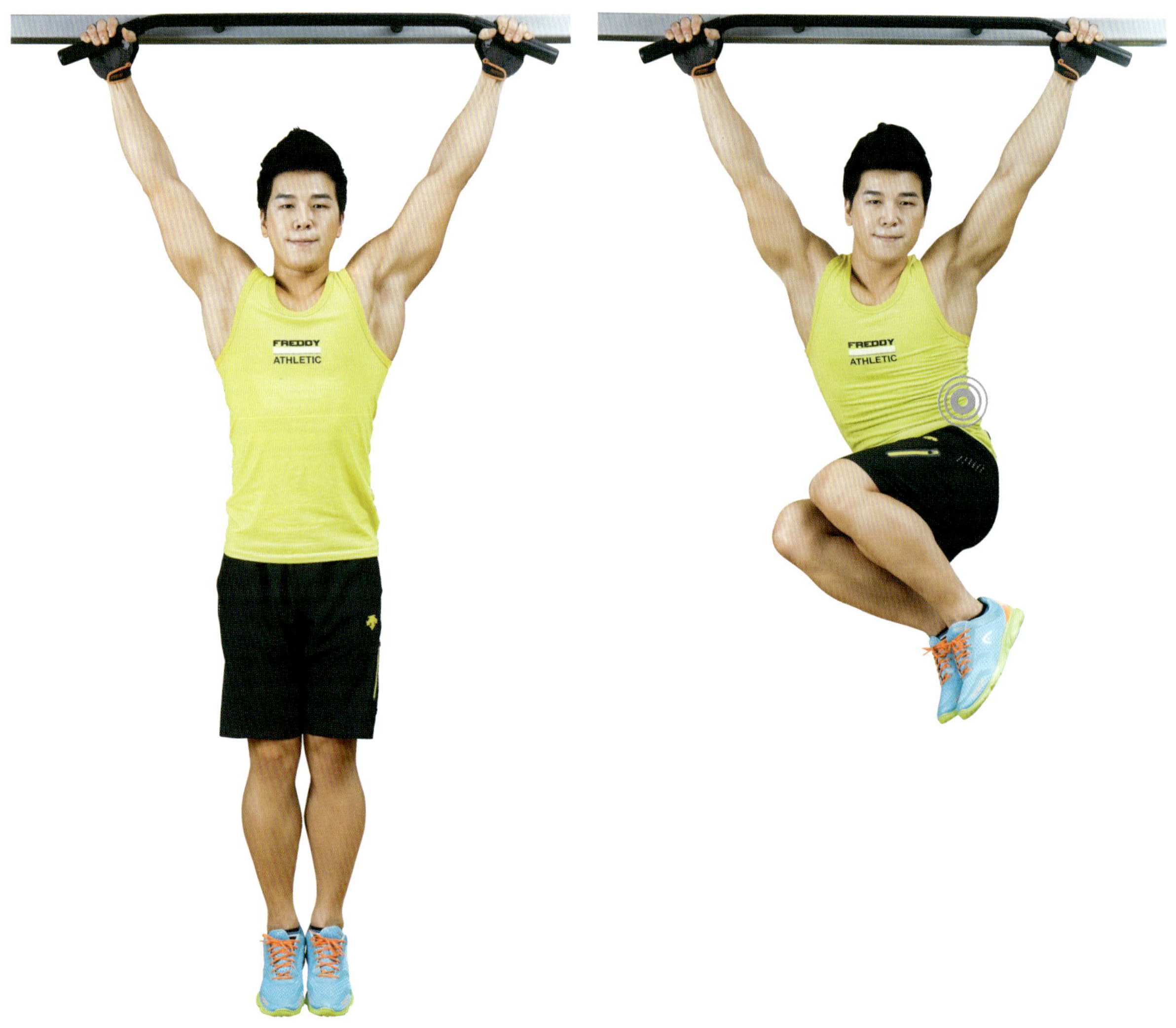

행 잉 레그레이즈의 응용동작으로 옆구리(복사근)를 더욱 탄탄하게 해주는 운동이다.

3

반대편도 동작하면 1회다.

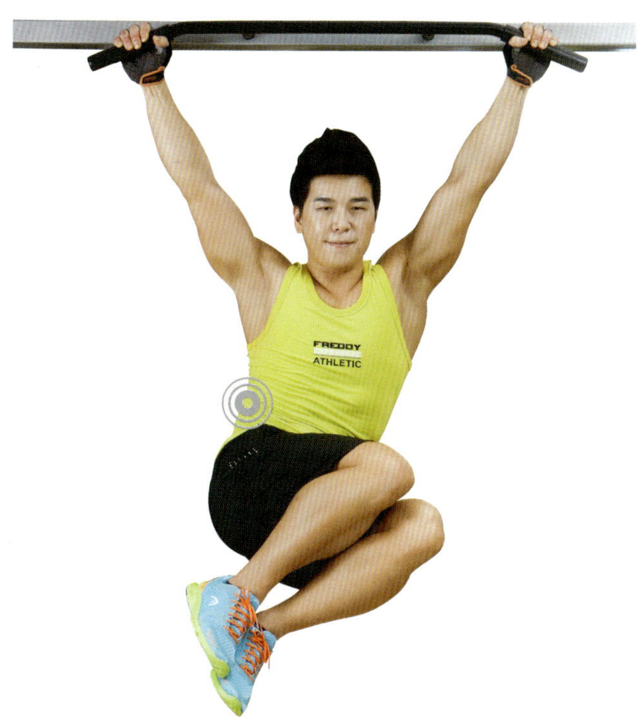

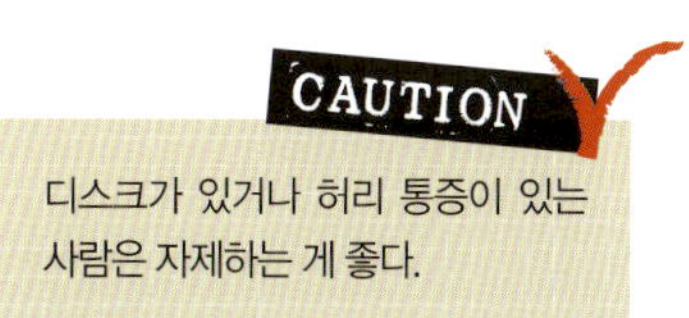

디스크가 있거나 허리 통증이 있는
사람은 자제하는 게 좋다.

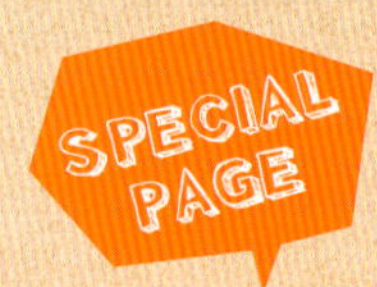

특별한 날을 위한 4주 다이어트 프로그램

여름 휴가를 앞두고는 너도나도 몸 만들기에 열중한다. 하지만 러닝 머신만 뛰어서는 단시간에 멋진 몸매를 만들 수 없다. 당당하게 해변을 걷고 싶을 때, 결혼식이나 소개팅 등 특별한 일이 있을 때 아래 프로그램에 따라 4주 전부터 몸을 준비하자. 이 서킷 프로그램을 제대로 따라 한다면 해변가의 비키니도, 결혼식장의 웨딩 드레스도 두렵지 않을 것이다.

*이 프로그램은 PART 2의 12주 다이어트 프로그램에 나와있는 운동 동작을 기초로 만들었습니다. 12주 프로그램을 마스터한 분이라면 누구라도 쉽게 따라 할 수 있는 서킷 프로그램입니다. 운동 동작에 대한 자세한 설명은 PART 2를 참고하시기 바랍니다.

소개팅 전

언제까지 뚱뚱한 외모인 채로 말로만 솔로탈출 한다고 할 것인가?! 첫 만남에서 호감을 갖게 하려면 솔직히 마음보다 외모가 중요하다. 몸통에 붙은 살은 옷으로 가린다고 해도 코끼리 같이 우람한 다리는 어찌 할 것인가. 라인이라곤 눈 씻고 찾아봐도 없을 만큼 육중한 다리는 바지로도 가릴 수 없다. 당장 소개팅을 4주 후로 미루고 이 프로그램을 시작해보자.

하체 운동

	월	화	수	목	금	토	일
운동 종류	• 바벨 스쿼트 • 덤벨 스쿼트 • 레그 익스텐션 • 점프 런지	• 스미스머신 스쿼트 • 볼 와이드 스쿼트 • 런지 프런트 풋/ 백 풋	• 바벨 런지 • 레그 프레스 • 머신 어덕션 • 머신 힙 어브덕션	• 볼 와이드 스쿼트 양발뻗기 • 런지 후 니킥 • 점프 스쿼트	• 바벨 스쿼트 • 바벨 런지 • 레그컬 • 머신 힙 익스텐션	• 와이드 스쿼트 후 덤벨 아놀드 프레스 • 스텝박스 니킥	휴식

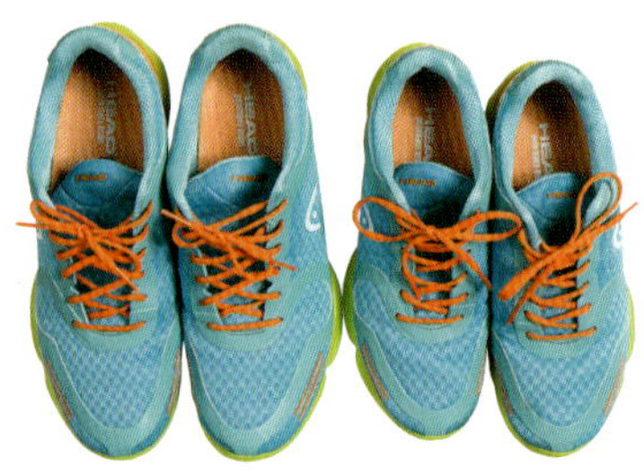

여름 휴가 전

언제까지 해변에서 반팔에 반바지만 입을 것인가. 4주 프로그램으로 비키니와 상의 탈의에 도전하자. 해변가의 핫바디가 되려면 노출했을 때 눈길을 받을 수 있는 상체를 만들어야 한다. 탄탄한 가슴과 봉긋한 어깨 그리고 선이 굵은 초콜릿 복근의 완성이 휴가철 몸 만들기의 진리라 할 수 있다. 올여름에는 구명조끼로 축 처진 가슴과 빵빵한 뱃살을 가리지 말고 맨몸으로 주목받을 수 있도록 노력해보자.

가슴 운동

	월	화	수	목	금	토	일
운동 종류	• 플랫 벤치 프레스 • 짐볼 덤벨 프레스 • 짐볼 덤벨 플라이 • 케이블 크로스 오버 플라이	• 엎드려 팔밀기 • 팔굽혀펴기 후 덤벨 로우 • 스텝박스 가로 뛰기 • 엎드려 파도타기	• 인클라인 벤치 프레스 • 짐볼 인클라인 덤벨 프레스 • 짐볼 인클라인 덤벨 플라이	• 엎드려 팔밀기 • 팔굽혀펴기 후 덤벨 로우 • 스텝박스 가로 뛰기 • 엎드려 파도타기	• 플랫 벤치 프레스 • 짐볼 덤벨 프레스 • 펙 덱 플라이 • EZ바 풀오버	• 엎드려 팔밀기 • 팔굽혀펴기 후 덤벨 로우 • 스텝박스 가로 뛰기 • 엎드려 파도타기	휴식

어깨 운동

	월	화	수	목	금	토	일
운동 종류	• 밀리터리 프레스 • 덤벨 숄더 프레스 • 아놀드 프레스	• 덤벨 숄더 프레스 • 엎드려 파도타기 • 스텝박스 버피테스트 • 차례로 팔꿈치 찍기	• 비하인드 넥 프레스 • 사이드 레터럴레이즈 • 펙 덱 리어 델트 레터럴	• 덤벨 숄더 프레스 • 엎드려 파도타기 • 스텝박스 버피테스트 • 차례로 팔꿈치 찍기	• 밀리터리 프레스 • 프런트 레터럴레이즈 • 업라이트 로우	• 덤벨 숄더 프레스 • 엎드려 파도타기 • 스텝박스 버피테스트 • 차례로 팔꿈치 찍기	휴식

복근 운동

	월	화	수	목	금	토	일
운동 종류	• 벽을 이용한 기초 복근 운동 • 의자를 이용한 기초 복근 운동 • 코크 스크류	• 크런치 • 리버스 크런치 • 볼 파이크	• 레그레이즈 • 레이즈드 레그 크런치 • 짐볼 패싱	• 플랭크 투 니 턱 • 크로스 보디 크런치 • 볼 레그레이즈	• 행 잉 레그레이즈 • 플랭크 • 마운틴 점프 • 복근 자극하기	• 크런치 • 레그레이즈 • 크로스 보디 크런치 • 짐볼 패싱	휴식

결혼식 전

꿈꾸는 순백의 웨딩드레스는 여자의 로망이다. 두툼한 팔뚝살과 울룩불룩한 허리, 옆구리를 방치한 채 드레스를 입고 싶지는 않을 것이다. 특히 요즘에는 팔과 어깨를 드러내고 등과 허리 라인을 강조하는 드레스가 많아 더더욱 집중 관리가 필요하다. 자! 그럼 한편의 드라마 같은 결혼식을 보다 예쁘고 당당하게 치를 수 있는 운동 프로그램을 실시해보자.

팔 운동

	월	화	수	목	금	토	일
운동 종류	• 와이드 그립 바벨컬 • 얼터네이트 덤벨컬 • 덤벨 해머컬	• 엎드려 팔밀기 • 기어서 T자 팔뻗기 • 차례로 팔꿈치 찍기	• EZ바 라잉 트라이셉스 익스텐션 • 원암 오버헤드 덤벨 트라이셉스 익스텐션 • 케이블 프레스 다운	• 엎드려 팔밀기 • 기어서 T자 팔뻗기 • 차례로 팔꿈치 찍기	• 내로우 그립 바벨컬 • 인클라인 얼터네이트 덤벨컬 • 케이블 해머컬	• 엎드려 팔밀기 • 기어서 T자 팔뻗기 • 차례로 팔꿈치 찍기	휴식

등 운동

	월	화	수	목	금	토	일
운동 종류	• 렛 풀다운 • 바벨 로우 • 데드리프트 • 원암 덤벨 로우	• 풀업 점프 • 팔굽혀펴기 후 덤벨 로우	• 백 렛 풀다운 • 원암 덤벨 로우 • 백 익스텐션 • 싱글 레그 덤벨 데드리프트	• 풀업 점프 • 팔굽혀펴기 후 덤벨 로우	• 풀업 • 리버스 그립 렛 풀다운 • 스트레이트 암 렛 풀다운	• 풀업 점프 • 팔굽혀펴기 후 덤벨 로우	휴식

엉덩이 · 옆구리 운동

	월	화	수	목	금	토	일
운동 종류	• 슈퍼맨 자세 • 힙 레이즈 • 벽짚고 엉덩이 힘으로 다리 올리기	• 덤벨 사이드밴드 • 사이드 익스텐션 • 플랭크 투 니 턱 • 엎드려 복사근 자극하기	• 싱글 레그 힙 레이즈 • 슈퍼맨 자세 • 파이어 하이드런트 인아웃 • 사이드 익스텐션	• 크로스 보디 크런치 • 코크 스크류	• 짐볼 패싱 • 마운틴 점프 • 엇방향 슈퍼맨 • 플로어 힙 레이즈	• 크로스 보디 크런치 • 엎드려 복사근 자극하기 • 플로어 힙 레이즈 • 파이어 하이드런트 인아웃	휴식

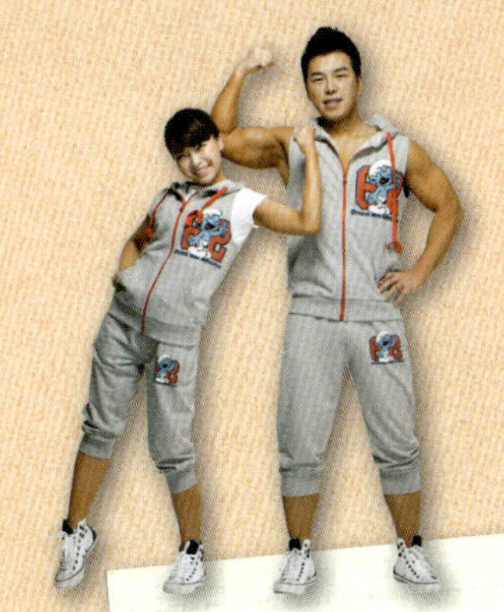

2012년 6월 1일

2주 안에 허리사이즈 1인치 줄이기

대회가 끝나고 긴장이 풀린 채로 먹고 싶었던 음식을 먹었더니

허리 사이즈가 훅 하고 늘어나 버렸다

2주 후에 있을 친구 결혼식을 위해서라도 다시 타이트한 감량 시작

오늘의 운동

1. 유산소 운동 20분 < 스텝박스 버피테스트
　　　　　　　　　　러닝머신

2. 근력 운동 1시간

복근운동 < 크런치, 리버스 크런치 15회-3세트
　　　　　　짐볼 패싱, 행 잉 레그레이즈 15회-3세트
　　　　　　엎드려 복사근 자극하기 15회-3세트

가슴운동 < 짐볼 덤벨 프레스 15회-3세트
　　　　　　짐볼 인클라인 덤벨 플라이 15회-3세트

3. 정리 유산소 30분 싸이클

생각보다 운동을 못한 날, 짬짬이 생활 운동을 더해야겠다.

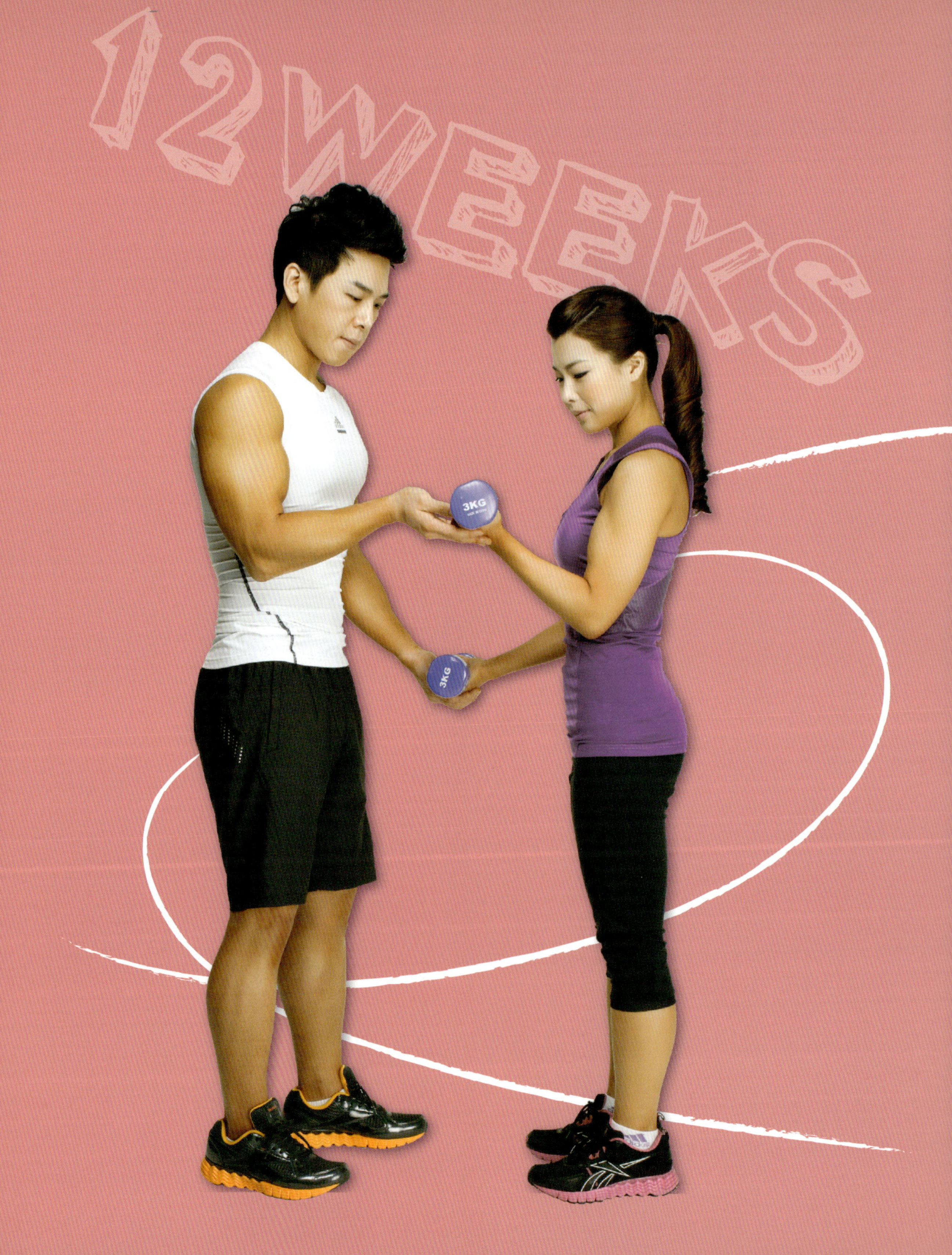

12 WEEKS
3KG
3KG

쉴 틈이 없는 틈틈이 생활&커플운동

헬스장에 갈 시간이 없어서, 회사 일이 바빠서 운동할 시간이 없다고 말하는 여러분을 위한 생활운동을 소개한다. 기구가 없어도 앉아있는 자리에서 혹은 이부자리에서 바로 할 수 있는 운동들이다. 매일 앉아 있는 의자, 집에서 굴러다니는 잡지 책, 빈 물병, 구멍 난 스타킹, 얼굴 닦는 수건 등 주위의 사물이 모두 운동기구가 된다. 살 뺄 시간이 없다고 투덜대지 말고 지금 당장 앉은 자리에서 생활운동부터 실천해보자.

DIET PLAN

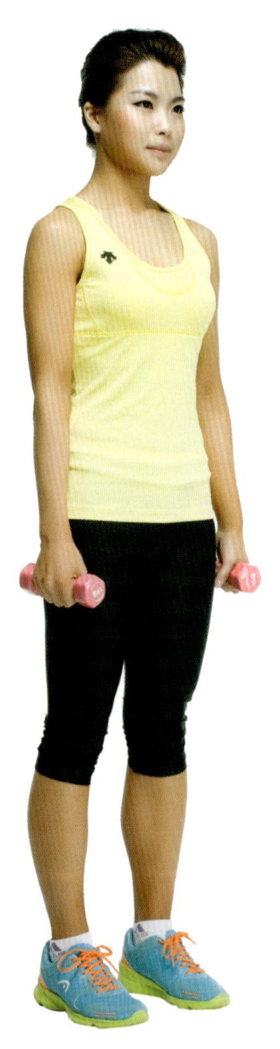

1

양발을 어깨너비보다 좁게 벌린 후 양손에 덤벨(물병)을 가볍게 쥔다. 시선은 정면을 향한다.

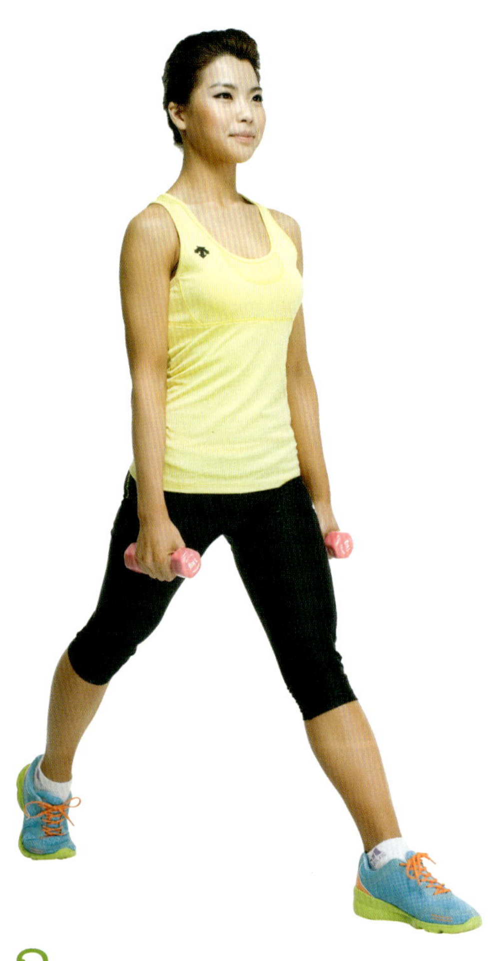

2

오른발을 뒤쪽으로 내딛는다. 이때 오른발의 뒤꿈치는 항상 들고 있는다.

일회용 물병이나 집에 있는 플라스틱 물통 등으로 할 수 있는 운동으로 런지와 사이드 레터럴레이즈를 접목시킨 하체(대퇴근)와 어깨(측면 삼각근) 운동이다. 무게를 늘리고 싶다면 물 대신 모래를 채워서 하면 된다.

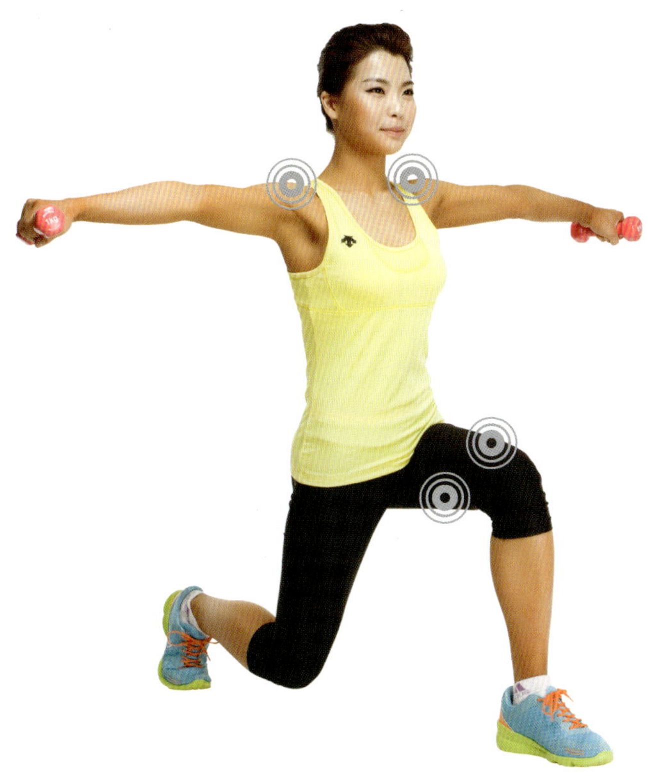

3

덤벨(물병)을 든 양팔이 수평이 되도록 만들어주고, 허리를 곧게 편 상태로 양 무릎이 90도가 되도록 구부려준다. 호흡은 무릎을 굽힐 때 내쉰다.

두 가지를 접목시킨 운동은 여러 부위에 자극이 분산되지 않도록 집중력을 높혀야 한다.

2 밴드 트라이셉스 익스텐션

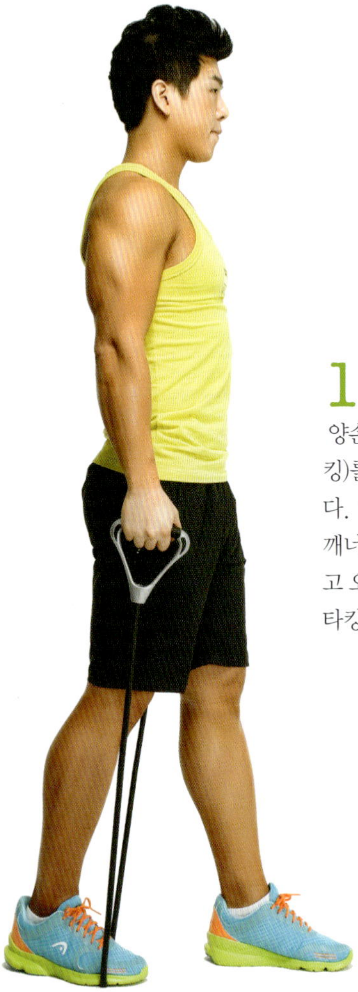

1

양손으로 밴드(스타킹)를 가볍게 쥐어준다. 앞뒤로 발을 어깨너비 정도로 벌리고 오른발로 밴드(스타킹)를 밟아준다.

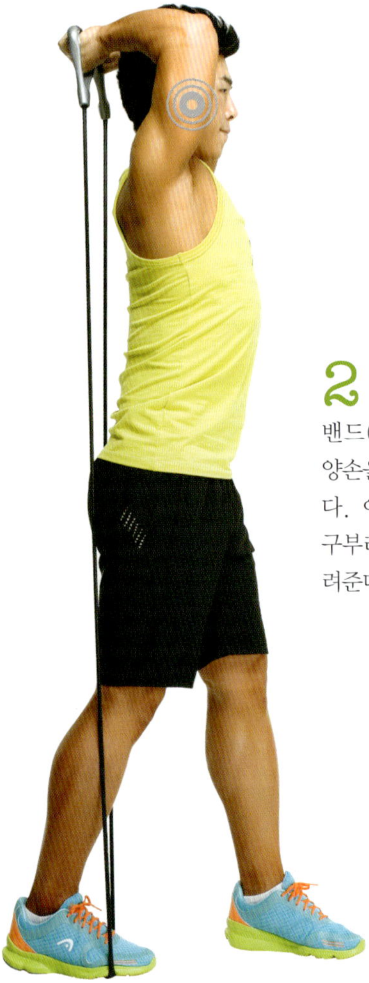

2

밴드(스타킹)를 쥔 양손을 머리 뒤에 둔다. 이때 팔꿈치를 구부려 삼두근을 늘려준다.

밴드나 스타킹으로 할 수 있는 생활 운동이다. 원암 오버헤드 덤벨 트라이셉스 익스텐션
의 효과를 볼 수 있지만 한쪽 팔이 아닌 양팔로 하는 동작이라 자극이 분산된다. 무게에
크게 영향을 받지 않으므로 최대한 많은 횟수로 운동하자.

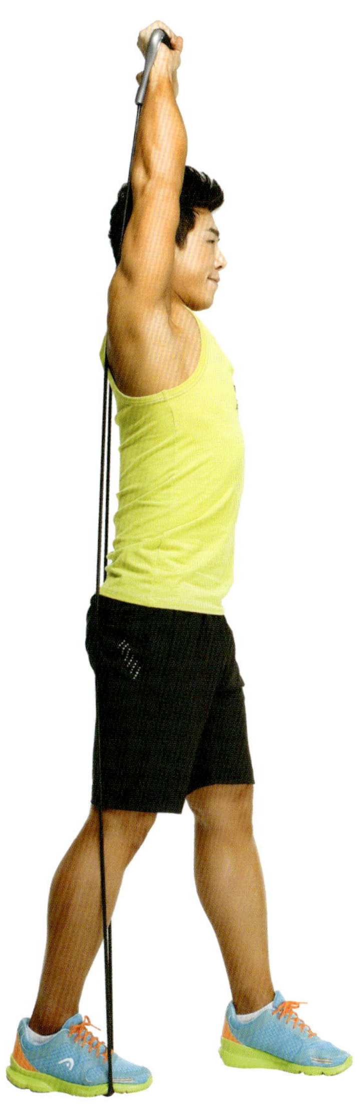

3

허리는 똑바로 펴고 팔꿈치는 머리
옆에 고정한 채로 양손을 천천히 뻗
어 올린다. 호흡은 양손을 뻗을 때 내
쉰다.

CAUTION

허리가 너무 과도하게 꺾이지 않도록
복부에 힘을 준다.

3 밴드 런지 트라이셉스 익스텐션

횟수 ▼
10회－5세트

팔 뒤쪽(삼두근)과 허벅지(대퇴근) 근육을 키우는 운동으로 밴드 트라이셉스 익스텐션에 런지 동작을 추가했다. 삼두근에 가는 자극이 약하다면 밴드(스타킹)를 짧게 잡고 운동의 강도를 높이면 된다.

1

양손으로 밴드(스타킹)를 가볍게 쥐어준다. 양발은 어깨너비의 1.5배 정도로 앞뒤로 벌려준다. 오른발로 밴드(스타킹)를 밟아준다.

2

밴드(스타킹)를 쥔 양손을 머리 뒤에 둔다. 이때 팔꿈치를 구부려 삼두근을 늘려준다.

3

허리를 곧게 편 채로 양발을 90도로 구부려 런지 동작을 취한다. 이때 양손을 머리 위로 천천히 뻗어 올린다. 몸통은 앞이나 뒤로 기울지 않도록 한다.

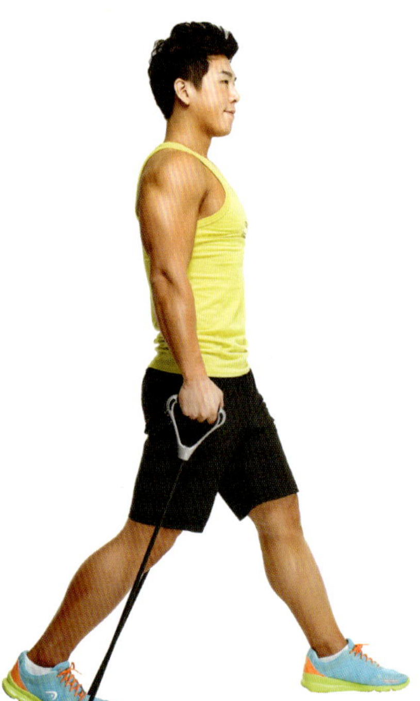

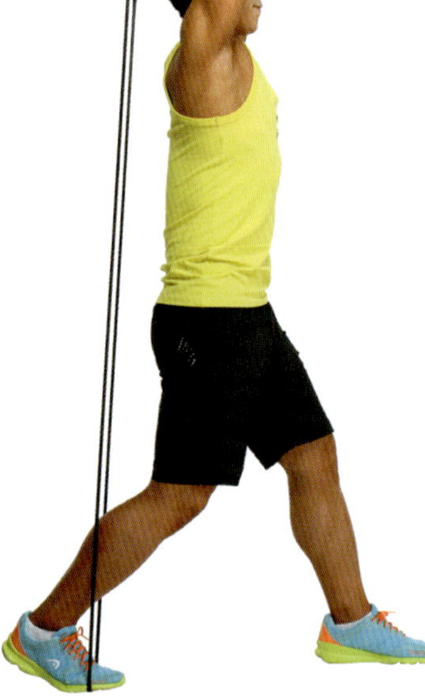

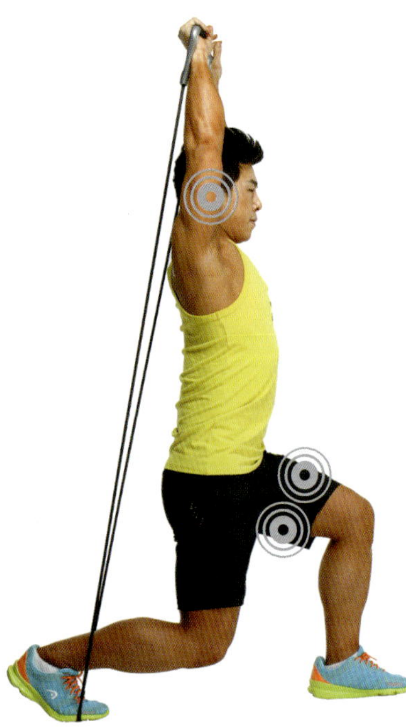

CAUTION

상체가 앞으로 숙여지거나 뒤로 젖혀지지 않도록 균형잡기에 주의하도록 한다. 호흡은 내민 발이 바닥을 밀며 일어날 때 내쉬도록 하자.

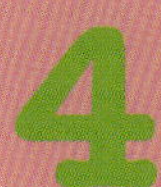 **스쿼트 밴드 전면 레터럴레이즈**

==허벅지 앞쪽==(대퇴 사두근) 근육 운동과 ==어깨 앞쪽==(전면 삼각근) 근육 운동을 접목시켰다. 전문 근력 운동처럼 큰 무게를 가지고 하는 것이 아니고 밴드(스타킹) 때문에 중심 잡기도 쉬워 누구나 쉽게 할 수 있는 운동이다.

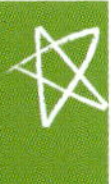

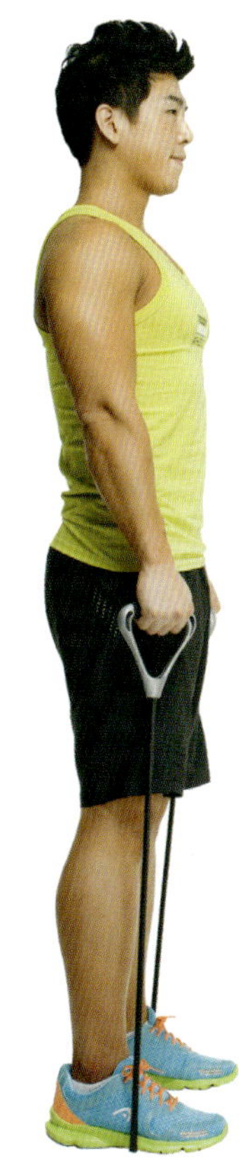

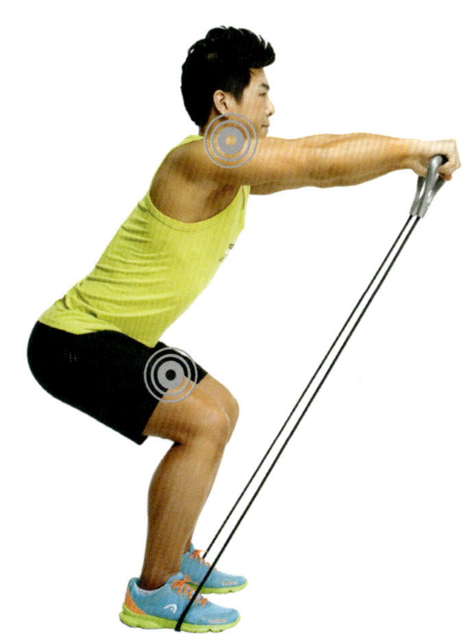

1

어깨너비로 발을 벌리고 밴드(스타킹)를 가볍게 쥐어준다.

2

무릎이 엄지발가락을 넘지 않도록 구부린다. 허리를 편 채로 상체를 앞으로 숙이고, 엉덩이를 뒤쪽으로 충분히 빼준다. 이때 양팔을 쭉 편 채로 바닥과 수평이 되게 앞으로 들어 올린다. 호흡은 무릎을 구부릴 때 내쉰다.

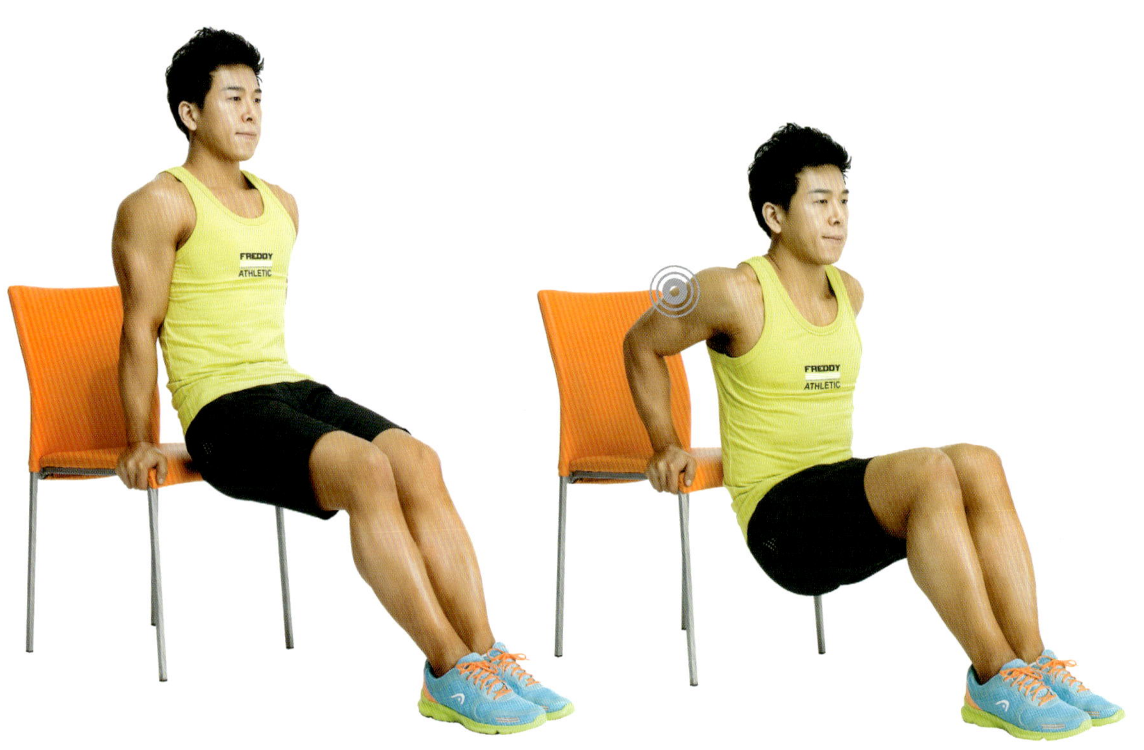

1

양팔을 등 뒤에 두고 어깨너비로 의자를
잡는다.

2

몸통을 꼿꼿이 편 채로 팔꿈치를 구부리
며 아래로 내려간다.

집과 사무실 어디서든 할 수 있는 대중적인 운동이다. 몸통의 각도에 따라 운동 부위가
달라지지만 **팔 뒤쪽**(삼두근)에 가장 많은 자극을 받을 수 있다.

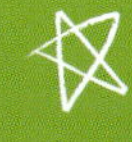

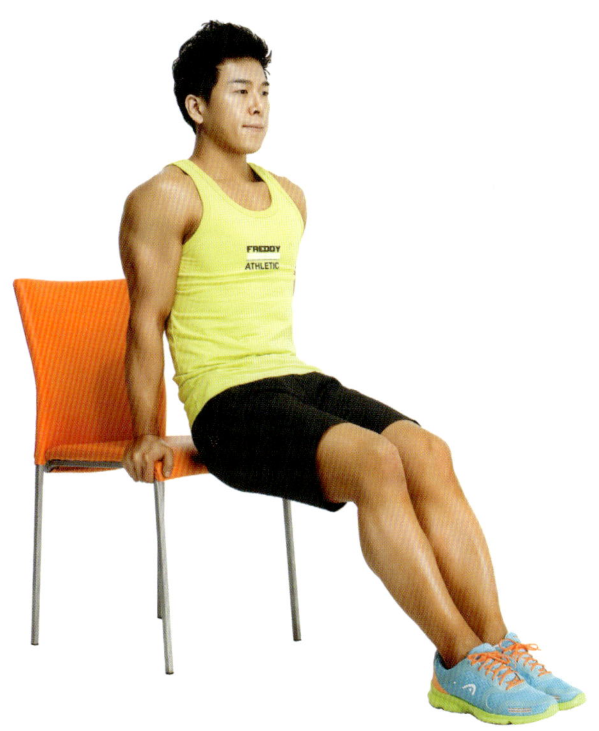

3

가슴을 내밀면서 1번 자세로 돌아온다.
호흡은 팔꿈치를 펼 때 내쉰다.

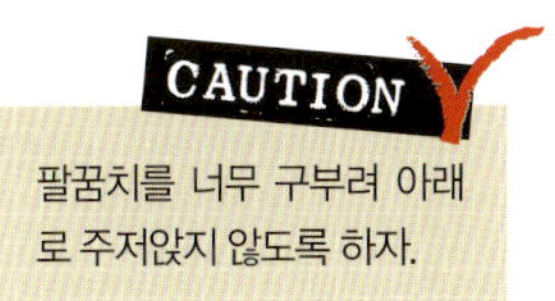

팔꿈치를 너무 구부려 아래
로 주저앉지 않도록 하자.

5-1 의자 딥스 응용동작

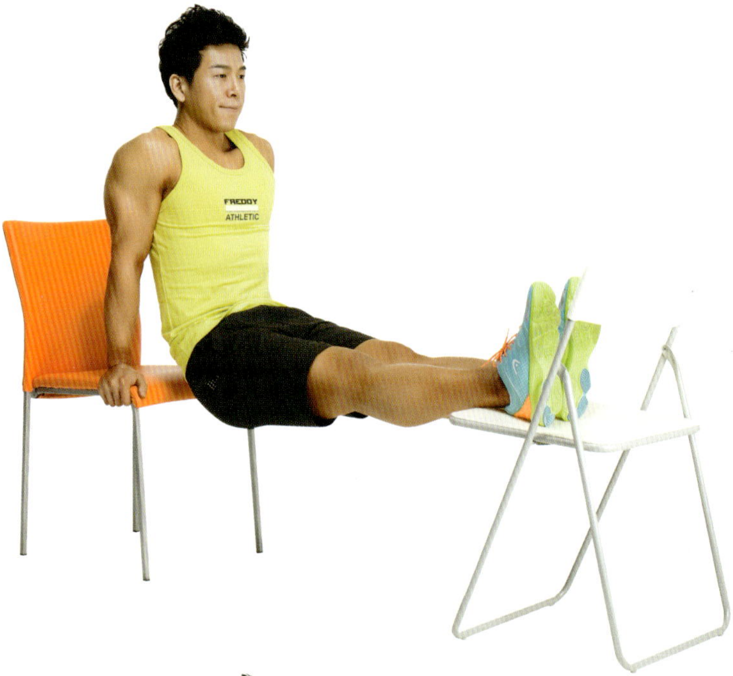

1

양팔을 등 뒤에 두고 어깨너비로 의자를 잡는다. 맞은편 의자에 발을 올린다.

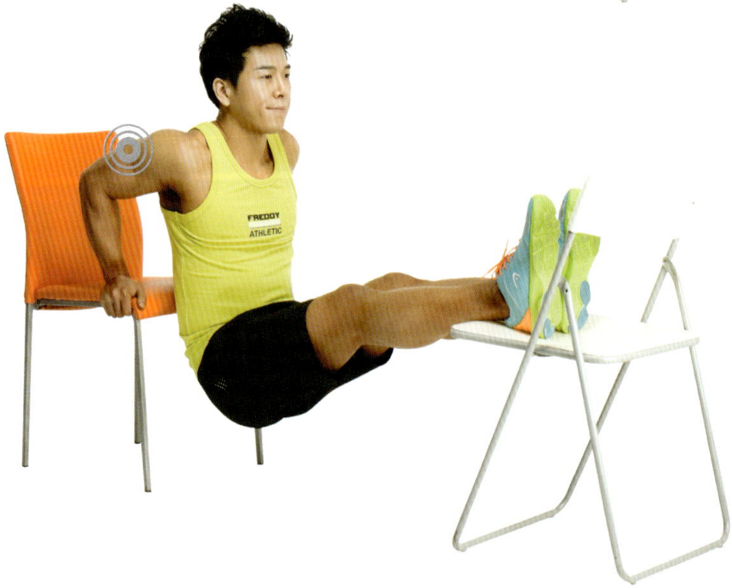

2

몸통을 꼿꼿이 편 채로 팔꿈치를 구부리며 아래로 내려간다.

의자 딥스 운동이 손쉽게 느껴진다면 의자를 하나 더 두고 다리를 올려 운동해보자. 팔 뒤쪽에 훨씬 더 큰 자극을 느낄 수 있다.

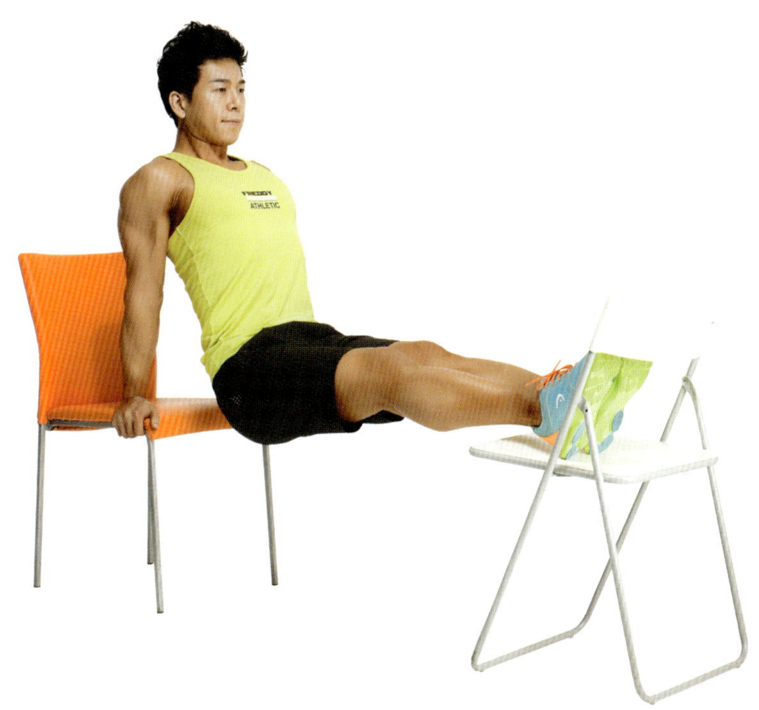

3

가슴을 내밀면서 1번 자세로 돌아온다. 호흡은 팔꿈치를 펼 때 내쉰다.

1

쇄골 높이에서 손등이 바깥쪽으로 향하도록 덤벨(물병)을 쥔다. 양발은 가지런히 모은다.

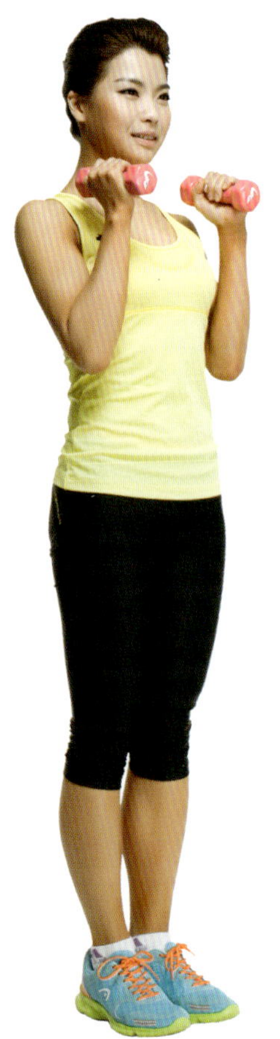

2

왼손을 머리 위로 올리고 양발을 옆으로 벌리면서 가볍게 점프한다.

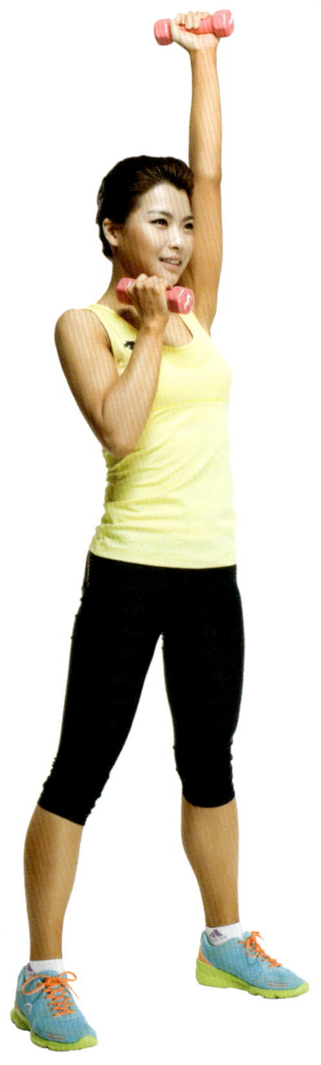

생활 운동 중에서 전신을 가장 많이 쓰는 강도 낮은 유산소 운동이다. 매 운동이 끝날 때마다 이 운동을 추가한다면 체지방을 감소 시키는데 더 큰 효과를 볼 수 있다.

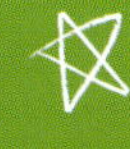

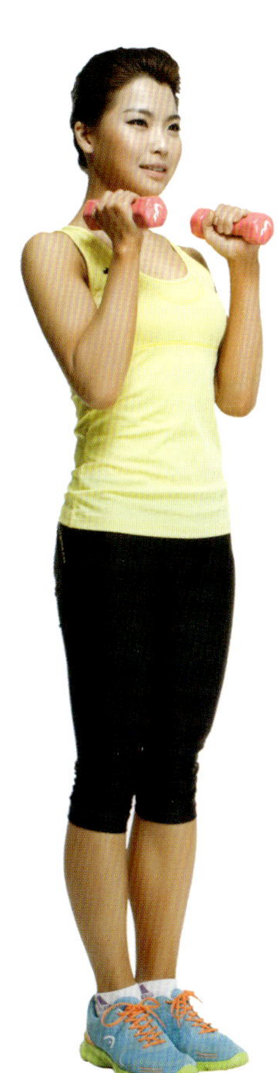

3

다시 가볍게 점프해서 1번
자세로 돌아온다.

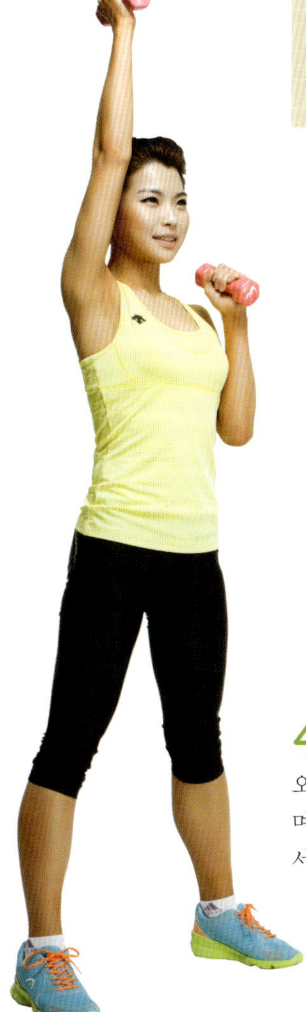

4

오른손을 머리 위로 올리
며, 양발을 옆으로 벌리면
서 가볍게 점프한다.

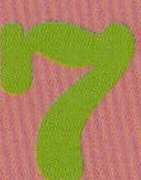 **라잉 밴드 힙 어브덕션**

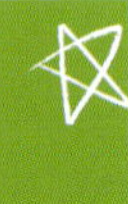

누울 곳만 있다면 어디서든 가능한 ==엉덩이==(둔근) 운동이다. 헬스장에서 머신으로 하는 둔근 운동과 효과는 일치하나 생활 속에서 간편하게 할 수 있는 장점이 있다. 이제 TV나 영화를 보면서도 수시로 움직여 주자.

1

발목 쪽에 밴드(스타킹)를 묶어준다. 옆으로 누워 한쪽 팔로 상체를 지탱해준다. 이때 팔은 바닥과 수직이 되어야 한다.

2

무릎을 쭉 편 상태로, 다리를 천천히 들어올려 3~5초간 버틴다. 호흡은 다리를 올릴 때 내쉰다.

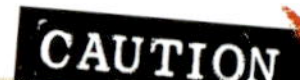

다리의 각도는 자신의 가동범위 내에서 올리되 과도하게 올리지 말자.

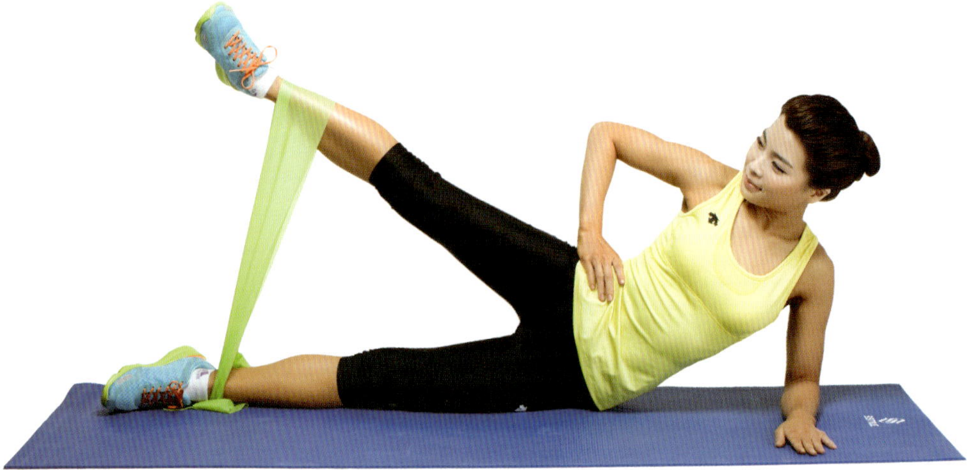

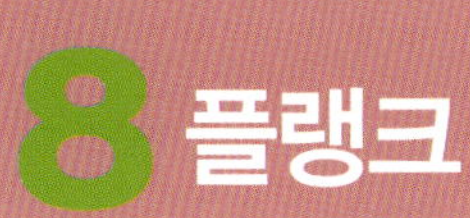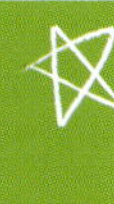

8 플랭크

몸의 중심인 허리를 강화시켜주는 코어 운동이다. 복근 운동 후에 이 운동을 하면 효과가 더 좋다. 강도가 부담스럽다면 무릎을 바닥에 가볍게 댄 상태로 해보자. 강도가 많이 낮아져서 큰 부담 없이 할 수 있다.

1

엎드린 상태에서 양팔을 어깨너비로 벌리고, 팔뚝(전완근)의 모양을 八자로 만들어서 바닥을 지탱한다. 양발은 가지런히 모은다.

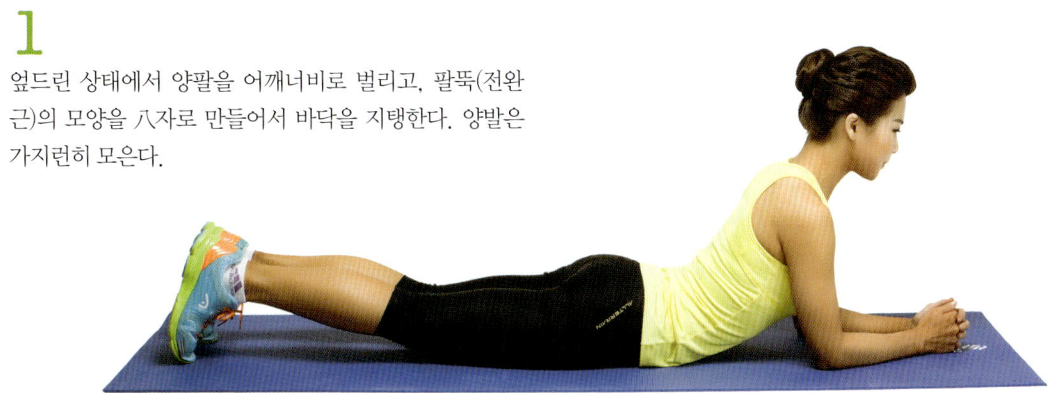

2

복부에 힘을 주면서 허리를 세워 몸통을 일자로 만들어준다. 양팔은 바닥과 수직으로 만들어서 지탱해준다.

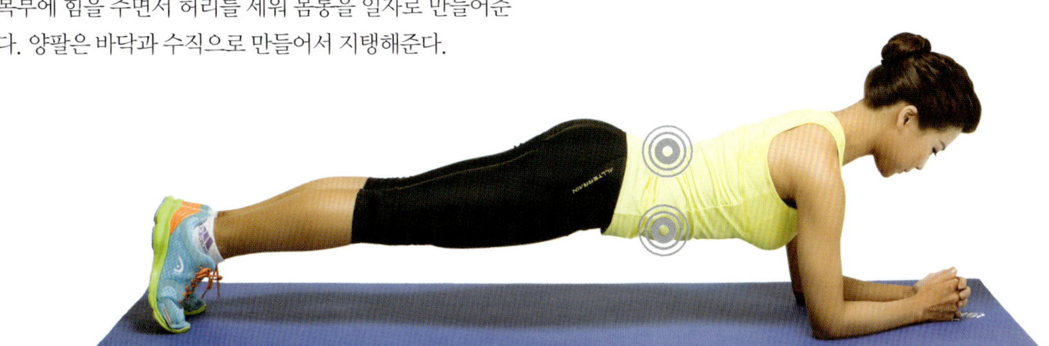

CAUTION

척추가 불편한 사람이나 운동 중에 통증을 느낀다면 강도를 낮추도록 하자. 호흡은 동작 중 천천히 내쉰다.

사이드 플랭크

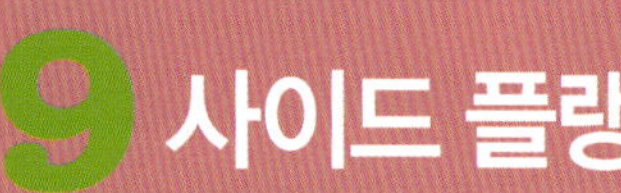

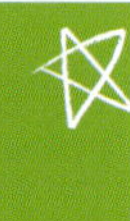

플랭크와 비슷한 작용을 하지만 옆구리(복사근)에 많은 자극을 받는다. 복사근 운동 후 이어서 이 운동을 하면 효과가 더 커진다. 한쪽 팔만으로 몸의 중심을 잡기가 쉽지 않아 균형 감각도 기를 수 있다.

1

옆으로 누워 양발을 가지런히 모아서 포갠다. 동작 중에 균형이 흐트러지지 않게 바닥을 손바닥부터 팔뚝(전완근)까지 지탱해준다. 이때 팔의 각도는 90도이다.

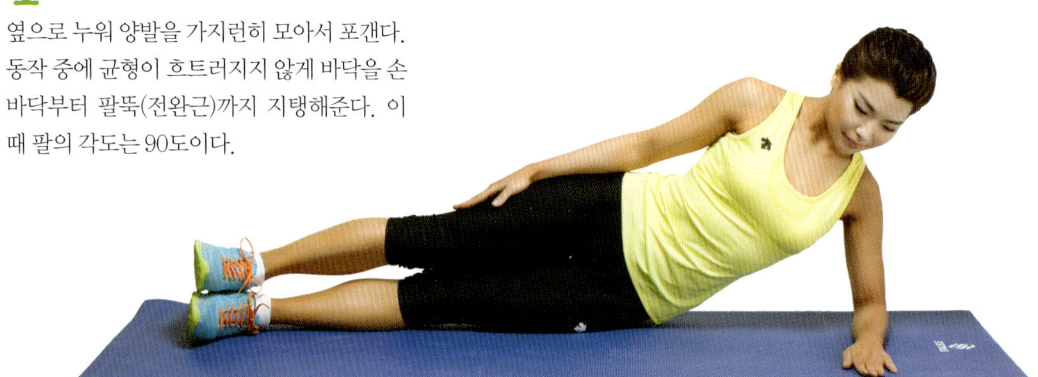

2

옆구리에 힘을 줘서 엉덩이를 끌어올려 몸통을 일자로 만들어준다. 지탱하는 팔은 바닥과 수직을 유지하고 허리는 곧게 펴준다.

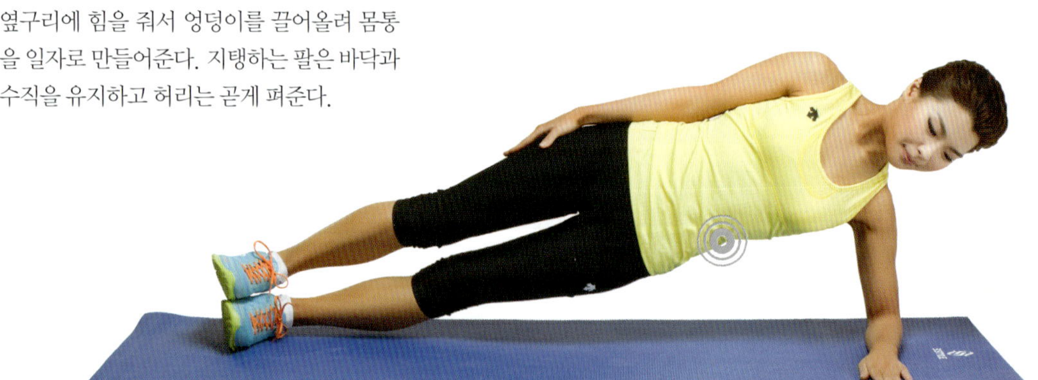

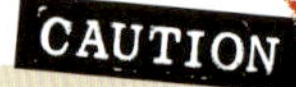

CAUTION

바닥을 지탱하는 팔의 각도가 수직을 유지한 채 흔들리지 않도록 한다. 호흡은 동작 중 천천히 내쉰다.

COUPLE EXERCISE

죽자살자 하는 운동이 아닌 식사 후 가볍게, 혹은 운동 전 몸 풀기로 제격인 커플 운동. 꼭 커플이 아니어도 좋다. 엄마, 아빠, 동생, 가족을 총동원해 함께 운동해보자.

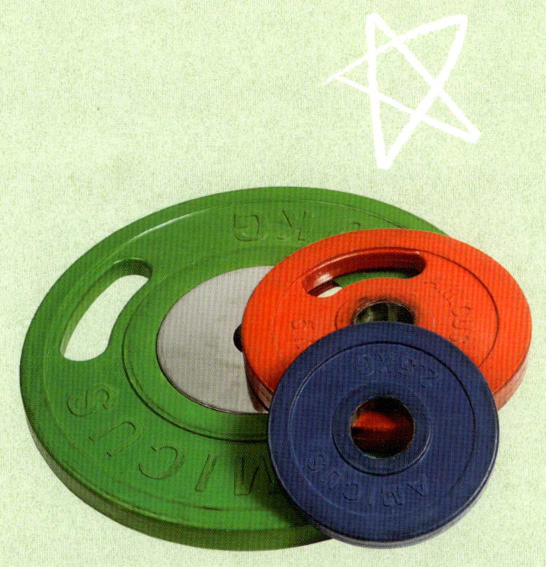

1

서로 마주보고, 수건 두 장을 꼬아서
끝부분을 당겨 주듯이 잡는다.

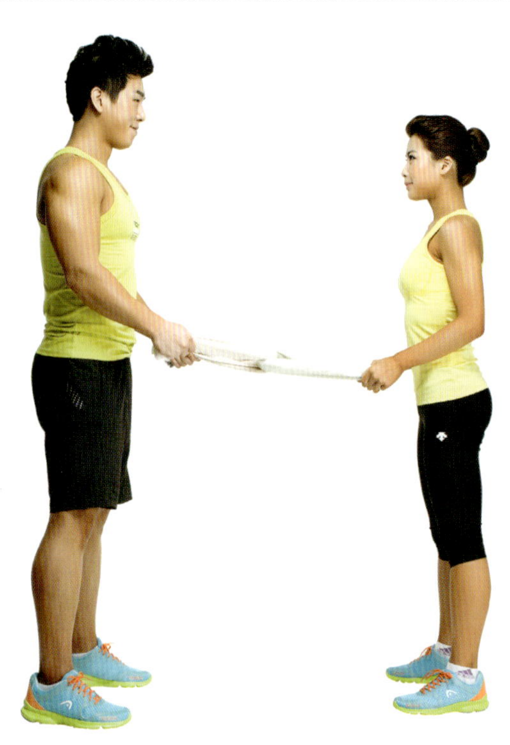

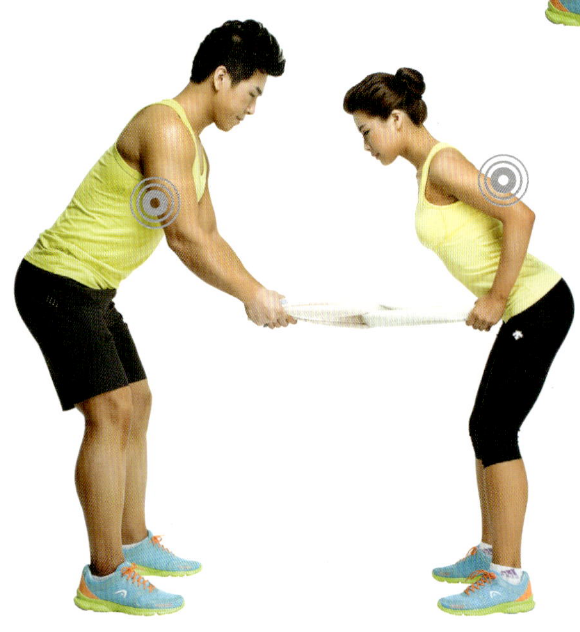

2

무릎은 살짝 구부리고, 허리는 곧게
편 상태로 몸통을 앞으로 45도가량
숙인다.

방송에서 우리가 자주 소개한 커플 ==등 운동==이다. 수건으로 하는 운동으로 서로간의 힘 조절이 필요하다. 무게가 가볍다고 해서 운동이 안 되는 건 아니다. 집중해서 최대한 많은 자극을 느끼면 된다.

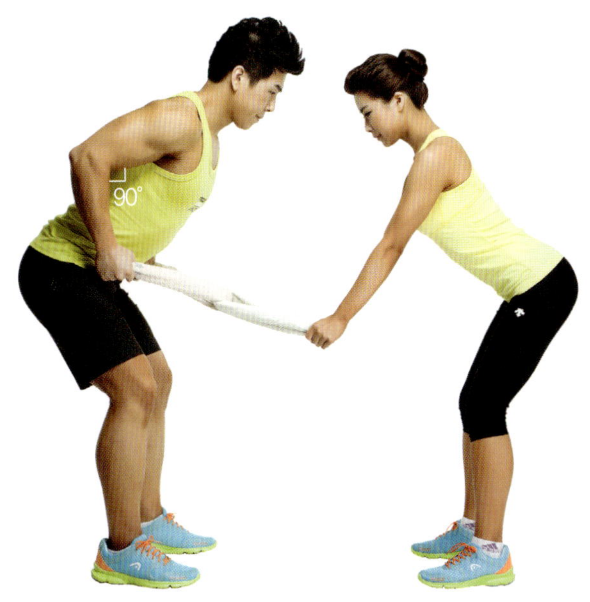

3

팔꿈치가 등 뒤에서 만난다는 느낌으로 수건을 배꼽 쪽으로 당겨준다. 호흡은 수건을 당길 때 내쉰다. 팔꿈치는 90도가량 구부려준다.

> **CAUTION**
>
> 상대방이 동작할 때 한 쪽은 상대방의 근력에 맞춰서 힘 조절을 해야 한다.

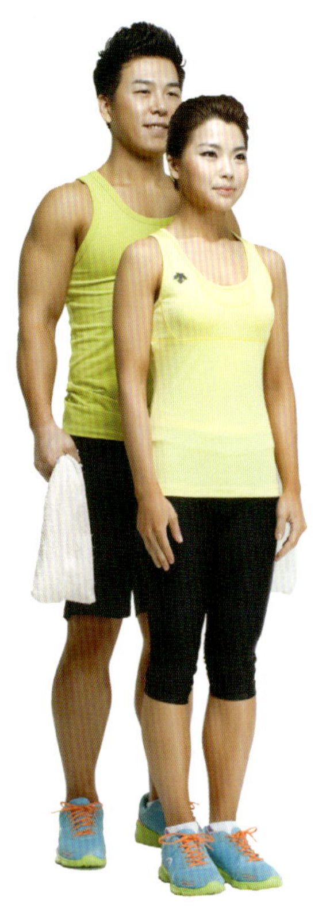

1

두 명 모두 똑바로 서서 정면을
바라본다.

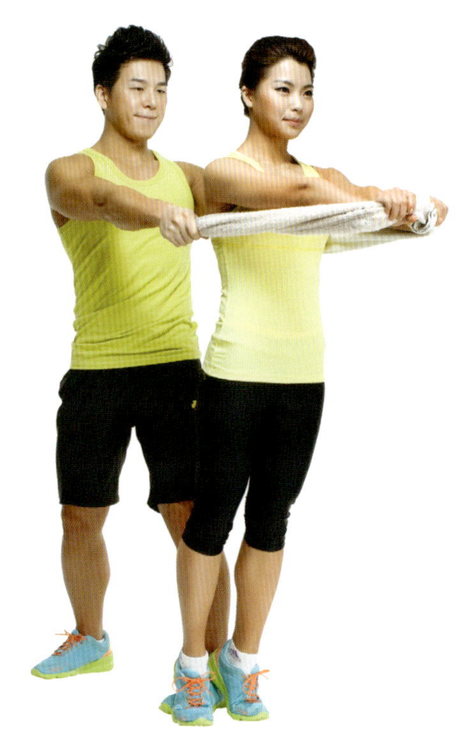

2

각각 수건의 한쪽씩을 잡는다. 뒤에 있는
사람은 왼발을 앞으로 살짝 내민다. 앞사
람은 뒷사람의 왼발에 지탱해, 허리를 꼿
꼿이 세운 채 몸을 앞으로 기울인다.

방송에서 여러 번 소개를 했던 운동이다. 이번 기회에 제대로 배워보자. 보기보다 가슴과 어깨에 많은 자극을 받을 수 있다. 특히 뒤에서 지탱해주는 사람의 역할이 크므로 무게가 무거운 사람이 뒤에 서도록 하자.

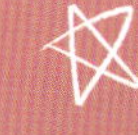

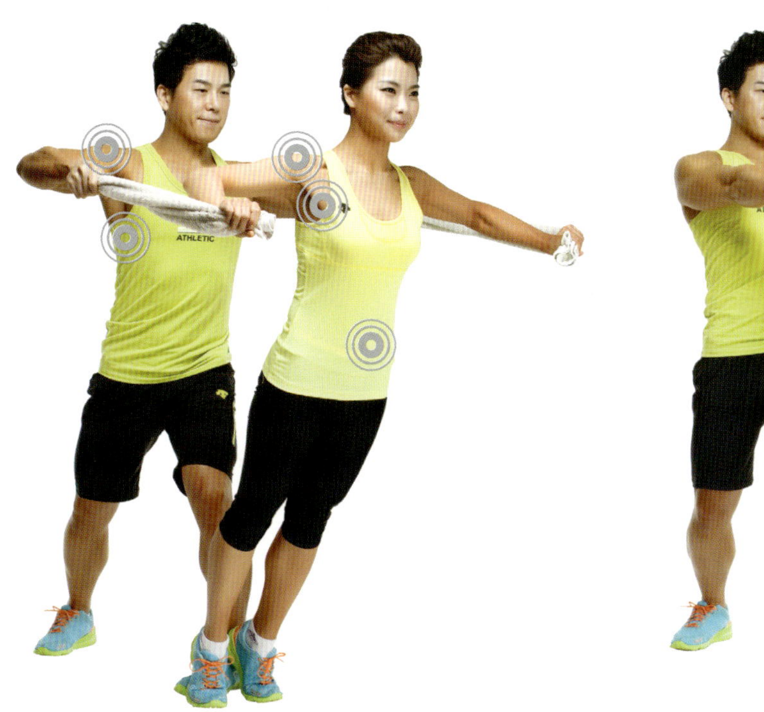

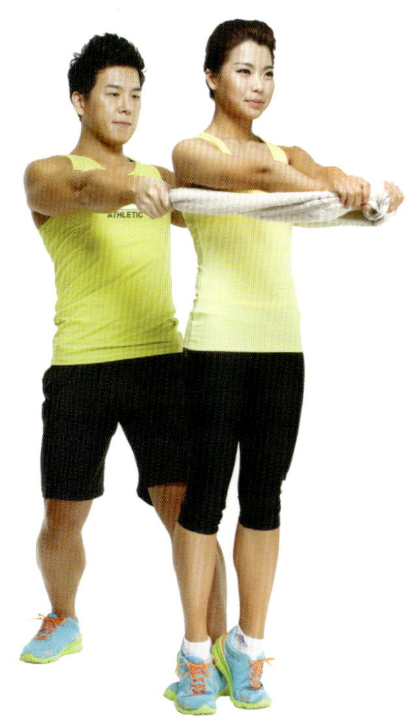

3

앞사람은 몸통을 꼿꼿이 편 채로 양 팔꿈치를 어깨 높이에 평행하게 구부린다. 뒷사람은 왼발을 구부려 앞사람을 지탱하고 허리를 곧게 편 상태로 상체를 앞으로 약간 기울인다. 이때 어깨 라인에 맞춰서 팔을 들어 뒤로 당긴다.

4

앞사람은 덤벨 벤치 프레스를 하는 느낌으로 수건을 밀어서 몸통을 일으켜 세우고, 뒷사람은 왼쪽 허벅지에 힘을 주면서 상체를 약간 뒤로 젖혀준다. 앞사람이 수건에 당겨져 너무 뒤로 오지 않게 뒷사람이 양팔을 앞쪽으로 쭉 뻗어준다. 호흡은 몸통을 일으킬 때 내쉰다.

CAUTION

뒤에서 지탱하는 사람은 적절한 힘 조절로 앞쪽으로 많이 기울지 않도록 하고, 앞사람은 팔꿈치가 너무 벌어지지 않게 한다.

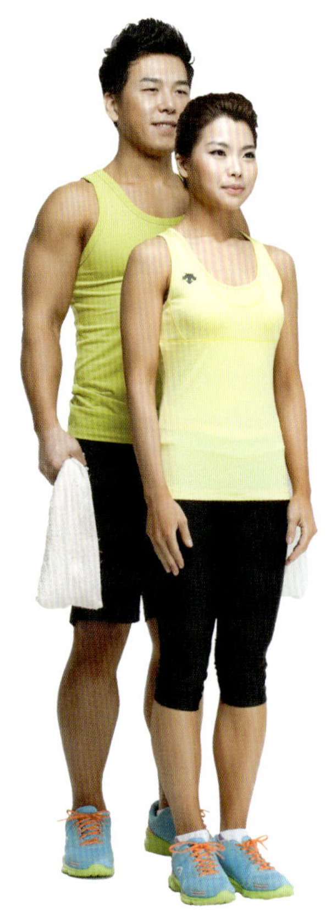

1

두 명 모두 똑바로 서서 정면을 바라본다.

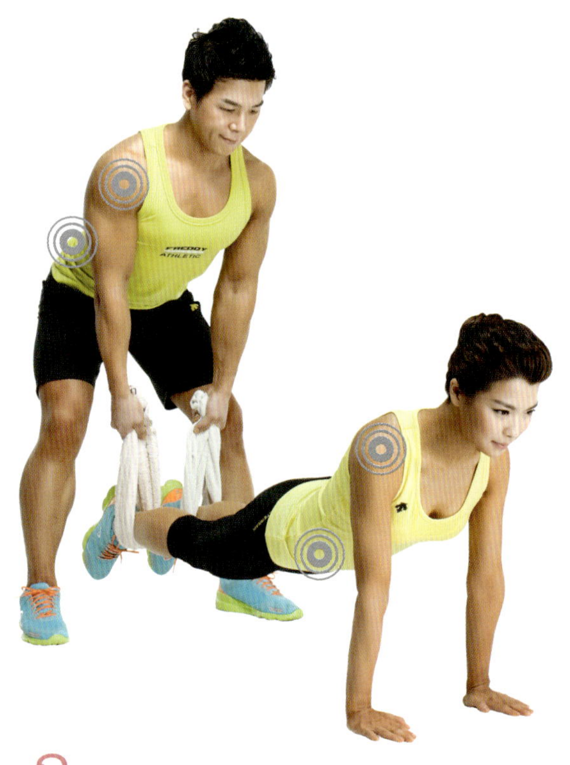

2

여자는 양팔을 바닥과 수직이 되도록 엎드리고 수건에 발목을 걸친다. 이때 허리가 꺾이지 않도록 몸통을 일자로 만들어준다. 남자는 여자의 발목을 수건으로 감싸서 단단히 잡는다. 이때 허리가 구부러지지 않게 편 상태로 상체를 45도 앞으로 기울이고 무릎은 살짝 구부려준다.

플랭크 투 니 턱과 같이 복근에 상당한 자극을 줄 수 있다. 이번 운동은 근력이 강한 남자가 뒤쪽에서 여자를 받쳐줌으로써 허리(척추 기립근)를 강화할 수 있다.

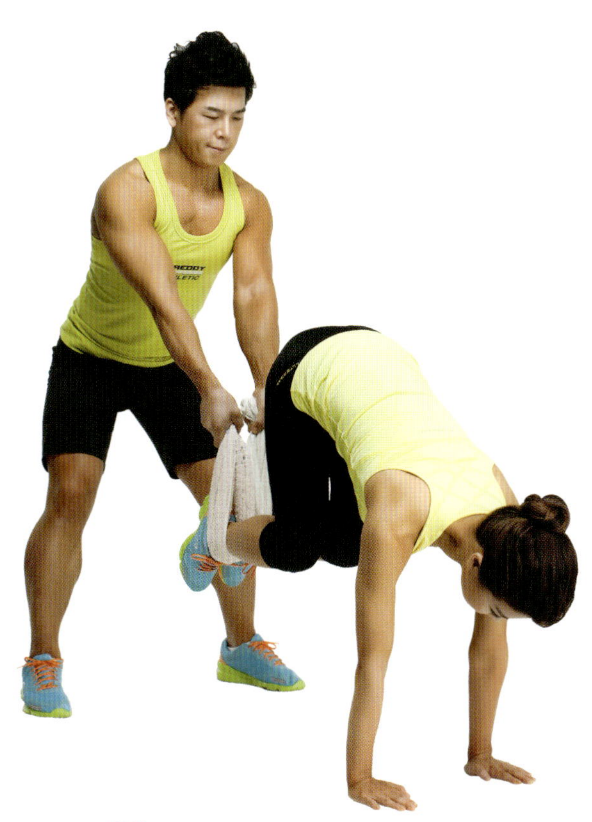

3

여자는 복근에 힘을 준 상태에서 엉덩이를 위로 들어 무릎을 가슴 쪽으로 끌어당긴다. 남자는 허리가 구부러지지 않게 하고 수건을 쥐고 있는 손은 여자의 발목에 따라 이동한다. 호흡은 무릎을 끌어당길 때 내쉰다.

CAUTION

무릎을 끌어당길 때 여자의 어깨가 손목을 넘어가지 않도록 하고, 뒤에서 받쳐줄 때는 복부에 힘을 줘서 허리가 구부러지지 않도록 한다.

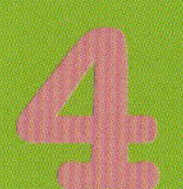

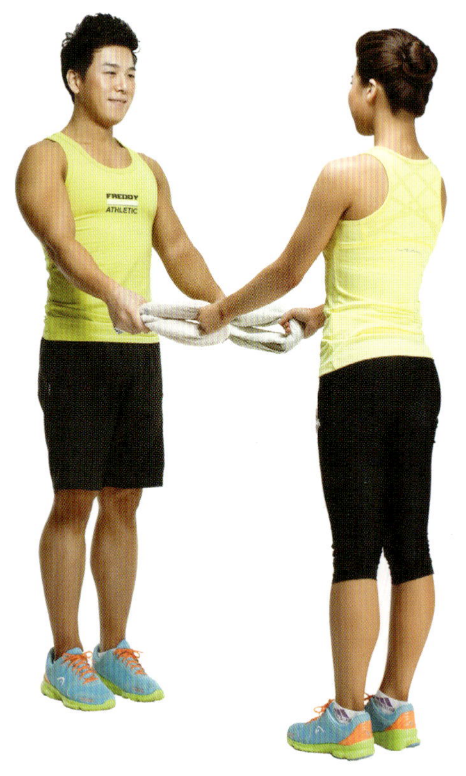

1

서로 마주보고 수건을 맞잡는다.

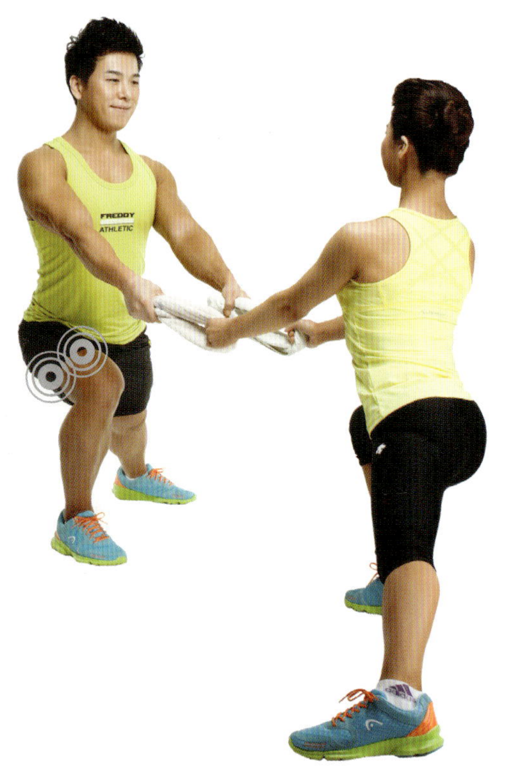

2

엉덩이를 뒤로 빼면서 허리가 구부러지지 않게 왼발을 45도 뒤로 천천히 쭉 뻗는다. 오른쪽 무릎은 바닥과 평행하게 구부려준다.

사이좋게 마주보며 할 수 있는 허벅지 앞쪽(대퇴 사두근) 운동이다. 비슷한 동작으로는
사이드 런지가 있다.

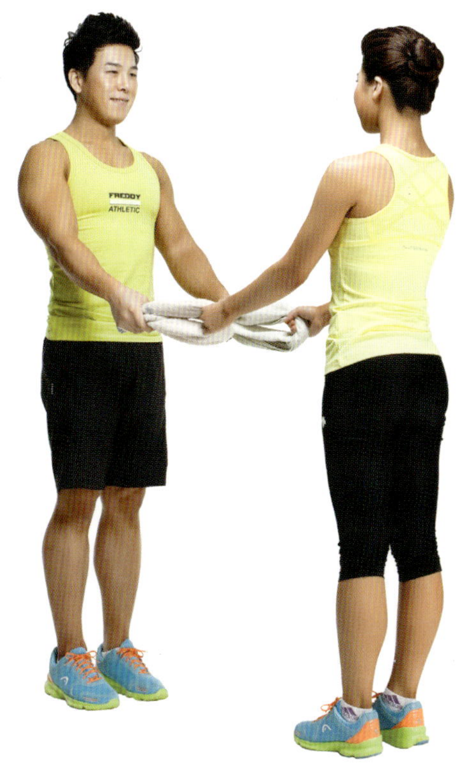

3

오른쪽 무릎을 천천히 펴면서 왼
쪽 발을 끌어당겨 1번 동작으로
돌아온다. 반대쪽도 하면 1회다.

수건을 이용해서 무게중심을
잘 잡아주고, 무릎은 발 앞꿈
치를 벗어나지 않도록 한다.

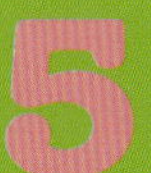

1

서로 등지고 서서 양팔로 공을 편히 잡는다.

2

하체를 가만히 두고 상체를 비틀어 대각선 위쪽으로 팔을 뻗으며 공을 전달한다. 시선은 항상 공을 향한다.

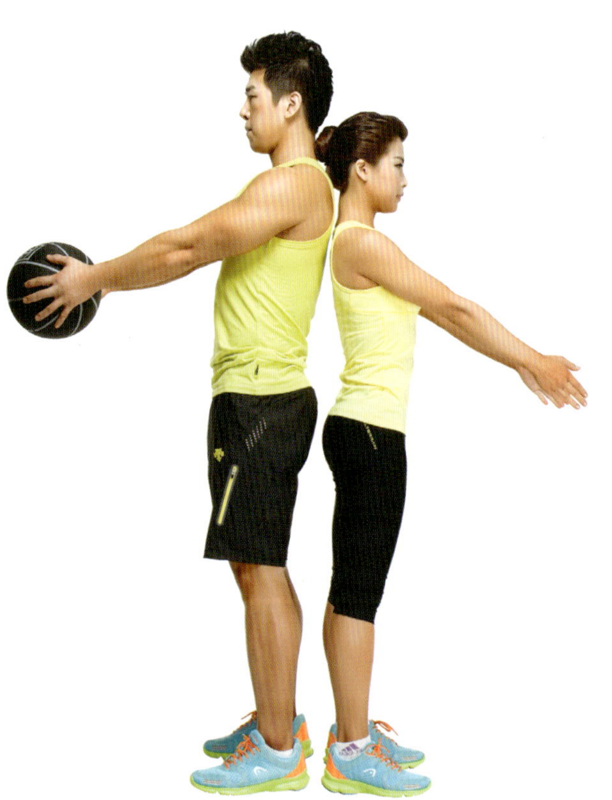

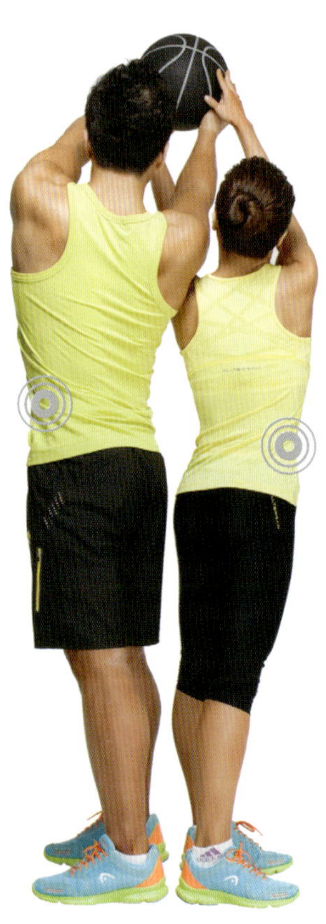

둘이 할 수 있는 옆구리(복사근) 운동이다. 꼭 공이 아니더라도 무겁지 않은 물건으로 하면 된다. TV를 볼 때도 가만히 있지 말고 수시로 움직여주자.

3

다시 1번 자세로 돌아온다.

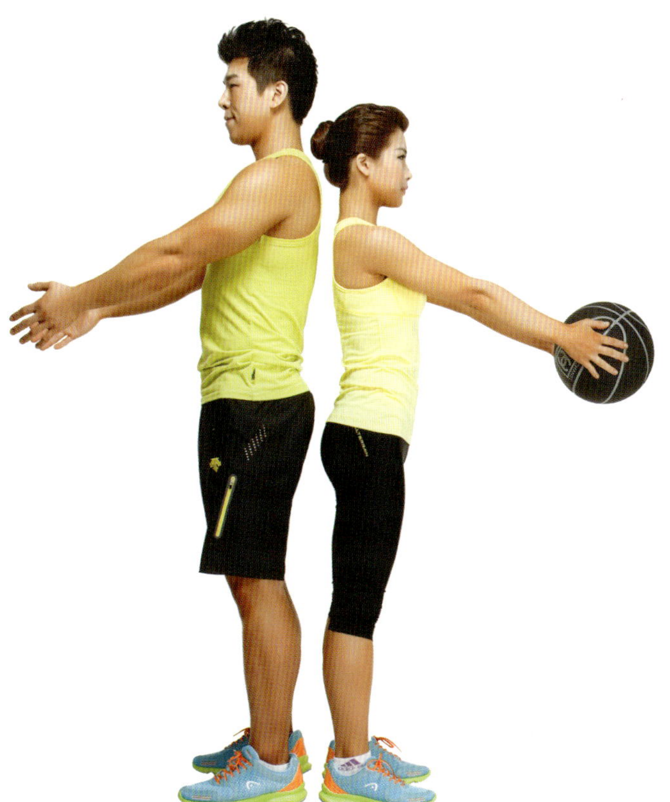

4

1번 자세에서 하체를 고정시키고, 상체를 비틀어 대각선 아래쪽으로 팔을 뻗으며 공을 전달하면 1회다. 호흡은 공을 전달할 때 내쉰다.

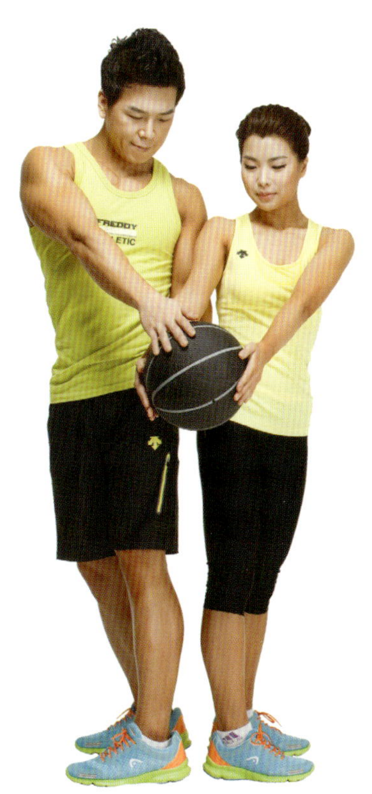

CAUTION

공을 전달할 때 하체가 같이 비틀어지지 않도록 주의한다.

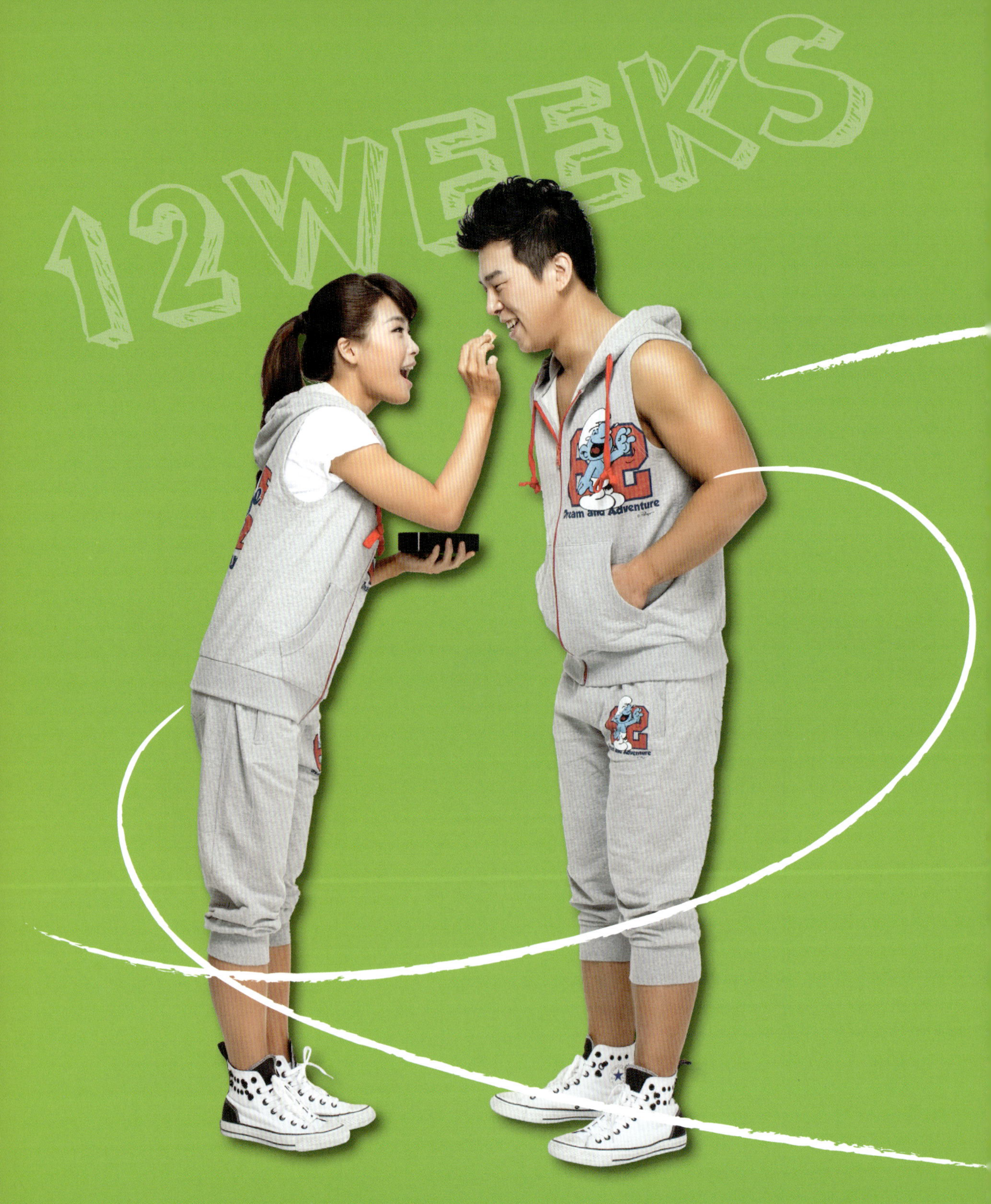
12WEEKS
Dream and Adventure

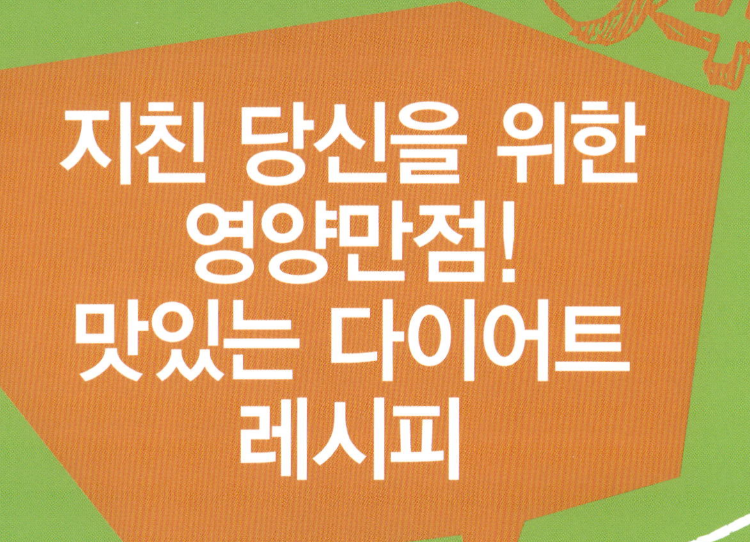

PART 04
지친 당신을 위한
영양만점!
맛있는 다이어트
레시피

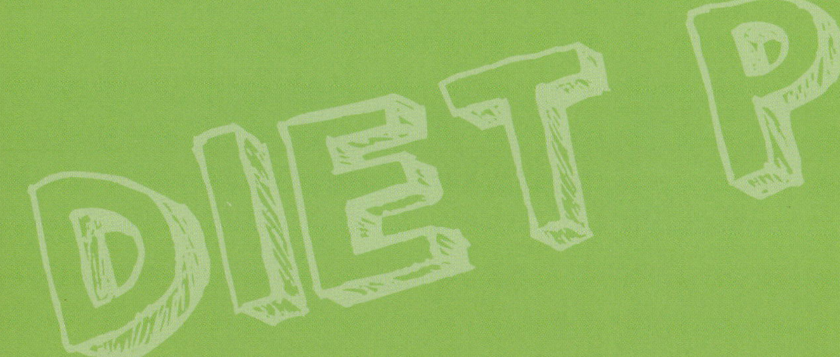

DIET PLAN

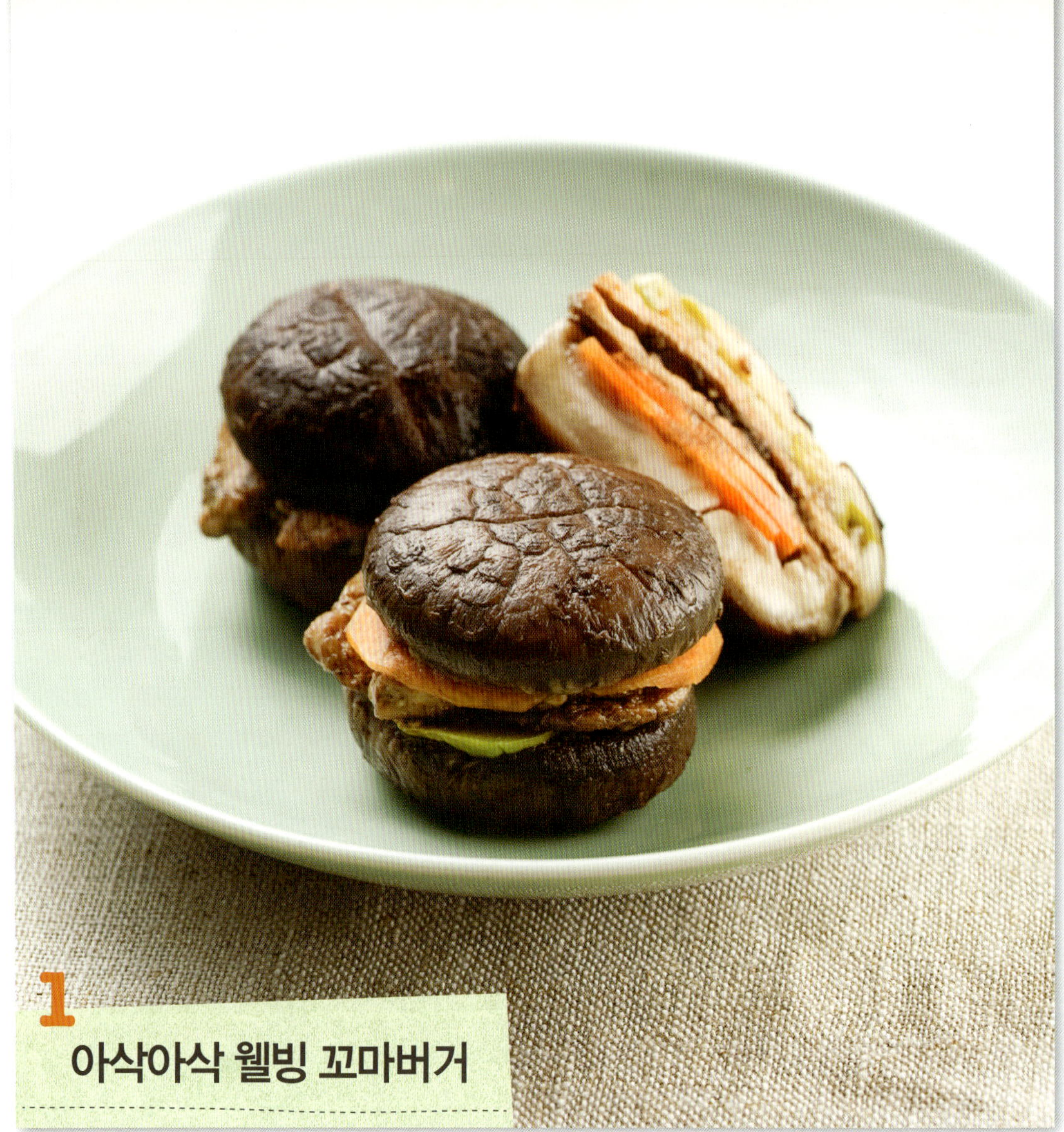

1 아삭아삭 웰빙 꼬마버거

Ready

닭가슴살 200g, 표고 6개, 오이 1/3개, 당근 1/4개

소스

간장 1t, 설탕 1/3t, 다진파, 다진 마늘, 후추, 물 30ml

Recipe

1 닭가슴살은 얇게 포를 떠준다.

2 표고버섯은 깨끗이 씻어서 살짝 데친 후 수분을 제거해준다.

3 오이와 당근을 둥글고 얇게 썰어준다.

4 소스 재료를 모두 섞은 후 닭가슴살을 10분 정도 재운 후 팬에 굽는다.

5 표고버섯 크기에 맞게 다른 재료들을 다듬어 버섯 사이에 끼워 넣는다.

6 접시에 예쁘게 담으면 완성.

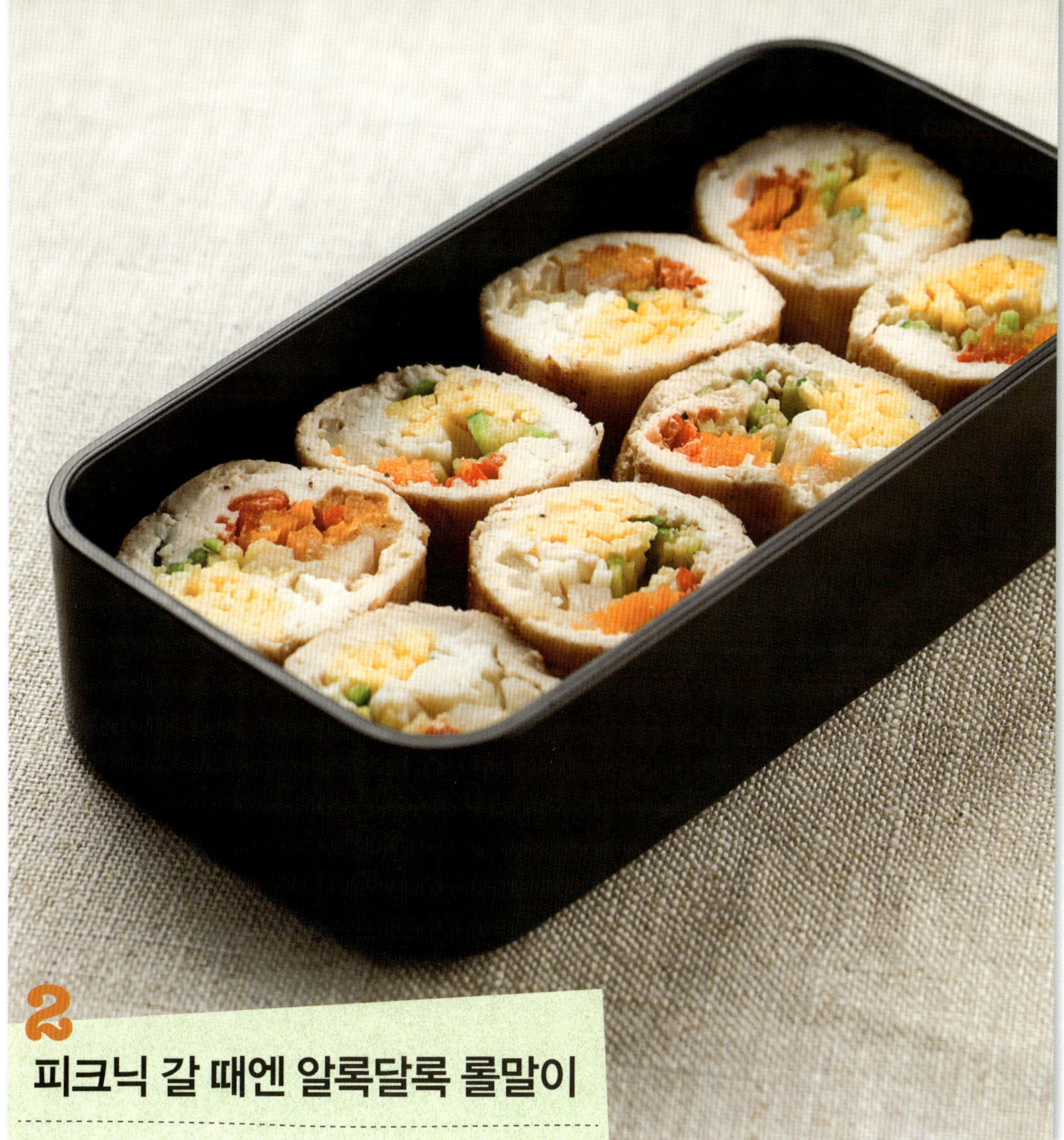

2 피크닉 갈 때엔 알록달록 롤말이

Ready

닭가슴살 200g, 미니 파프리카 2개, 애호박1/3개, 계란, 양파1/4개

Recipe

1 닭가슴살은 얇게 포를 떠서 우유와 후추로 30분 정도 재워둔다.

2 계란은 미리 지단을 부쳐둔다.

3 미니 파프리카, 애호박, 계란 지단, 양파는 채 썰어둔다.

4 포 뜬 닭가슴살을 펼친 후 채 썬 재료를 올려놓고 돌돌 말아준다.

5 쿠킹 호일로 김밥 말듯이 돌돌 말아 꼬치로 구멍을 뿅뿅 뚫어준다.

6 달궈진 팬에 올리브 오일을 소량 두른 후 살살 굴려가며 중불로 익혀준다. 익으면서 채소 즙이 호일 구멍으로 흐르기 때문에 튀지 않도록 조심하자.

7 닭가슴살 표면이 익어 모양이 잡히면 호일을 벗긴 후 팬에 노릇하게 구워준다.

8 5cm 간격으로 자른 후 접시에 담으면 완성.

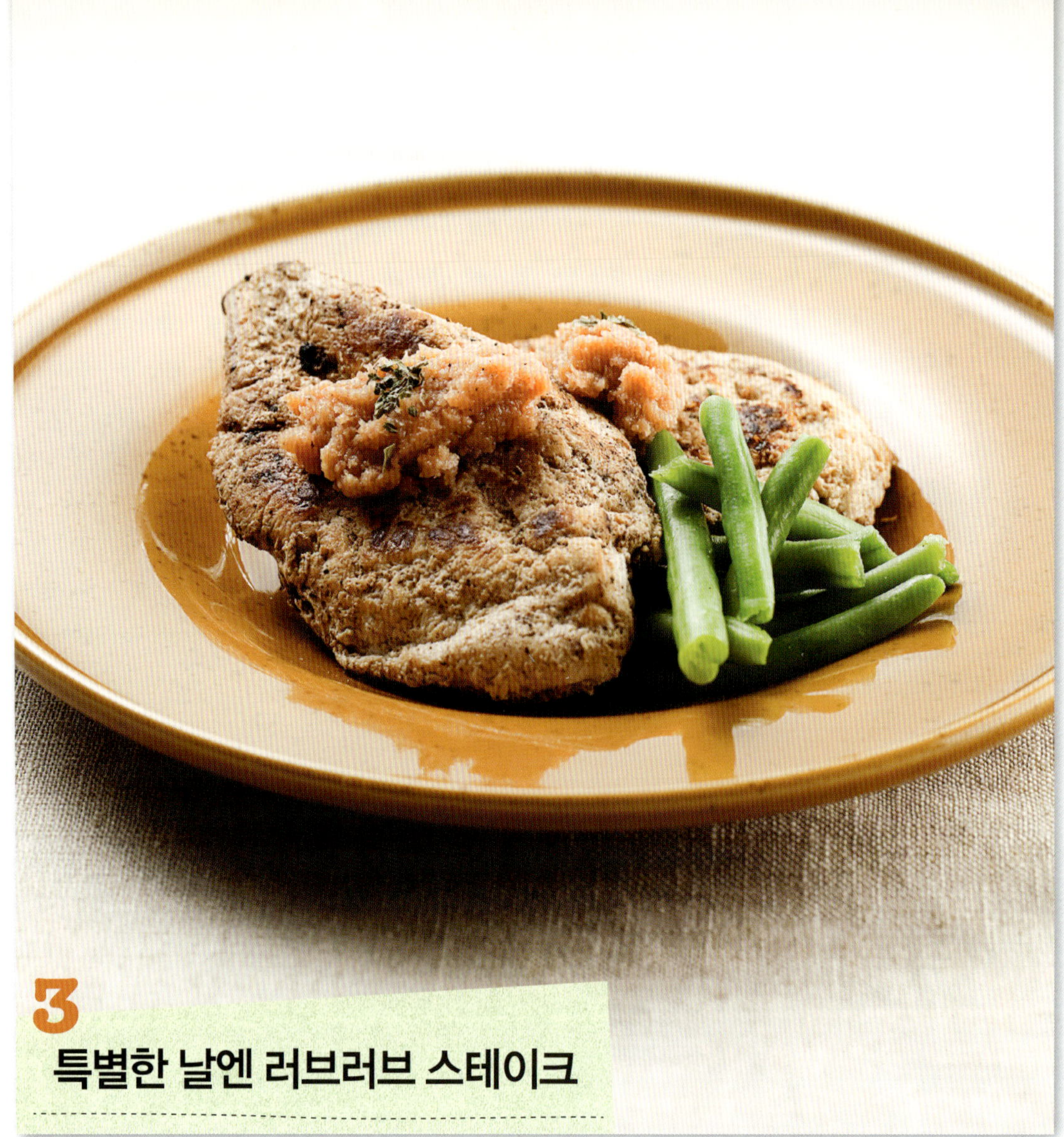

3 특별한 날엔 러브러브 스테이크

Ready

닭가슴살 200g, 미니 파프리카 2개, 그린빈

소스

올리브오일, 다진 마늘 5t, 후추

Recipe

1 칼등으로 닭가슴살이 찢어지지 않게 살짝 다져준 후 송송송 칼집을 내준다.

2 닭가슴살은 우유와 후추에 30분 정도 재워둔다.

3 그린빈은 먹기 좋게 썬 후 기름 없이 살살 볶아준다.

4 달궈진 팬에 올리브오일을 두른 후 재워둔 닭가슴살을 굽는다.

5 잘 구워진 닭가슴살을 키친타월에 올려 기름을 빼준다.

6 다진 마늘은 올리브오일, 후추로 양념을 한 뒤 볶아준다.

5 접시 한쪽에 볶은 그린빈을 담고 다른 한쪽에 닭가슴살을 담은 후 위에 마늘 소스를 올리면 완성.

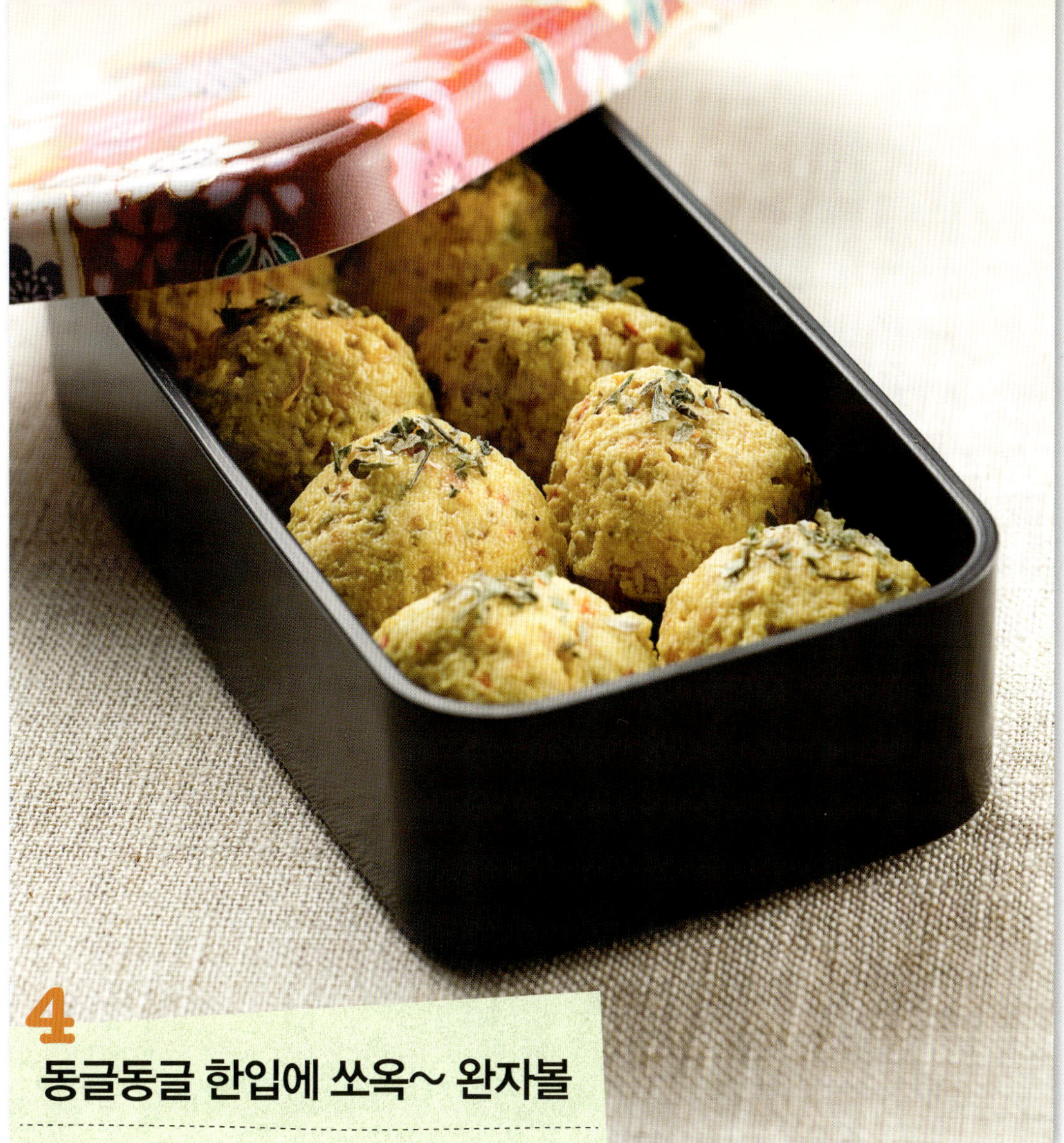

Ready

닭가슴살 200g, 양파 1/4개,
당근 1/4개, 청·홍고추 2개,
노란 파프리카 1/3개, 카레분
말 2t

육수

다시마 2장, 간장 1/2t, 물 3컵,
카레분말 1t

Recipe

1 닭가슴살, 양파, 당근, 청·홍고추, 파프리카를 모두 잘게 다져준다.

2 다진 재료에 카레분말 2t를 넣은 후 잘 섞어준다.

3 냄비에 물을 부은 후 다시마를 넣고 5분 정도 끓인 뒤 간장과 카레 분말을 넣어 육수를
 만든다.

4 육수가 끓으면 동그랗게 모양낸 재료를 넣어 모양이 으스러지지 않게 익혀준다.

5 닭가슴살 완자볼을 꺼내어 키친타월로 수분을 제거해준다.

6 팬에 수분을 제거한 완자볼을 약불에 굴려가며 노릇하게 익혀준다.

7 완성된 완자볼을 그릇에 담고 파슬리로 장식하면 완성.

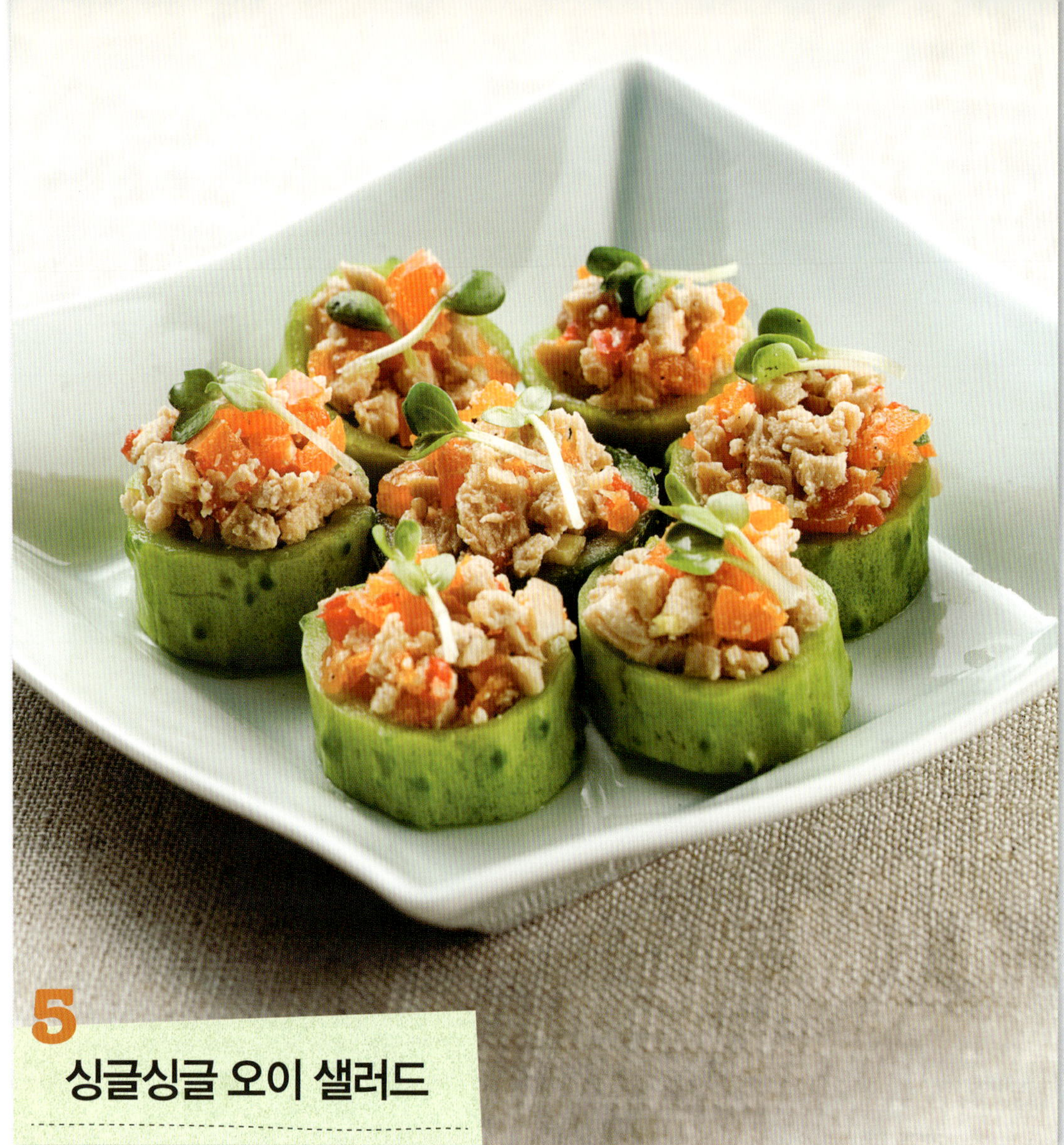

5 싱글싱글 오이 샐러드

Ready

닭가슴살 100g, 오이 1/2개, 양파 1/4개, 미니 파프리카 2개, 무순

소스

간장 1t, 설탕 1/3t, 다진 파, 다진 마늘, 후추, 물 30ml

Recipe

1 닭가슴살을 작게 썰어준다.

2 오이는 3cm 크기로 잘라 속을 파낸 후 찬물에 담가놓는다.

3 파프리카와 양파는 잘게 다져준다.

4 소스 재료를 모두 섞어 닭가슴살을 10분 정도 재운 후 다진 채소와 함께 기름 없이 팬에 볶는다.

5 찬물에 담가 놓은 오이에 속 재료를 담고 무순을 올리면 싱그러운 오이 샐러드 완성.

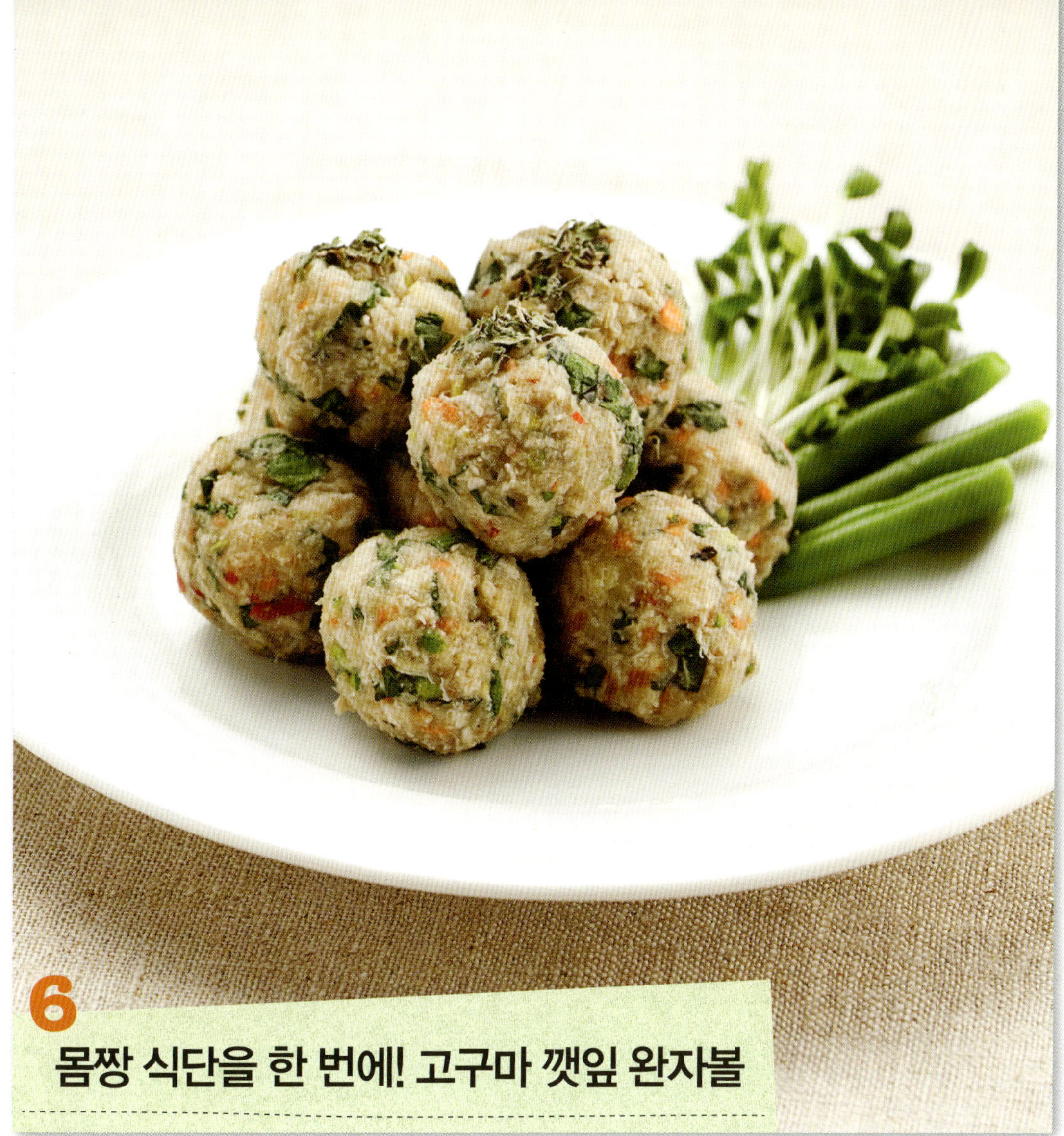

6
몸짱 식단을 한 번에! 고구마 깻잎 완자볼

Ready

닭가슴살 200g, 고구마 100g, 깻잎 5장, 청양고추 2개, 당근 1/4개, 애호박 1/4개, 파프리카 2개

Recipe

1 닭가슴살과 고구마를 따로따로 삶아준다.

2 당근, 애호박, 파프리카, 깻잎, 청양고추를 잘게 다진 후 키친타월로 야채의 수분을 제거해준다.

3 익은 닭가슴살은 잘게 다져주고 고구마는 잘 으깨준다.

4 잘게 다진 채소와 닭가슴살, 으깬 고구마를 볼에 담아 잘 섞어준다.

5 동글동글 손으로 모양을 예쁘게 잡아 접시에 담으면 완성.

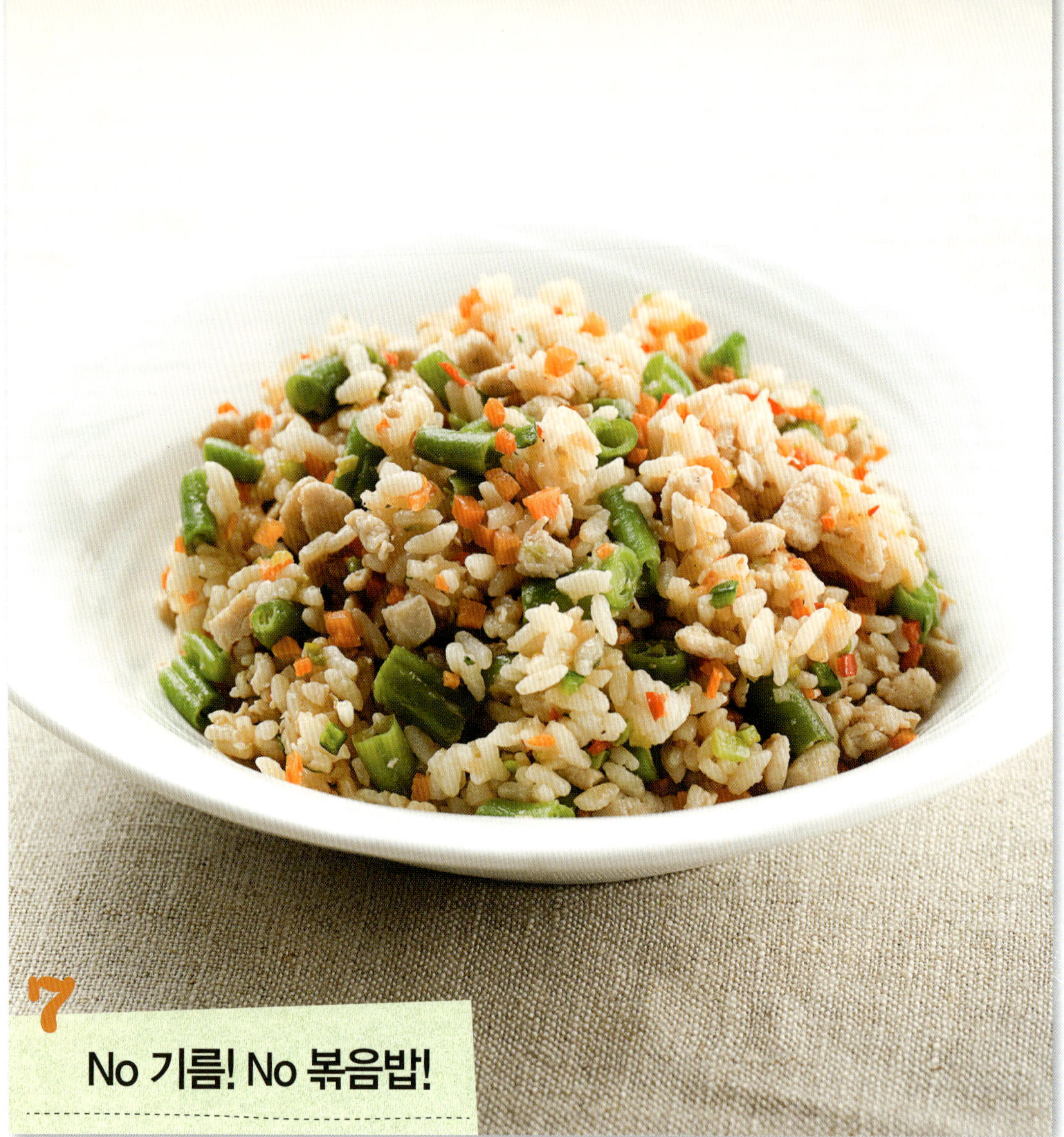

7

No 기름! No 볶음밥!

Ready

닭가슴살 200g, 양파 1/4개,
당근 1/4개, 청·홍 고추 2개,
파프리카 2개, 애호박 1/3개,
밥 120g 그린빈 반 주먹

소스

간장 1t, 설탕 1/3t, 다진 파, 다
진 마늘, 후추, 물 30ml

Recipe

1 닭가슴살은 작게 썰어둔다.

2 준비해 놓은 소스 재료에 닭가슴살을 10분 정도 재운 뒤 프라이팬에 기름 없이 볶아
준다.

3 양파, 당근, 고추, 파프리카, 애호박은 잘게 다지고 그린빈은 2cm로 잘라놓는다.

4 달궈진 팬에 기름 없이 다진 채소를 볶다가 미리 익혀둔 닭가슴살과 밥을 볶아주면
완성.

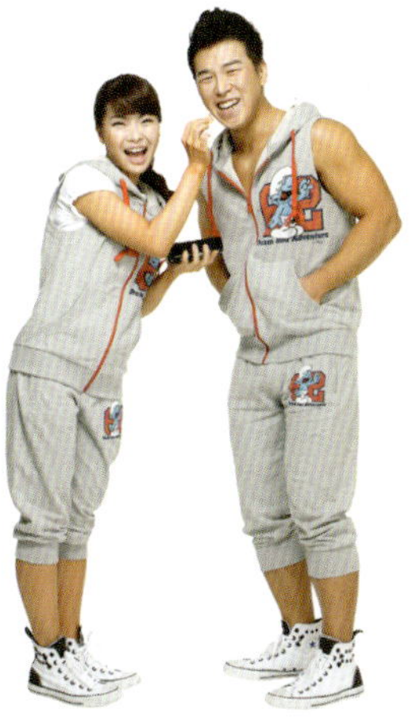

화성인 다이어트

발행일 | 초판 1쇄 2012년 6월 15일

글 | 황현철 · 김선경

발행인 | 김우석
제작총괄 | 손장환
편집장 | 이정아
책임편집 | 서랑례
마케팅 | 공태훈, 김용호, 이진규
제작 | 김훈일, 임정호
저작권 | 안수진
홍보 | 이수현

교정교열 | 중앙일보어문연구소
사진 | 김문성 Studio Zarl
디자인 | All Design group
장소협조 | H 피트니스
출력 | 트리콤
인쇄 | 성전인쇄

발행처 | 중앙북스(주)
등록 | 2007년 2월 13일 제2-4561호
주소 | (100-732) 서울시 중구 순화동 2-6번지
구입 문의 | (02)2000-6179
내용 문의 | (02)2000-6213
팩스 | (02)2000-6174
홈페이지 | www.joongangbooks.co.kr

ⓒ황현철 · 김선경 2012

ISBN | 978-89-278-0341-6 13510

이 책은 중앙북스(주)가 저작권자와의 계약에 따라 발행한 것이므로,
이 책 내용의 전부 또는 일부를 이용하려면 반드시 중앙북스(주)의 서면 동의를 받아야 합니다.

※ 잘못된 책은 구입처에서 바꾸어드립니다.
※ 책 값은 뒤표지에 있습니다.

차앤박 앰플 3총사

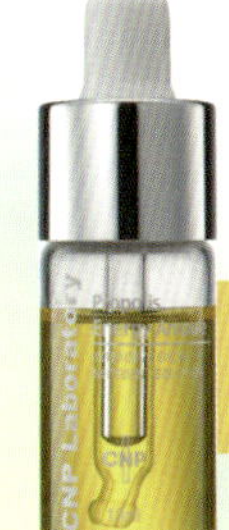

프로폴리스 에너지 앰플
Propolis Energy Ampule

프로폴리스 10% 함유
피부 자연 보호력 강화
피부 진정 & 보습 강화

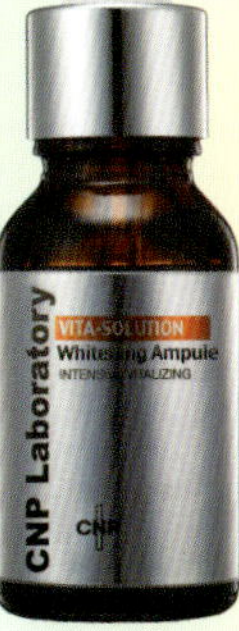

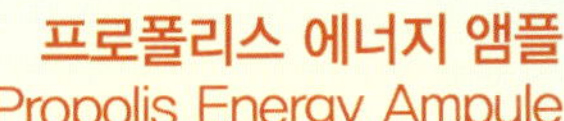

비타 화이트닝 앰플
Vita Whitening Ampule

미백 기능성 인증
피부톤 개선으로 피부 생기 부여
건조하고 거칠어진 피부결 개선

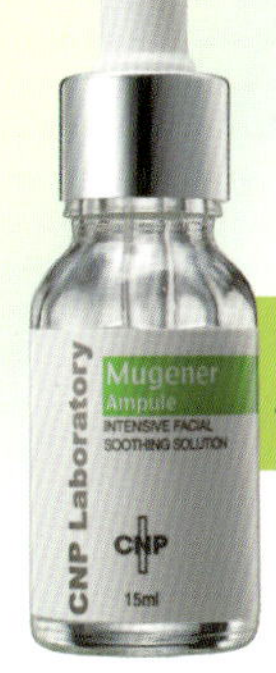

뮤제너 앰플
Mugener Ampule

달팽이 점액 추출물 함유
외부 자극 진정 및 붉은기 완화
민감/트러블피부 회복 촉진

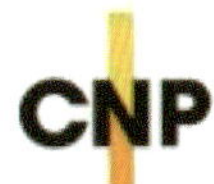

스마트 뷰티족의 선택! 피부전문가 TRUE 차앤박

차앤박화장품 공식 쇼핑몰 http://www.cnpmall.com
전문 스킨 케어 상담 및 무료 전화주문 080-220-0707

Special Save Coupon

쿠폰번호 : CNPCOBO120831
(전품목 3천원 할인 쿠폰)

※온라인만 사용 가능합니다.

※ cnpmall.com 〉 마이페이지 〉 쿠폰 등록 | 사용 유효 기간 : ~2012.8.31 / 1만원 이상 구매 시 사용 가능